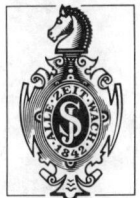

Wir können unsere wissenschaftlichen Theorien
niemals rechtfertigen, denn wir können nie wissen,
ob sie sich nicht als falsch herausstellen werden.
Aber wir können sie kritisch überprüfen.

(Karl R. Popper)

Vorwort

Die psychosomatische Medizin ist auch heute noch eine nicht einheitlich definierte Disziplin. Viele Meinungen und Interessen stoßen hier aufeinander. Als Spezialfach wird die Psychosomatik häufig abgelehnt. Einige Ärzte sind überzeugt, in der Medizin sei sowieso alles „psychosomatisch" – wozu also Fachleute? –, andere halten die seelische Verursachung von Krankheiten für eine Annahme, die noch keinesfalls überzeugend nachgewiesen sei. Es gibt ferner Kollegen, die Patienten lediglich dann an einen Psychosomatiker als Fachmann überweisen, wenn es darum geht, sie seelisch zu betreuen. Sie dokumentieren damit zwar, daß sie die zahlreichen Bedrückungen und Ängste kranker Menschen für real halten. Aber es ergibt sich daraus die Gefahr, daß es zu einer für den Patienten unguten Interessenspaltung kommt. Der organisch orientierte Arzt wird sich mehr und mehr um die immer technischer werdende Diagnostik und Therapie kümmern und die seelische Betreuung dem Psychosomatiker überlassen wollen. Diese Gefahr besteht besonders bei denjenigen Kranken, die entweder „schwierig" sind, es an „compliance" fehlen lassen, oder die aufgrund ihres schweren, evtl. unheilbaren Leidens das Pflegepersonal belasten, wie z.B. die Krebskranken, die Dialysepatienten sowie die Sterbenden.

Damit wird der Psychosomatiker aber einseitig auf eine Aufgabe festgelegt, die eine allgemein ärztliche ist.

Es waren immer wieder große Kliniker – wie v. Bergmann, Krehl, Siebeck, v. Weizsäcker u.a. –, die auf die zentrale Bedeutung des subjektiven menschlichen Erlebens sowohl für die Theorienbildung als auch das praktisch-therapeutische ärztliche Handeln mit Nachdruck hingewiesen haben. Daraus resultiert eine Medizin, die man berechtigterweise auch psychosomatisch nennt, allerdings in einem sehr umfassenden Sinn. Um die Weiterentwicklung und integrierte Realisierung dieser von anderen Klinikern bekämpften Modelle hat sich in Deutschland besonders v. Uexküll verdient gemacht.

Manche Probleme, von denen ich hier nur einige erwähnt habe, beruhen sicherlich darauf, daß in der psychosomatischen Medizin als einer verhältnismäßig jungen Disziplin tatsächlich noch viele Fragen offen sind. Nach 30jähriger eigener Beschäftigung mit diesem Gebiet halte ich es persönlich für das Sinnvollste, den Ausdruck „Psychosomatik" als *Spezial*terminus für ein *Spezial*fach auf diejenigen Erkrankungen zu beschränken, die ohne umfassende spezielle Kenntnisse der Neurosenlehre nicht sachgerecht zu erfassen und zu behandeln sind. Ich teile also die Ansicht all derer, die unter „Psychosomatik" die Einführung der Neurosenlehre und damit mikropsychologischer, d.h. tiefenpsychologischer Methoden in die Medizin verstehen.

Man könnte dieses Gebiet mit der Mikrochirurgie vergleichen. Auch die Mikrochirurgie erfordert ein zusätzliches Instrumentarium, zusätzliche Ausbildung und spezielle Fertigkeiten. Sie stellt jedoch nur einen kleinen Ausschnitt aus dem Bereich der gesamten Chirurgie dar.

Es stimmt zwar, daß in der Praxis eines Arztes für Allgemeinmedizin etwa jeder 4. Patient „psychosomatisch" bzw. im Rahmen neurotischer Konflikthaftigkeit erkrankt ist. Diese Tatsache war eine revolutionierende Entdeckung und muß auch heute noch vielerorts immer wieder betont werden. Aber im Überschwang der Begeisterung wird heute bei Psychosomatikern oft vergessen, daß dies – anders ausgedrückt – besagt: etwa 75% der Patienten eines Arztes für Allgemeinmedizin sind *nicht* primär aus seelischen Gründen erkrankt. Denkt man dann an alle Fachbereiche der Medizin zusammen (Chirurgie, Dermatologie, Otorhinologie, Ophthalmologie, Orthopädie, usw.), dann sinkt der Anteil primär neurotisch Kranker am Gesamtkrankengut erheblich, obwohl es selbstverständlich in *allen* Disziplinen einen gewissen Prozentsatz psychosomatisch Erkrankter gibt.

Mag nun auch – um auf die zum Vergleich herangezogene Mikrochirurgie zurückzukommen – dieser Ausschnitt aus dem Bereich der Chirurgie ein kleiner sein, so handelt es sich doch um einen sehr wichtigen. Entsprechende Wichtigkeit kommt der psychosomatischen Medizin im hier vertretenen Sinne zu. Auch sie erfordert ein zusätzliches „Instrumentarium": die Neurosenlehre, d.h. die Tiefenpsychologie, und eine zusätzliche Ausbildung im Hinblick auf Diagnostik und Therapie. Gemessen an der gesamten Medizin umfaßt sie allerdings nur einen kleinen Teilbereich.

Die Neurosenlehre kann in diesem Buch nicht unbedingt als bekannt vorausgesetzt werden. Ihre lückenlose Darstellung würde jedoch ein eigenes Buch erfordern. Daher soll sie hier nur so weit wiedergegeben werden, daß der theoretische Hintergrund für das Verständnis psychosomatischer Krankheiten transparent wird.

Auf diesem Hintergrund hoffe ich, die innere Dynamik der von meinen Mitarbeitern und mir untersuchten psychosomatischen Krankheiten einem größeren Kreis interessierter Leser, unabhängig von ihren ursprünglichen Berufsgruppen, aufzeigen zu können, um sie bei ihren Bemühungen um eine klärende Diagnostik und eine sachgerechte Therapie zu unterstützen.

Ich hoffe ganz besonders, mit diesen Ausführungen auf das Interesse all derjenigen Kollegen zu stoßen, die sich neben ihrer organmedizinischen Tätigkeit in psychotherapeutischer Weiterbildung befinden bzw. eine solche abgeschlossen haben. Sie sind es nämlich, die am besten eine Verbindung zwischen der Organmedizin und der Psychosomatik herstellen können, da sie in der täglichen Arbeit mit Fachvertretern beider Bereiche in ständigem Kontakt stehen.

Ich denke, ich entspreche mit dieser Veröffentlichung auch den Bitten zahlreicher Studenten und Ausbildungskandidaten, die eine zusammenfassende Darstellung dieser Forschungsergebnisse wünschten.

Außerdem liegt mir sehr daran, durch dieses Buch etwas von der wissenschaftlichen Neugier, von der Freude und dem Optimismus bei der Diagnostik und Therapie unserer Kranken zu vermitteln, die mich während der ganzen Zeit meiner Tätigkeit auf dem Gebiet der psychosomatischen Medizin begleitet haben.

Ein besonderes Anliegen ist es mir, dem Springer-Verlag, in Sonderheit Herrn Priv.-Doz. Dr. Graf-Baumann, Frau Dr. C. Osthoff, Herrn L. Hebel, Herrn L. Picht und Herrn K. Schwind für ihre Aufgeschlossenheit und ihre konstruktiven Vorschläge zu danken. Es war Frau Osthoff, die W. Rau und S. Schreiber als Koautoren gewinnen konnte. Für deren Entgegenkommen, ihre Beiträge noch kurz vor längeren Amerikaaufenthalten zu schreiben, bin ich ebenso dankbar wie für die organmedizinischen Ausführungen von O. Brückner und M. Schattenkirchner. Sie sind mir für das interdisziplinäre Anliegen des Buches von großer Wichtigkeit.

Meine experimentellen Arbeiten hätten nie realisiert werden können ohne das spezielle Interesse und besondere Engagement von 3 Kollegen: H. Wahle, der die Experimente auch noch fortführte, nachdem er sich in eigener Praxis niedergelassen hatte, und die damaligen Doktoranden F. Lehner und C. Völker. Ich freue mich über ihre Mitautorenschaft genauso wie über das Kapitel von H. Kuhn, in welchem Untersuchungen an Asthmapatienten geschildert werden, die aus der Zeit unserer gemeinsamen Arbeit in der psychosomatischen Abteilung der TU München stammen.

Von meinen Patienten habe ich viel gelernt; insbesondere sei jenen gedankt, die sich für die Projekte zur Verfügung gestellt haben.

Ohne die Ermutigungen von P. Hahn, die bislang recht verstreut veröffentlichten Untersuchungen zusammengefaßt darzustellen, wäre dieses Buch sicher niemals in Angriff genommen worden. Ihm bin ich ebenso dankbar wie all denen, die mit kritischem Interesse mein Manuskript gelesen haben: H. Fischer-Mamblona, R. Focke, U. Neumann, L. Schulz, C. Völker, M. Winter.

Kollegen, denen ich sehr spezielle Hinweise verdanke, sind in den jeweiligen Kapiteln erwähnt.

Für ihre Unermüdlichkeit, das Manuskript – oft mehrfach und noch auf einer einfachen elektrischen Schreibmaschine – geschrieben zu haben, schulde ich Frau I. Steiner besonderen Dank.

Die Beiträge meiner Frau sowie meine eigenen sind unseren Kindern gewidmet, die sich sicherlich oft Eltern gewünscht haben, die nicht durch ihren Beruf so sehr in Anspruch genommen gewesen wären, wie wir dies waren.

Gauting, im Frühjahr 1989 *Wolfgang Zander*

Inhaltsverzeichnis

Einleitende Überlegungen (W. Zander) 1

A. Theoretische Grundlagen 5

I. Das Leib-Seele-Problem und die antriebspsychologischen Arbeitshypothesen (E. und W. Zander) 7
1. Gleichzeitigkeitskorrelation 7
2. Antriebsmodell 14
3. Hemmungsmodell 19
4. Relevante Antriebsbereiche und Neurosenstrukturen . . . 22
   a) Intentionales Antriebserleben 23
   b) Orales bzw. oral-kaptatives Antriebserleben 25
   c) Anales bzw. anal-retentives Antriebserleben 27
   d) Motorisch-aggressives Antriebserleben 29
   e) Urethrales Antriebserleben 31
   f) Sexuelles Antriebserleben 32
5. Entstehung der Neurose 36
6. Psychogene und neurotische Körpersymptomatik 41
   a) Symptome als Korrelate zu bewußtem Erleben 41
   b) Symptome als Korrelate zu unbewußtem Erleben . . . 42

II. Streß und Strain (Strainkonzept) (W. Zander) 50
1. Äußere Stressoren 50
2. Innere Stressoren 54
3. Strain 56

B. Empirische Untersuchungen 61

I. Tiefenpsychologische Anamnese und ihre Besonderheiten bei körperlicher Symptomatik (E. Zander) 63

1. Tiefenpsychologische Aspekte beim hyperkinetischen Herzsyndrom (E. Zander) 72
2. Sero-(rheumafaktor-)negative Arthritiskrankheiten 79
   a) Zur Nosologie der sero-(rheumafaktor-)negativen Arthritiskrankheiten (M. Schattenkirchner) 79
   b) Zur Psychodynamik seronegativer Arthritiden: palindromer Rheumatismus, M. Reiter, Arthritis psoriatica (W. Zander) 86
   c) Zur Psychodynamik des M. Bechterew (Spondylitis ankylosans) (W. Zander) 99

C. Experimentelle Untersuchungen zum Strain 109

I. Korrelationsuntersuchungen mit halbstandardisiertem Interview (W. Zander) 111

1. Ulcus ventriculi und Ulcus duodeni 115
   a) Zur formalen Pathogenese des Magengeschwürs (W. Rau) 115
   b) Zum Ambivalenzkonflikt beim Ulcus duodeni (W. Zander und H. Wahle) 124
2. Ulzerative Darmerkrankungen 137
   a) Immunologische Prozesse bei chronisch-entzündlichen Darmerkrankungen (S. Schreiber) 137
   b) Zum Ambivalenzkonflikt bei Colitis ulcerosa und M. Crohn (W. Zander und F. Lehner) 141
3. Asthma bronchiale 151
   a) Pathophysiologie des Asthma bronchiale (O. Brückner) . 151
   b) Zum Ambivalenzkonflikt beim Asthma bronchiale (H. Kuhn) 155

II. Untersuchungen zum motorischen Grundmuster der Neurosenstrukturen (W. Zander und C. Völker) ... 179

D. Rückblick und therapeutische Schlußfolgerungen (E. und W. Zander) 193

E. **Anhang: Kritische Überlegungen zur primären Psychogenese des menschlichen Karzinoms** (E. Zander) 203

Literaturverzeichnis 215

Sachverzeichnis 231

Einleitende Überlegungen

W. Zander

Der Markt ist überschwemmt mit einschlägiger Literatur. Es gibt diverse Monographien, sehr detaillierte und umfangreiche Standardwerke – ich erinnere nur an das Lehrbuch von T. v. Uexküll (1979). Daneben dienen viele gute kürzere Übersichten (z.B. Bräutigam u. Christian 1974) der schnelleren Information. Die speziellen Einzelveröffentlichungen in den Fachzeitschriften sind allmählich so zahlreich geworden, daß sie fast nur noch von einem Computer zu erfassen, aber von einem einzelnen Menschen kaum mehr zu überblicken sind. Trotz dieser Fülle wird hier der Versuch gewagt, noch ein weiteres Buch zum Thema Psychosomatik zu veröffentlichen. Warum?

Ungeachtet der Expansion in diesem Fachbereich wird m.E. *immer weniger mit der notwendigen Deutlichkeit zwischen psychogener und neurotischer Körpersymptomatik unterschieden,* auch hat sich die Kommunikation zwischen „Organikern" und „Psychosomatikern" kaum verbessert. Nach anfänglichen extremen Widerständen gegen die Entdeckungen Freuds von der Wirksamkeit unbewußter Vorgänge um die Jahrhundertwende war es vor einigen Jahrzehnten vorübergehend zu einem wachsenden Interesse seitens der Ärzte gekommen, das schließlich sogar im Ausbildungskatalog der Medizinstudenten seinen Niederschlag fand. Aber diese festgeschriebenen Richtlinien gerieten mancherorts mehr und mehr zu lästigen Pflichtübungen. Auch die steigende Zahl derjenigen Ärzte, die den Zusatztitel „Psychotherapie" erwerben, kann nicht darüber hinwegtäuschen, daß wir letztlich in der interdisziplinären Verständigung noch nicht wesentlich vorangekommen sind.

Im Rahmen meiner Gutachtertätigkeit erlebe ich oft, daß in den Behandlungsanträgen für Patienten mit Colitis ulcerosa, Asthma bronchiale oder anderen psychosomatischen Erkrankungen die internistischen Befunde fehlen. Wenn ich dann die behandelnden Kollegen um die entsprechenden Angaben bitte, erhalte ich nicht selten lediglich eine „ärztliche Bescheinigung" darüber, daß die Patienten gesundheitlich stabilisiert und daher für eine Psychoanalyse bestens geeignet seien. Der Kollege hat das ohne Zweifel gut gemeint. Er fürchtete sicher, daß eine Psychotherapie bei Angaben pathologischer organischer Befunde nicht bewilligt würde. Einer solchen Befürchtung liegt aber ein entscheidendes Mißverständnis zugrunde. Das Mißverständnis besteht in der Annahme, daß pathologische Organbefunde die Bewilligung psychoanalytischer Maßnahmen unmöglich machen würden. Durch diese Erfahrungen wird evident, daß eine echte interdisziplinäre Verständigung eines unserer wichtigsten Ziele sein muß.

Anteil an der ungünstigen Entwicklung haben aber nicht nur die Ärzte. Der zunehmende Kampf vieler Psychoanalytiker gegen die von ihnen gefürchtete Gefahr einer „medikozentrischen Verflachung" der Psychoanalyse hat dazu beigetragen, daß sie aufgehört haben, sich um eine Fachsprache zu bemühen, die eine interdisziplinäre Verständigung erleichtern könnte. Dabei sind die Zusammenhänge, um die es in der Psychosomatik geht, allein schon komplex und schwierig genug. Also täten die Analytiker gut daran, sie nicht unnötig zu komplizieren. Es wird oft dagegengehalten, daß jedes Fach seine für Außenstehende kaum verständliche fachliche Terminologie habe. Sollten die Ärzte sich doch bemühen, sie zu erlernen, wenn sie wollten. Eine solche Argumentation geht allerdings am Wesentlichen vorbei. Plasmaphysiker, Computerfachleute und viele andere Spezialisten können so argumentieren. Ihnen kann es nämlich relativ gleichgültig sein, ob sie von Vertretern anderer Fachrichtungen verstanden werden oder nicht. Ärzte und Analytiker haben aber ein gemeinsames Anliegen: das Leiden ihrer Patienten zu lindern. Ich meine daher, es muß unser Interesse sein, Kollegen sämtlicher medizinischer Disziplinen die psychoanalytischen Konzepte in einer Sprache anzubieten, die verständlich ist, und darüber hinaus auch eine Transformation in die Pathophysiologie der Körpersymptomatik ermöglicht. Auch die weit verbreitete Neigung zu schneller Symboldeutung erschwert interdisziplinäre Verständigung. Wir werden von einem Internisten wohl kaum Kooperation erwarten dürfen, wenn er als Erklärung für ein Asthma bronchiale folgendes liest:

> Das verzweifelte Ansaugen von Luft bedeutete auf der tiefsten Ebene auch das Saugen von Muttermilch, während seine tonnenförmig gewölbte Brust auch einen Behälter bedeutete, in welchem er Milch, Liebe, narzißtische Zufuhren aufbewahrte. Die Verschleimung repräsentierte Tränen und die verengten Bronchialpassagen waren Ausdruck und Parallelen seiner generellen Kontakthemmung mit Objekten und Menschen (Rangell 1978).

Dies mag zwar ein Beispiel sein, das auch Insider nicht gerade mit Zustimmung erfüllt. Und doch verführt die Angst vor der sog. medikozentrischen Verflachung Psychosomatiker immer wieder dazu, sehr schnell analytisch und dann meist symbolisch zu deuten und dadurch Unstimmigkeiten in der tiefenpsychologischen Anamnese (s. Kap. B.I.) zu übersehen.

Die Schilderung eines kürzlich miterlebten Falles soll dies verdeutlichen:

Die auffällige Beziehungsstörung eines sehr jungen Patienten zum Interviewer sowie der Nachweis weiterer nicht geglückter „Objektbeziehungen" führten dazu, daß seine beginnende Sehstörung rasch symbolisch gedeutet wurde. Es wurde dabei nicht beachtet, daß eine *relevante* auslösende Schicksalssituation für diese Sehstörung fehlte.

Aus Furcht, Übertragungsmuster zu stören, unterblieben Sachfragen nach Art und Weise der Sehstörung, ebenso wie eine Nachfrage, ob Vater oder Mutter vielleicht früh erblindet seien. Der Patient seinerseits teilte dies wegen seiner „Verdrängung körperlicher Bedrohtheit" (s. Kap. B.I.) nicht von sich aus mit. Aus demselben Grund suchte er auch keinen Ophthalmologen, sondern einen Psychotherapeuten auf. Und so blieb der Beginn dieser primär organischen Erkrankung, nämlich einer vererbbaren Retinitis pigmentosa, unerkannt. Es wurde psychotherapiert, und es wurde wertvolle Zeit vertan, in welcher der Patient noch vor seiner Erblindung relativ mühelos Hilfen hätte erlernen können, um sich auch ohne Sehvermögen in der Welt zurechtzufinden.

Der Augenarzt, der später die Diagnose stellte, ist sicherlich ebenfalls kein Freund der Psychosomatiker geworden. Dies mag ein sehr krasses Beispiel sein. Auch sind solche Fälle natürlich extrem selten. Es wird damit aber exemplarisch eine Gefahr beleuchtet, die nicht unterschätzt werden darf, auch wenn es in der Regel um weniger gravierende Erkrankungen geht.

In diesem Buch sollen ausgewählte Kapitel in der Hoffnung veröffentlicht werden, die Verständigung und Kommunikation zwischen Psychoanalytikern und Ärzten zu verbessern.

Vorab sei aber noch gesagt, was dieses Buch *nicht* ist, um beim Leser keine falschen Erwartungen zu wecken:

Dieses Buch ist *keine* umfassende Auseinandersetzung mit der Literatur. Ich bin mir bewußt, daß mancher Leser mir diese Beschränkung verübeln und dieses Buch gleich beiseite legen wird. Besonders ärgerlich werden verständlicherweise all diejenigen Kollegen sein, die Wesentliches zu den einzelnen Kapiteln geschrieben haben und nicht erwähnt werden. Dies hätte m.E. jedoch den beabsichtigten Rahmen der Veröffentlichung gesprengt. Auch die sog. weiterführende Literatur am Schluß des Buches beschränkt sich im wesentlichen auf diejenigen Arbeiten, die direkten Bezug zu den hier gemachten Ausführungen haben. Aber die erwähnten Arbeiten haben ihrerseits wieder weiterführende Literatur, die den Interessierten hiermit sehr empfohlen wird.

Dieses Buch ist auch *keine* Auseinandersetzung mit den zahlreichen grundlegenden alten und neuen Arbeitshypothesen zur „Psychosomatik". Diese an sich so reizvolle Aufgabe – z.B. eine detaillierte Diskussion der von mir an sich geschätzten Modelle von Schur (1978) und von v. Uexküll (1979, 1985) – muß ebenfalls aus gleichen Gründen unterbleiben.

Dieses Buch ist auch *kein* einfacher Sammelband, wie das Inhaltsverzeichnis vielleicht vermuten läßt. Sinn und Zweck ergeben sich vielmehr erst durch die fortlaufende Lektüre, auch wenn versucht wurde, jedes Kapitel so darzustellen, daß es allein in sich verständlich wird. Dadurch ließen sich allerdings zahlreiche Wiederholungen nicht vermeiden.

Was aber ist dieses Buch dann?

Es ist eine Zusammenstellung von Untersuchungsergebnissen empirischer und experimenteller Art sowie die Darlegung jener Arbeitshypothesen, die Ausgangsbasis für diese Untersuchungen und für die Entwicklung meines „Strain"-Konzeptes waren (Näheres dazu s. Kap. A.II.3.).

Bei den Bemühungen, die an Patienten beobachteten Phänomene zu erklären, wird leicht vergessen, daß wir alle nur im Besitz von theoretischen Modellvorstellungen, aber nicht im Besitz von „absoluten Wahrheiten" sind. Ich hoffe jedoch, daß mit Hilfe des Modells vom Strain viele der theoretischen wie praktischen Schwierigkeiten im Umgang mit der sog. „Somatisation" unserer Patienten weitgehend gemeistert werden können, und daß dieses Konzept ferner geeignet ist, eine Brücke zur Organmedizin zu schlagen.

Ich persönlich habe auch in anderen Fachdisziplinen stets solche Arbeitshypothesen geschätzt, die, abgesehen von empirischer Überprüfbarkeit, eine Möglichkeit zur experimentellen Unterbauung eröffneten – natürlich mit der für den Menschen gebotenen vorsichtigen Begrenzung. In bezug auf neurotische Körpersymptomatik, also in bezug auf „psychosomatisches Geschehen", bevorzugte ich deshalb ein Neurosenkonzept, das von vornherein in seiner Theorienbildung dem *ganzen* Menschen in seiner *psycho-somatischen* Existenz Rechnung trägt. Es handelt sich um das Konzept Schultz-Henckes. Einmal hat er auf metaphorische Ausdrücke weitgehend verzichtet, da diese die Integration tiefenpsychologischer Befunde in eine psychosomatische Theorienbildung erschweren. Auch ordnete er die neurosenpsychologischen Tatbestände unter anderen methodologischen Gesichtspunkten, als Freud es tat. Naatz (1984, 1988) hat sich ausführlich vom wissenschafts-theoretischen Gesichtspunkt aus damit beschäftigt, mit welchem Scharfblick Schultz-Hencke diese Neuordnung vorgenommen hat.

Schultz-Hencke hielt es für wichtig, stets die Natur des Menschen vor Augen zu haben; des Menschen, der u.a.[1] ein zoon politicon ist, der Kultur schafft und an einer Welt baut, die dem einzelnen keine absolute Freiheit läßt. (Dies wird sogar letztlich zum Hintergrund neurotischer Entwicklung.) Jeder Einzelne ist damit in die vielfältigen gesellschaftlichen Beziehungsmuster eingefügt, die auf ihn wirken und er auf sie. Er sieht sich neben innerseelischen und anderen antinomischen Konflikten besonders zwischenmenschlichen Antinomien ausgesetzt. Der Mensch ist v.a. aber ein erlebendes Wesen, das sein Erleben introspektiv reflektieren kann. Er ist nicht eine Art Bühne für Triebe, sondern er ist es selbst, der Antriebe, Impulse, Bedürfnisse erlebt. Wie dies unter den Bedingungen der Verdrängung aussieht, wird uns später ausführlich beschäftigen.

Erleben aber ist geknüpft an Leiblichkeit. Mit anderen Worten: Der Mensch ist an die biologischen Gesetze seiner somatischen Existenz gebunden. Deshalb war Schultz-Hencke der Überzeugung, eine Neurosenlehre sollte selbstverständlich „psycho-somatisch" sein. Daß sein theoretisches Gebäude gerade diese Besonderheit aufweist, ist bislang kaum mit gebührender Deutlichkeit hervorgehoben worden.

Eines seiner Kernstücke, das Antriebsmodell (s. Kap. A.I.2.), ist in sich bereits psychosomatisch, und in Verbindung mit der Vorstellung einer Gleichzeitigkeitskorrelation von Seelischem und Körperlichem wird seine gesamte Neurosenlehre tatsächlich zu einem streng durchgeführten psychosomatischen Konzept.

Wegen dieser Besonderheit ergab es sich mir ganz zwanglos, daß seine Antriebspsychologie zum Ausgangspunkt für meine eigenen Forschungsvorhaben im Bereich der psychosomatischen Medizin wurde. Sie hat sich mir bis heute als das Modell mit der größten Erklärungskraft erwiesen, auch als Basis für die theoretische Erweiterung zu meinem Strainkonzept. Da dieses Konzept ohne Schilderung der Basis nicht verständlich zu machen ist, sollen die wesentlichsten Hypothesen bzw. neurosenpsychologischen Theorien Schultz-Henckes (1951) dargestellt werden, wobei es notwendig erscheint, zunächst auf normale psycho-physiologische Korrelationsvorgänge einzugehen.

---

[1] Der Mensch ist ein Wesen mit Mängeln – er besitzt z.B. nicht genügend Vernunft, alle Probleme des Lebens wirklich zu meistern.

A. Theoretische Grundlagen

I. Das Leib-Seele-Problem und die antriebspsychologischen Arbeitshypothesen

E. und W. Zander

1. Gleichzeitigkeitskorrelation

Im Bereich reiner Psychoneurosen mag es vielleicht möglich sein, auch ohne klare Hypothesen über den Leib-Seele-Zusammenhang wirksam zu therapieren und erfolgreich zu forschen.

Im Bereich psychogener bzw. neurotischer *Körper*symptomatik jedoch ist unserer Meinung nach eine verbindliche Stellungnahme zu diesem Problem unabdingbare Voraussetzung, wenn die hier auftretenden komplexen Zusammenhänge wirklich transparent werden sollen.

An diesbezüglichen Stellungnahmen hat es im Fachschrifttum auch nicht gefehlt. Die meisten Forscher halten das Leib-Seele-Problem für ein Scheinproblem und sehen in „Psyche" und „Soma" 2 Aspekte eines einheitlichen Geschehens und haben dies mit Begriffen wie „Psychophysischer Parallelismus" oder „Simultangeschehen" o.ä. beschrieben.

Und doch sind die Aussagen der verschiedenen Autoren im einzelnen dann immer wieder von dualistischen Vorstellungen durchsetzt. So kann man etwa lesen: „Der seelische Konflikt mündet in Körpervorgänge ein, die relativ Ich-nahe sind" oder: „Die Hormone sind als Mittler zwischen Psyche und Soma erkannt" u.v.a.m.

Sehr ausführlich hat sich zum Leib-Seele-Problem Schultz-Hencke geäußert (1951). Er beschreibt den Zusammenhang von Psyche und Soma als eine Gleichzeitigkeitskorrelation, genauer gesagt als eine funktionale Abhängigkeit von Gleichzeitigkeitscharakter. Damit teilt er die Auffassung von den 2 Aspekten einer untrennbaren Einheit mit anderen Autoren.[1] Es erscheint uns wichtig zu betonen, daß er diese Anschauung in seinem Werk widerspruchsfrei durchhält.

Schultz-Hencke geht von folgender Beobachtung aus: Im lebenden Menschen ist ein ständiger ununterbrochener Fluß körperlich-materieller Vorgänge nachweisbar (z.B. Atmung, Herzschlag, Hirnaktivität, Darmtätigkeit usw.). Diese nerval-humoral-hormonal gesteuerten Vorgänge sind von unterschiedlicher, meist aber sehr großer Komplexität. Möglicherweise machen sie in ihrem Gesamt korrelativ unsere „Grundgestimmtheit" aus. Während *bestimmter* Funktionsabläufe registrieren wir bewußtes seelisches Erleben von individueller Qualität, auch wenn es sich dabei häufig um sehr zusammengesetzte Erlebnismuster handelt. Denken wir nur an die wirklich sehr schwer treffend zu beschreibende „Hochstimmung" in beglückenden Lebenssitua-

---

[1] Wir halten nach wie vor die Modellvorstellungen dieser Autoren im Bereich der psychosomatischen Medizin für fruchtbarer als die von anderen neuerdings favorisierten Modellvorstellungen eines interaktionellen Dualismus.

tionen. Genauer und leichter können wir in der Regel unsere speziellen Wünsche und Bedürfnisse (Antriebe) artikulieren. Und es gibt bewußtes seelisches Erleben von noch geringerer Komplexität. Wir können z.B. unsere einfachen Befindlichkeiten, auch unsere affektiven, meist sehr differenziert benennen und können dann also etwa sagen: ich friere, mir ist warm, ich bin froh, glücklich, heiter, traurig, hungrig, wütend, aufmerksam, müde, ausgeglichen, unruhig u.v.a.m.

Wenn sich unser seelisches Erleben ändert, ändern sich „synchron", „korrelativ" die körperlich-materiellen Vorgänge.

Auch wenn unsere Kenntnisse auf dem Gebiet dieser Korrelationen außerordentlich lückenhaft sind, gilt, daß für die gesamte Dauer menschlichen Lebens seelische Phänomene an das Vorhandensein somatischer Funktionen gebunden sind. „Seelisch" bedeutet daher *immer* zugleich auch „körperlich-materiell", also „somatisch". Allerdings ist nach allem, was man beobachten kann, dieser Satz *nicht umkehrbar*. Nicht alle Körpervorgänge haben ihrerseits ein *spezielles* seelisches Korrelat, wie dies implizit aus den Ausführungen schon hervorging (z.B. der zelluläre Stoffwechsel). Grundsätzlich bleibt folgende Gesetzmäßigkeit bestehen:

Psychisch ist immer zugleich somatisch, also: Psycho-somatisch.

Diese Aussage kann in ihrer Wichtigkeit gar nicht überschätzt werden, so banal sie auch klingen mag. Banal scheint sie deshalb zu sein, weil wir Menschen alle sehr oft „am eigenen Leibe" derartige „gleichzeitigkeitskorrelative" Erfahrungen machen. Besonders fällt uns dies bei affektivem Erleben auf. Befinden wir uns z.B. in ängstlicher Erwartung etwa vor einer Operation, einem Examen o.ä., dann werden wir unsere Angst[2] bewußt als Angstgefühl erleben und können aber bei genauer Beobachtung registrieren, daß gleichzeitig unser Herz vermehrt und stark klopft, sich unsere Atmung beschleunigt, uns vielleicht kalter Schweiß ausbricht, sich möglicherweise Harn- und Stuhldrang einstellen. Und weiterhin können wir beobachten, daß diese körperlichen Veränderungen langsam abklingen, wenn unsere Angst subjektiv nachläßt. Wir haben also einen unmittelbaren Beleg dafür, daß mit einem sich wandelnden Erleben auch die Körperkorrelate eine Veränderung erfahren. Am ausführlichsten hat wohl Alexander (1951) bei der Beschreibung der Affektkorrelate auf diese Vorgänge hingewiesen.

Auch wenn dies erst für spätere Kapitel (s. z.B. Strain) von relevanter Bedeutung ist, erscheint es hier schon zweckmäßig, zur Illustration wenigstens *ein* korrelatives Geschehen näher zu beschreiben; wir bleiben der leichten Nachvollziehbarkeit wegen beim Angsterleben. Seine körperlichen Äquivalente sind so zahlreich, daß in Tabelle 1 nur eine kleine Auswahl aufgeführt ist. Das Muster dieser Korrelate ist im Kern bei allen Menschen ähnlich und doch gibt es durchaus sowohl von Mensch zu Mensch wie von Angstsituation zu Angstsituation individuelle Varianten. Dem einen „bricht" vor allem „der Schweiß aus den Poren", dem anderen „drückt es immer zuerst die Kehle zu", ein Dritter wird stets von lästigem Muskelzittern befallen, ein Vierter „erstarrt" u.v.a.

---

[2] Auf den Unterschied zwischen Furcht und Angst soll hier nicht eingegangen werden.

Tabelle 1. Normales Angsterleben

Psychisch	Somatisch
Angst	Herzklopfen Muskelzittern Erblassen Gesteigerte Darmtätigkeit Gesteigerte Blasentätigkeit u.a.m.

Ein Angsterleben mit seiner psychischen und somatischen „Seite" kann sich nun unter bestimmten Umständen sehr erheblich verändern. (Daß es wahrscheinlich auch anlagemäßig besonders ängstliche und weniger ängstliche Menschen gibt, sei nur kurz erwähnt.) Beispielsweise können wir aufgrund früherer schlechter Erfahrungen vor einer erneuten Zahnbehandlung von extremer, also inadäquat intensiver Angst geplagt sein. Wir werden in der Regel dann die körperlichen Äquivalente kaum wahrnehmen. Das Angstgefühl steht so sehr im Vordergrund unseres Erlebens, daß daneben fast nichts mehr ins Bewußtsein dringt. Vielleicht stellen wir nach überstandener Behandlung mit Verwunderung fest, daß wir unter den Armen naßgeschwitzt sind oder plötzlich eine überfüllte Blase entleeren müssen usw. Während wir die Angst erlebten, haben wir von den gleichzeitig ablaufenden körperlichen Veränderungen nichts bemerkt.

Andererseits können wir alle die Erfahrung machen, daß ablenkende, interessante Gespräche unser Angstgefühl mindern, während die körperlichen Korrelate bewußt bleiben können.

Je nach eigener Aufmerksamkeitslenkung während einer längeren Angstsituation nehmen wir also einmal stärker „nur" das Angstgefühl, ein anderes Mal „nur" einzelne Körperkorrelate wahr. Um es noch deutlicher zu sagen: In einer *„mittleren"* Angstsituation werden uns in der Regel *sowohl* die Angst als Angstgefühl *als auch gleichzeitig* die entsprechenden Körperkorrelate bewußt. Je nach den zusätzlichen „Randbedingungen" wird von diesem einheitlichen psychosomatischen Geschehen bald das eine, bald das andere mehr wahrgenommen werden. Diese Tatsache ist für spätere Überlegungen wichtig.

Aber gleichgültig, wieviele der multiplen und multilokalisierten Angstäquivalente ein einzelner Mensch spürt, *niemand* kann normalerweise die ebenfalls synchron ablaufenden somatischen Funktionsveränderungen im Gehirn, die kortikalen Erregungsmuster subjektiv wahrnehmen.

Sicher gibt es außerdem zahlreiche weitere relevante Korrelate, die subjektiv nicht fühlbar sind. (Als *ein* Beispiel sei nur an das Spiel der Pupillen erinnert.)

Welche Korrelate gespürt werden und welche nicht, unterliegt biologischer Gesetzmäßigkeit. Man könnte dazu Überlegungen anstellen, ob es vielleicht einerseits für unsere menschliche Existenz wichtig ist, daß wir bemerken, wenn der Magen leer ist, die Luft in den Lungen knapp wird, der Herzschlag sich verändert, die Blase gefüllt ist usw. Und man könnte sich weiter überlegen, ob es andererseits Schutzfunktion haben mag, wenn sich Korrelate an anderen Organen oder Organsystemen unserem Bewußtsein für gewöhnlich entziehen. Es ist kaum auszudenken, wie wir Menschen unser Leben bewältigen sollten, würden wir z.B. sämtliche zerebralen Aktivitäten ständig fühlen. Die Feststellung, daß es relevante somatische Korrelate beim seelischen Erleben gibt, die nicht bewußt fühlbar werden, ist von großer Bedeutung. Hier liegt nämlich unserer Meinung nach die Erklärung dafür, daß wir so oft Gefahr laufen, die Gleichzeitigkeit von Seelischem und Körperlichem aus den Augen zu verlieren. Genauso oft nämlich, wie wir im Alltag Erfahrungen machen können, welche die Gleichzeitigkeit demonstrieren, erleben wir seelische Phänomene, die völlig immateriell zu sein scheinen. Sind wir z.B. still in Gedanken oder von zarten Gefühlen erfüllt, wer wird sich dabei jener somatischen Funktionsabläufe bewußt sein, die sich korrelativ im Körper abspielen.

Und doch wird es in der Psychosomatik von besonderem Nutzen sein, sich mit Hilfe „exakter Phantasie" (Goethe) ein Bild von den korrelativen Vorgängen zu machen und dieses immer wieder gegen das *subjektive Gefühl* vom immateriellen seelischen Erleben ins Gedächtnis zu rufen, um hier allmählich eine dauerhafte plastische Vorstellung vom Gleichzeitigkeitskorrelat zu erwerben. Zur Illustration sei als Modell an einen fühlenden Menschen gedacht (z.B. an einen ängstlichen), der durchsichtig ist. Wenn jetzt sämtliche korrelierenden Körperfunktionen aufleuchten würden (also weitaus mehr als in Tabelle 1 und Abb. 1 angegeben), bekäme man sicher einen lebhaften Eindruck davon, wie komplex und multilokalisiert das somatische Geschehen ist (in Abb. 1 liegt ein stark simplifizierender Versuch in dieser Richtung vor).

Angesichts der Komplexität der Körperäquivalente ist es in der Regel für die Verständigung unter den Menschen wesentlich einfacher zu sagen, „ich bin wütend, ich habe Angst, ich habe Hunger, ich bin müde", also von den Gefühlen direkt zu sprechen, als etwa zu versuchen, statt dessen deren Korrelate zu benennen.

In anderen Situationen wird man sich jedoch schneller und besser verständigen können, wenn man von einem besonders herausragenden Körperkorrelat spricht, das als solches gut spürbar ist, weil in diesen Fällen die zugehörigen seelischen Phänomene sehr komplexer Natur sind und damit schwerer beschreibbar. Dies gilt u.a. vom Erröten oder von der Impotenz, um nur 2 Beispiele herauszugreifen.

So muß im Bereich des „Psychischen" – des Psychosomatischen – also ständig die Beschreibungsart geändert werden, je nachdem, von wo aus jeweils die bessere und schnellere Information bzw. Verständigung möglich ist.

Und gerade diese notwendige Flexibilität gelingt um so müheloser, je differenzierter und klarer das Bild von den Korrelationsvorgängen bereits geworden ist, je mehr es also gelungen ist, die Vorstellung zu überwinden, Psychisches könne immateriell sein.

Dies ist vergleichbar mit der Mühe, die aufgewendet werden muß, um ein konkretes Bild von der heliozentrischen Welt zu erwerben, während für die „naive Beobachtung" doch die Sonne täglich auf- und untergeht. Kopernikus hat natürlich mit seiner heliozentrischen Weltsicht ebensowenig das Rätsel des Universums gelöst, wie die Hypothese von der Gleichzeitigkeitskorrelation das Rätsel des Seelischen an sich lösen kann. Und doch haben die Hypothesen des Kopernikus, die er, auf Gedanken griechischer Philosophen aufbauend, durch vielfältige Beobachtungen stützte, etwas Wesentliches erreicht. Mit ihrer Hilfe konnten diejenigen Barrieren überwunden werden, die durch das mathematisch so schwierige geozentrische System des Ptolemäus entstanden waren.

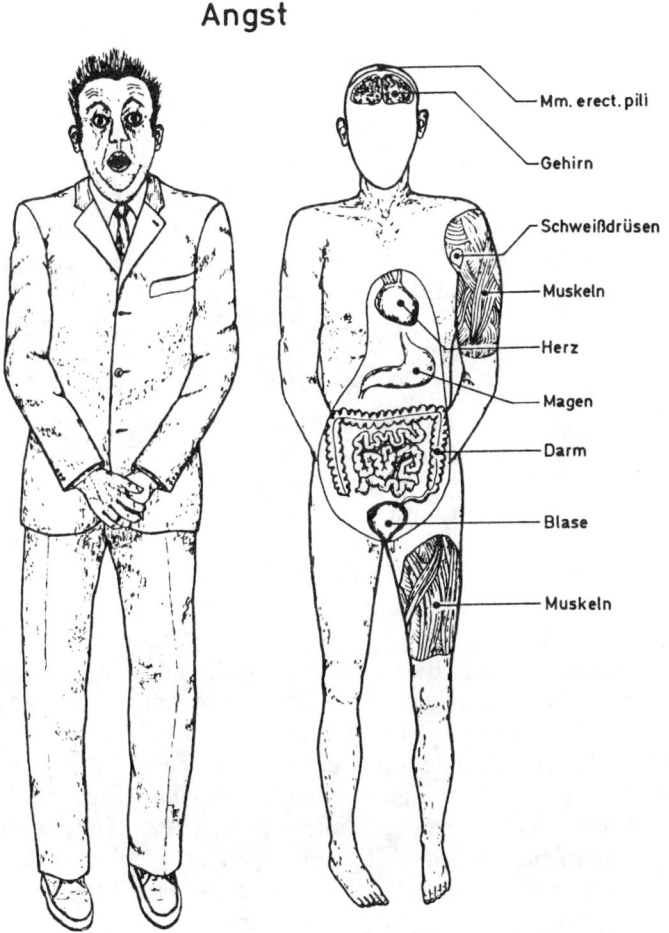

Abb. 1. Der Ängstliche und einige seiner Körperkorrelate

Ähnlich vermögen die hier ausgeführten psychosomatischen Hypothesen Schwierigkeiten zu überwinden, die aus einer dualistischen Sicht erwachsen. Im Rahmen der Gleichzeitigkeitskorrelation gibt es keinen „rätselhaften" Sprung von „der" Psyche in „das" Soma (lediglich einen ständigen Sprung in der Art des Beschreibens psychosomatischer Phänomene).

Wegen der grundlegenden Bedeutung sei folgendes zusammengefaßt wiederholt:

1) „Psychisch" heißt immer psychisch und somatisch zugleich, ist immer „psychosomatisch".
2) Die während eines seelischen Erlebens gleichzeitig ablaufenden körperlichen nerval-humoral-hormonalen Korrelate sind multilokalisiert und sehr komplex.
3) Einige der Korrelate können von uns aufgrund biologischer Gesetzmäßigkeiten wahrgenommen werden, andere nicht.

4) Wie stark die bewußtseinsfähigen Körperkorrelate gefühlt werden, hängt von unserer Aufmerksamkeitslenkung bzw. von weiteren Randbedingungen ab.

Exkurs:

Wenn wir von einer psychogen verursachten Krankheit reden, müßten wir also – nach den Ausführungen im letzten Kapitel – streng genommen von einer *psycho-somatisch* verursachten reden. Wenn es aber bei jeder seelischen Erkrankung auch um Somatisches, Organisches geht, könnte das den Gedanken nahelegen, als gäbe es überhaupt nur eine einzige Art von Erkrankung; aber das ist nicht der Fall.

Es ist besonders im Hinblick auf therapeutische Überlegungen wesentlich, jeweils zu klären, ob das „Somatische" ein eindeutiges Korrelat von Seelischem ist oder nicht. Bei allen *primär organischen* Krankheiten trifft dies nicht zu. Bei ihnen handelt es sich um *spezifisch organische* Ursachen.

Wenn beispielsweise Herr D. an einer Serumhepatitis erkrankt, so steht am Anfang eben nicht psychische Not bzw. Wut, Trauer, Neid, Ärger oder drgl. – auch kein neurotischer Konflikt –, sondern etwa eine Injektion oder eine Bluttransfusion. Im Verlauf seiner Krankheit kommt es jedoch durchaus zu seelischen Reaktionen, zu „Gefühlshaftem". Es sei nur daran erinnert, daß er – noch ehe Haut wie Schleimhäute sich gelb färben – Gefühle der Mattigkeit, Schwäche, Inappetenz usw. haben wird. Er fühlt sich „hundeelend", und vielleicht wird er später auch im Verlauf der Hepatitis depressiv verstimmt sein. (Ein seelisches Korrelat möglicherweise zu bestimmten blutchemischen Veränderungen.) Eine solche Depression ist nicht mit Psychotherapie zu heilen, denn sie ist *primär organisch*. Sie heilt ab, wenn die Hepatitis abgeheilt ist. Es hat sich eingebürgert, solche Phänomene in Abgrenzung von den primär psychogenen, den psychosomatischen, als *somatopsychisch* zu bezeichnen. Es ist für den Arzt wichtig, derartige Zusammenhänge bzw. Unterscheidungen zu kennen; denn natürlich brauchen auch diese depressiven Patienten Rat, Trost und Verständnis in ihrer zusätzlichen seelischen Not, aber keine aufdeckende Psychotherapie (abgesehen davon, daß allein die Tatsache, krank zu sein, meist schon Kummer bedeutet, bei dem der Patient auf Beistand seitens des Arztes hofft; vgl. die neuen Forschungen über Copingprozesse).

Es gibt kaum eine spezifisch organische Krankheit, in deren Verlauf es nicht korrelativ zu psychischen Phänomenen kommt. Somatopsychisches Geschehen ist wahrscheinlich sogar häufiger als psychosomatisches. Um es der Wichtigkeit halber noch einmal zu wiederholen: Bei somatopsychischen Phänomenen handelt es sich um solche seelischen Phänomene, wie sie als Korrelat von bestimmten somatischen Veränderungen auftreten, die im Verlauf einer spezifisch organischen Erkrankung vorkommen. Wir hatten gerade die Mattigkeit, Inappetenz sowie die depressive Verstimmung erwähnt, die während einer Serumhepatitis auftreten können.

Die Beobachtung solcher somatopsychischen Zusammenhänge war sicher ein Grund dafür, daß die Ärzte um die Jahrhundertwende im Gegensatz zu früheren Zeiten fest davon überzeugt waren, sie würden eines Tages für *alles* Seelische *spezifisch* organische Gründe finden. Es ist bekannt, daß dies nicht gelang. So war es durchaus revolutionierend, als Freud die Bedeutung des spezifisch Seelischen als krankmachend nicht nur wiederentdeckte, sondern mit tiefenpsychologischer Methode nachprüfbar machte. Nun ist vielerorts das Pendel nach der anderen Seite ausgeschlagen. Man begann zu glauben, letztlich sei doch alles Somatische seelisch bedingt, und so ist es heute dringend notwendig geworden, sich auch wieder auf die rein organischen Zusammenhänge zu besinnen. Es gibt Atemnot, Tachykardie etc. bei Herzinsuffizienz; Bluthochdruck evtl. mit Schwindelgefühl bei Nierenerkrankungen, den Vollzugszwang nach Enzephalitis, die organischen Psychosyndrome bei Hirnerkrankungen u.v.a.m.

An diesen Fakten ändert auch die Beobachtung nichts, daß natürlich der *Verlauf* einer organischen Krankheit individuelle Varianten zeigt. Diese sind abhängig vom jeweiligen Zustand des „somatischen Systems" des erkrankenden Menschen. So kann sich das „organische System" durch eine noch nicht vollständig überwundene vorausgegangene Erkrankung, durch eine Operation, durch Unterernährung oder drgl. in einer ungünstigen Ausgangsposition befinden. Andererseits kann ein Mensch gerade über eine ungewöhnlich gute Abwehrlage verfügen. Diese Fakten bleiben nicht ohne negativen bzw. positiven Einfluß auf den Erkrankungsverlauf. Einfluß kann *auf diese Weise* natürlich auch die seelische Befindlichkeit eines Menschen gewinnen. Wenn wir nicht aus den Augen verlieren, daß seelisch immer zugleich somatisch heißt, kann dies gar nicht anders ein. Je weiter sich z.Z. einer Erkrankung der korrelative somatische Zustand des Organismus gerade im negativen Sinn von der mittleren Norm entfernt hat, desto pathogener wird sich dieser Zustand insgesamt auswirken. Im Extremfall kann ein Mensch auf diese Weise an einer „banalen" Erkrankung sterben.

Andererseits kann der somatische Zustand im positiven Sinn von der mittleren Norm genauso extrem weit entfernt sein; im Grenzfall so weit, daß der Ausbruch einer Krankheit auch aus „seelischen" Gründen (nämlich durch deren organische Korrelate) verhindert wird. Nirgends wird uns dies vielleicht so deutlich vor Augen geführt wie z.B. bei einer schweren Grippeepidemie, an der das Gros der Bevölkerung erkrankt, aber nach einiger Zeit wieder gesundet. Es gibt dabei jedoch immer Menschen, die an dieser Grippe sterben und solche, die „verschont" bleiben.

Trotz einer solchen Vernetzung mit psychogenen Faktoren bleibt die Grippe aber eine primär organische Erkrankung. An den „Rändern" des Lebendigen begegnen wir überall fließenden Übergängen, ohne daß wir deswegen sinnvolle Ordnungsprinzipien aufgeben müßten. (Selbst der Unterschied zwischen Pflanze und Tier ist im Grenzbereich unscharf.)

In der Regel können wir bei *primär organischen* Krankheiten über das Beschwerdebild, die Dauer und den Verlauf der Heilung zutreffende Voraussagen machen. Die individuellen Schwankungen sind *im allgemeinen* nicht so groß, daß wir nicht in etwa wüßten, wie lange Masern, eine Grippe, eine Hepatitis, eine Nephritis usw. dauern. Atypische Verläufe sind die Ausnahme, sonst wären sie nicht *atypisch*. Daß es im Bereich primär organischer Krankheiten „Typisches", „Regelhaftes" gibt, spricht für eine *relative Un*abhängigkeit einer organischen Krankheit gegenüber anderen Gegebenheiten im Organismus.

Wir sollten *nur dann* von einer psychosomatischen bzw. primär psychogenen Krankheit sprechen, wenn seelische Faktoren *eindeutig* für deren Beginn als relevante Ursache verantwortlich gemacht werden können.

Nach diesen Ausführungen ist zu folgern: Wollen wir in praxi sachgerecht handeln, müssen wir psychosomatische Phänomene von somatopsychischen sorgsam trennen, ebenso wie – trotz der Unschärfe an den „extremen Rändern" – die primär psychogenen von den primär organischen Erkrankungen.

2. Antriebsmodell

Könnte man das Gleichzeitigkeitskorrelat als eine Grundvorstellung von allgemeinem Charakter bezeichnen, so ist das jetzt zu schildernde Modell vom Antriebserleben, welches schon in den Vorüberlegungen erwähnt wurde, das Fundament der Neurosentheorie von Schultz-Hencke.

Er war der Meinung, daß in uns kein Antriebserleben auftauchen könne, bei dem sich nicht ein gegenläufiges Erleben, mit anderen Worten: ein gegenläufiges Bedürfnis, bemerkbar mache, das eben durch seine Gegenläufigkeit „steuernden" Charakter habe; denn es gehöre zur Natur des Menschen, daß er antinomisch – also zwiespältig (oft sogar vielspältig) – erlebe, wie jeder an sich selbst erfahren kann. So besteht ein vollständiges Antriebserleben in der Regel prinzipiell aus 2 Anteilen, einem „agonistischen" und einem „antagonistischen". Geht man um der Anschaulichkeit willen einmal von der nüchternen Sachsprache ab, könnte man anthropomorphisierend sagen: Der agonistische Anteil übernimmt die „Initiative", der andere *re*-agiert, wird damit zur „steuernden Instanz".

Zunächst sei der agonistische Teil an jenem Beispiel dargestellt, das auch schon Schultz-Hencke benutzt hat.

Ich sehe einen Apfel und erlebe den Drang, ihn essen zu wollen. Das erste Element, die erste Facette besteht aus *Wahrnehmungen*. *Ich sehe* Form und Farbigkeit, kann die Oberfläche des Apfels *anfühlen*, seine Schwere in der Hand *spüren*, seinen Duft *riechen*. Diese Wahrnehmungen verbinden sich mit *Vorstellungen*, die aus meinen Erinnerungen gespeist sind. Auf diese Weise erkenne ich den Apfel als Apfel und nehme Beurteilungen vor. Ist der hart und grün, halte ich ihn für unreif. Einen prall elastischen Apfel dagegen werde ich für reif halten, einen weichen runzligen für überreif, um nur einiges zu nennen. Bei genauer Introspektion kann ich ferner das Auftauchen von *„Emotionalem"* registrieren, von einer gefühlsmäßigen Beziehung zum Apfel, vielleicht einer Art freudigen Vorgeschmacks. Schultz-Hencke ist der Auffassung, daß erst durch dieses Gefühl ein Impuls als ein zusammengehöriges Ganzes erlebt wird. Mischt sich diese Empfindung mit Gefühlen, die er *„Erregungsartiges"* nennt (in diesem Fall z.B. mit dem Fühlen der funktionellen Vorgänge im Mund-Schlund-Magen-Darm-Bereich, wir kommen darauf noch zurück), bekommt sie eine intensive, spezielle Note. Das Emotionale und Erregungsartige zusammen kann man dann als das *„affektive Element"* des Antriebserlebens bezeichnen. Mein Bedürfnis wird affektiv, dranghaft. Ich erlebe einen intensiven oralen Antrieb. Dieser aber würde in der Betrachtung steckenbleiben, sorgte nicht das sog. *Expansive* dafür, daß ich den Apfel auch wirklich essen kann. Wir haben dieses Element – etwas ungenau zwar – in der entsprechenden Abbildung als „Motorisches" bezeichnet, da es erfahrungsgemäß so am leichtesten verstanden wird. Soweit die agonistische Seite.

Als antagonistisches Bedürfnis kann sich in mir der Wunsch regen, den Apfel wegen seiner Schönheit oder seines Duftes noch aufzuheben.

Ich kann genauso gut aber einen weiteren Gegenantrieb erleben, nämlich, den Apfel einem anderen Menschen überlassen zu wollen, der ihn auch gern essen möchte. In beiden Fällen kommt es nun zu einem Hin und Her, bis eine Entscheidung gefallen ist. Natürlich weisen solche antagonistischen Antriebe dieselben Facetten auf, wie die agonistischen: also auch Wahrnehmungen, Vorstellungen, Affektives sowie einen Handlungsanteil: den Apfel zurückzulegen bzw. einem anderen zu übergeben.

Meinem Bedürfnis, den Apfel zu essen, können aber auch Furcht- und Schuldgefühle „steuernd" entgegenstehen. Vielleicht bin ich als Kind bestraft worden, wenn ich „gierig" war, nicht auf die normalen Mahlzeiten warten konnte, ich mir selbst etwas nahm, ohne zu bitten u.v.m. (Damit nähern wir uns schon neurosenpsychologischen Zusammenhängen, die hier noch nicht weiter ausgeführt werden sollen.) So ergibt sich schließlich folgendes Bild eines vollständigen Antriebserlebens (Abb. 2).

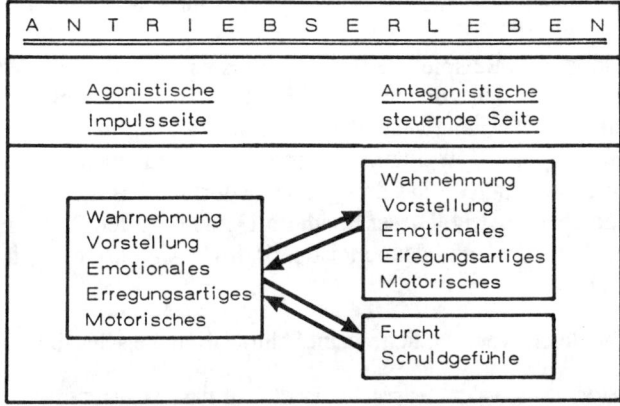

Abb. 2. Vollständiges Antriebserleben. (Dabei gilt, daß jeweils Emotionales und Erregungsartiges zusammen als *affektives Element* bezeichnet werden kann)

Dieses Modell enthält – wie leicht zu sehen ist – Elemente, die in Freuds Instanzenlehre dem Es (z.B. im Affektiven), dem Ich (v.a. in Wahrnehmung und Vorstellung) und dem Über-Ich (bei den Schuldgefühlen) zugeordnet werden können. Wir dürfen nicht vergessen, daß es sich bei den Begriffen Ich, Es und Über-Ich lediglich um Metaphern, um Bilder handelt. Durch die methodologische Neuordnung, wie sie Schultz-Hencke vorgenommen hat, gelingt eine realitätsgerechtere Darstellung eines erlebten *zusammengehörigen* Verbandes, eines integrierten Ganzen. Daher auch die Bezeichnung Antriebs*erleben*.

Selbstverständlich können wir dieses Antriebserleben nach den Ausführungen im vorigen Kapitel nicht nur vom Erleben her beschreiben, sondern auch „gleichzeitigkeitskorrelativ" somatisch „lesen". Im normalen Umgang wird dies niemand tun, weil die Aussage „ich möchte den Apfel essen" eine schnelle und unmißverständliche Information darstellt. Im Hinblick auf das Thema unseres Buches ist es aber notwendig, diesen Versuch zu unternehmen.

Vom Apfel gehen Signale aus – z.B. optische, osmische usw. –, die unsere Sinnesorgane in funktionelle Erregung versetzen. Auf nerval-humoralem Wege erfolgt die

Weiterleitung zu den entsprechenden sensorischen kortikalen Zentren[1] (*Wahrnehmung*).

Auch wenn wir im einzelnen über die sich anschließenden Aktivitäten sehr wenig wissen: es muß weiter zu nervalen Erregungen in jenen Bezirken kommen, in denen Engramme von Erinnerungen lokalisiert sind (Vorstellung). Des weiteren finden multilokalisiert Innervationen statt, die den Körper auf das Essen vorbereiten (z.B. Mund, Speicheldrüsen, Magen etc.). Dies sind Korrelate dessen, was Schultz-Hencke des *Emotional-Erregungsartige*[2], also das *Affektive* genannt hat. Wir begegnen hier in einem anderen Zusammenhang wieder den Affektkorrelaten. Daß das somatische Korrelat des *Expansiven* in Muskelinnervationen besteht, braucht kaum erwähnt zu werden. Man spricht deshalb auch vom *Handlungsanteil*. Da diese Vorgänge erlebt werden, muß es nervale Rückmeldungen zum Gehirn geben. Wir stehen also wieder vor recht komplexen Zusammenhängen, die sich vom Erleben her in extrem kurzer Zeit abspielen. Diese somatische Vielfalt in so kurzer Zeit ist nicht erstaunlich, wenn man bedenkt, daß sich eine chemische Reaktion in einer Millionstel Sekunde vollziehen kann.

In dem geschilderten Beispiel wurde der Impuls zu essen über die Wahrnehmung eines Apfels ausgelöst. Wir können ein solches Bedürfnis natürlich auch verspüren, wenn wir keinen Apfel sehen, wenn also die Wahrnehmung fehlt. In diesem Fall ist dann die Vorstellung besonders intensiv. Nun können sogar auch noch die konkreten Vorstellungen fehlen, dann ist das dranghafte Bedürfnis, z.B. nach etwas Fruchtigfrischem entsprechend heftig. Dieser Sonderfall kann bei allen Bedürfnissen eintreten, die „physiologisch" – und dann meist periodisch – in uns auftauchen, wie etwa Hunger und Durst.

Es wird jetzt vielleicht verständlich, wenn Schultz-Hencke schreibt:

> Antriebserlebnisse sind Gestalten, Gefüge. Im Grenzfall ist alles, was sie zusammensetzt, von allem anderen abhängig.... Es gibt da abhängige Variable und unabhängige. Und im Lebendigen ist die unabhängige Variable natürlich nur relativ unabhängig. Der unmittelbare Augenschein teilt das ja mit! (1951, S. 122).

Damit ist gemeint: Der „unmittelbare Augenschein" läßt uns z.B. erkennen, daß das Bedürfnis zu essen zwar von der Wahrnehmung ganz *un*abhängig sein kann, andererseits aber abhängig vom Grad unserer Sättigung (bzw. von zahlreichen physiologisch-chemischen Parametern). Es ist auch abhängig von sonstigen Lebensbedingungen. Große Müdigkeit, Kummer oder „Besessenheit" von einer Aufgabe können jedes Hungergefühl herabmindern, auch wenn wir sehr lange nichts gegessen haben. Wir sagen: „Vor lauter Müdigkeit fühle ich nichts anderes mehr." Und selbst angesichts verführerischer Speisen sagen wir z.B.: „Bei *dem* Kummer reizt mich nicht einmal dieses schöne Essen."

Erfreuliche Lebensumstände dagegen können die Lust am Essen stimulieren; und schließlich gibt es angeborenerweise Menschen mit lebhafter „Hungereinstellung".

---

[1] Wobei man heute weiß, daß die Sinnesorgane im Kortex mehrfache Repräsentanten haben, deren Zusammenspiel nicht ohne Einfluß auf die Art der Wahrnehmung ist.
[2] Pawlow würde von „interozeptiven Reizen" sprechen, Alexander von „Bereitschaftsstellung".

Bei der angeborenen Hyperpepsinogenämie der Ulkuskranken werden wir uns damit noch beschäftigen.

Natürlich ist die Oralität auch abhängig von eingeübten Eßgewohnheiten, seien sie familiärer Natur oder durch die verschiedenartigen sozioökonomischen Umfelder bedingt.

Wenn auch nur sehr kurz und lückenhaft, so sollte doch hier auf die Tatsache von Bedingungsgefügen hingewiesen werden. Schon ein einzelner Eßimpuls ist in der Regel in solche Gefüge eingebettet. Um wieviel komplizierter werden die wechselseitigen Bezüge sein – sie entsprechen kybernetischen Regelkreismechanismen –, wenn es nicht nur um ein einziges Bedürfnis geht, sondern um das Gesamt des menschlichen Erlebens. Was heute vielfach als „neues Denken" über „lebende Systeme" in den Mittelpunkt wissenschaftlichen Interesses gerückt ist, ist in den hier vertretenen Arbeitshypothesen bereits enthalten.

Exkurs:

Im Antriebsmodell mit seinem agonistischen und antagonistischen Anteil findet die antinomische Konflikthaftigkeit des Menschen ihren Niederschlag.

Wenn wir für gewöhnlich von Antinomien reden, fallen einem zunächst wohl nur große tragische Situationen ein, in die wir im Laufe unseres Lebens geraten können.

Vielleicht denken wir auch noch an die antinomische Beziehung zur Welt (Leben und Tod etc.). Wir übersehen jedoch leicht, daß unser normaler Alltag immer wieder Entscheidungen zwischen entgegengesetzten Bedürfnissen von uns fordert. Nicht ohne Grund hat Goethe das Wort geprägt von den 2 Seelen, die in unserer Brust wohnen. Antinomien sind nicht im eigentlichen Sinne lösbar. Wir können einen Apfel eben nicht *zugleich* aufheben *und* essen.

Wir können uns aber in manchen Fällen entschließen, erst den einen und dann den anderen Wunsch zu erfüllen; also beispielsweise den Apfel erst eine Weile aufzuheben und dann später zu essen.

In anderen Fällen können wir auch Kompromisse schließen. Wollten wir eigentlich arbeiten, aber – weil die Sonne so schön scheint – auch spazierengehen, so können wir z.B. die Zeit, die wir für jeden dieser beiden Wünsche vorgesehen hatten, teilen. Und schließlich können wir auf einen der beiden Wünsche bewußt ganz verzichten. Wichtig ist die Tatsache, daß es während eines solchen Entscheidungsprozesses zu einem kurzen Hin und Her *in uns* kommt.

Die bis jetzt geschilderten Konflikte spielen sich also in uns ab, sind in*tra*psychisch. Die weitaus größte Zahl antinomischer Prozesse betreffen aber den zwischenmenschlichen Bereich. Schultz-Hencke spricht hier sehr ausdrücklich von dem *Kern*problem, das deshalb auch im Zentrum jeder Psychotherapie steht. Ist es oft schon schwer genug, mit den widerstrebenden Wünschen in sich selbst fertig zu werden, so gilt dies für die interpersonellen Gegensätzlichkeiten in noch viel höherem Maße. Wir sehnen uns nach mitmenschlicher Harmonie. Aber was sollen wir tun, wenn z.B. ein Partner an die See, der andere ins Gebirge fahren will; der eine das stille Gespräch zu zweit sucht, der andere den Trubel in einer großen Gesellschaft? Was sollen wir tun, wenn uns nahestehende Menschen genau dasselbe Einrichtungsstück, Kleidungsstück usw., die gleiche berufliche Position o.ä. bekommen möchten? Was sollen etwa Freunde tun, die dieselbe Frau – oder Freundinnen, die denselben Mann begehren? In der Regel heißt die Entscheidung, vor die wir gestellt werden: Soll ich meinen eigenen Wunsch durchsetzen oder um der Freundschaft, der Harmonie, der Liebe willen zugunsten des anderen verzichten (womit der zwischenmenschliche Konflikt zu einem in*tra*psychischen wird)?

Natürlich gibt es beglückendes, problemloses Miteinander sowie auch weniger konflikträchtige Impulse, denken wir nur an geistige Bedürfnisse. Aber 3 große Bereiche erschweren das Zusammenleben in besonderer Weise. Es handelt sich um das Besitzstreben, das Machtstreben und die Sexualität. Die Menschheit hat schon immer nach Wegen gesucht, diese Bereiche durch Regeln bzw. Gesetze problemfreier zu machen. (Die mönchischen Gelübde von Armut, Gehorsam und Keuschheit gehören hierher.)

Tabelle 2. Die 3 Lebensgebiete, in denen neurotische Störungen bevorzugt auftreten. (Auf die zugehörigen verschiedenen Antriebserlebnisse wird später eingegangen)

1) *Besitzstreben:*
   oral-rezeptives Antriebserleben,
   oral-kaptatives Antriebserleben.
2) *Geltungsstreben:*
   anal-aggressives Antriebserleben,
   motorisch-aggressives Antriebserleben,
   urethrales Antriebserleben.
3) *Liebesstreben:*
   sexuelles Antriebserleben,
   Erosstreben (Pubertät),
   Zärtlichkeitsstreben (in intentionaler Phase).

Nun steht schon das kleine Kind vor antinomischen Problemen, wenn seine Bedürfnisse, die u.a. auch um die 3 genannten Bereiche kreisen, auf entgegengesetzte Bedürfnisse bzw. frustrierendes Verhalten seitens der Bezugspersonen stoßen. Das Kind beginnt zu fürchten, bestraft zu werden und die Liebe der Eltern zu verlieren, wenn es – zunächst vielleicht nur durch Weinen oder Schreien – darauf aufmerksam macht, daß es bedürftig ist, daß ihm Notwendiges abgeht; wenn es später Dinge nimmt, die es nicht anfassen soll; wenn es grob, laut, bockig, trotzig, „verderbt" (deutlich genital) ist usw. Dem Kind in seiner Unausgereiftheit stehen aber noch keine der vorher geschilderten Mittel zur Verfügung, die Antinomien wie ein Erwachsener zu bewältigen.

Es gibt aber *einen* Mechanismus, der die Qual des „Hin und Her" beenden kann, nämlich den Hemmungsmechanismus. Eine Hemmung durch Furcht bzw. Schuldgefühle[3] kann beim kleinen Kind so weit gehen, daß der eigentliche Impuls nicht mehr bewußt wird. Freud hat hier von Verdrängungen gesprochen. Mit diesen von ihm entdeckten Verdrängungen befinden wir uns jetzt erstmalig auf dem Gebiet neurotischer Entwicklung.

---

[3] Dies hatten wir als möglichen antagonistischen Anteil im Antriebsmodell (S. 15) bereits beschrieben. Ursprünglich zwischenmenschliche Konflikte werden durch die Hemmung ebenfalls zu intrapsychischen.

Wird ein kleines Mädchen z.B. immer wieder für *jede sog.* „aggressive" Reaktion (s. S. 29) bestraft, werden bei ihm derartige Impulse allmählich gehemmt, verdrängt werden. Das Kind reagiert dann in entsprechenden Situationen „brav" – entwickelt vielleicht sogar Stolz auf die Bravheit, weil es nun für diese gelobt wird. Später wird es als erwachsene Frau in Konstellationen, die Selbstbehauptung erfordern würden, „automatisch" nachgeben, weil ihr nicht mehr bewußt wird, daß sie eigentlich lieber um ihr Recht kämpfen würde. Um das qualitativ Neue, das Neurotische an solchen Situationen zum Ausdruck zu bringen, sprechen wir hier dann von Ambivalenzkonflikten statt von Antinomien.[4]

Diese Ambivalenzkonflikte sind unter „gleichzeitigkeitskorrelativen" Gesichtspunkten auch für die „Psychosomatik" bedeutsam und werden uns noch in vieler Hinsicht beschäftigen.

3. Hemmungsmodell

Im vorigen Kapitel wurde die Verdrängung bzw. der Hemmungsmechanismus als Ursache für die neurotische Entwicklung erwähnt. Gehemmt werden bevorzugt jene Bedürfnisse bzw. Antriebserlebnisse, die im Mittelpunkt der jeweiligen Entwicklungsphase eines Kleinkindes stehen, also zunächst intentionale und orale, dann anale, urethrale und sexuelle Bedürfnisse. Dies werden wir noch im einzelnen ausführlicher schildern.

Die Hemmung betrifft keineswegs immer ein Antriebserleben als Ganzes. Sie kann durchaus auch nur einzelne Elemente betreffen (also etwa allein die Wahrnehmung, die Vorstellung, das Affektive bzw. den Handlungsanteil, das Expansive), oder auch eine Kombination von 2 oder mehr Facetten.

Hemmungen können auch dann sehr partiell erfolgen, wenn die frühen, das Kind frustrierenden Interaktionen z.B. nur mit dem Vater bzw. nur mit der Mutter stattfinden, oder wenn der Vater in einem anderen Antriebsbereich als die Mutter der Frustrierende ist. Wenn an dieser Stelle – und auch weiterhin – nur von Mutter und Vater geredet wird, so ist das eine stark verkürzte Darstellung. Ein Kind wird sehr selten weder in eine reine „Dyade" noch in eine reine „Triangulierung" hineingeboren. Auch wenn die gefühlshafte Beziehung zur Mutter, zum Vater bzw. zu beiden die herausragende Rolle spielt, ist das Verhalten von Geschwistern oder sonstigen anwesenden Bezugspersonen von großer Bedeutung auch für die Frühprägungen eines Menschen.

Auch das Umfeld, in dem ein Kind seine Wünsche anmeldet, ist nicht ohne Belang. So kann beispielsweise „Aggressivität" zwar in der Kleinfamilie unter Tabu stehen, die Durchsetzungskraft gegen „Fremde" aber sogar gefördert werden. Das Umgekehrte ist, wenn auch sicher seltener, ebenfalls möglich: Zu Hause werden „Unarten" fast jeder Art geduldet, solange nur nach außen ständig höfliche, bescheidene „Wohlerzogenheit" demonstriert wird. Des weiteren können kleine Jungen in ihrem Bedürfnis, ihr Spielzeug, ihren Besitz zu verteidigen, durch die Eltern gehemmt werden,

---

[4] Es ist zu beachten, daß das Wort Ambivalenz im Fachschrifttum nicht immer die hier vorgeschlagene Bedeutung hat.

wenn kleinere Schwestern bzw. Mädchen dieses Spielzeug haben möchten – anderen Jungen gegenüber sollen sie aber ihren Besitz verteidigen.

Wir stehen hier vor einem fast unübersehbaren Variantenreichtum an speziellen Interaktionsmustern, an Beziehungsmustern eines Kleinkindes mit den Menschen seiner Umgebung. Jedoch lassen sich die vielfältigen pathogenen Einflüsse 2 Begriffen unterordnen, den Begriffen „Härte" und „Verwöhnung".

Daß Härten (also Strafen und Liebesentzug) Bedürfnisse hemmen können, ist schnell einsichtig. Aber auch Verwöhnungen können letzten Endes Härten sein, weil Reifungsschritte verhindert werden und ein Kind dadurch kein rechtes Maß erlernt, sich in der normalen Umwelt zurechtzufinden. Gegen die häusliche Verwöhnung wird die Umwelt dann als feindlich, evtl. sogar grausam erlebt, also als hart. Denn die Umwelt ist i. allg. nicht bereit, einen Menschen – auch kein kleines Kind – mit Gaben zu überschütten, und sie ist auch nicht bereit, jedes egoistisch-expansive Verhalten grenzenlos zu tolerieren etc.

Auch kann Verwöhnung dazu benutzt werden, ein Kind unter Druck zu setzen, damit es auf bestimmte Impulse verzichtet: „Ich koche Dir ... schenke Dir ... Du darfst das und das ..., wenn Du nur bei mir bleibst und nicht mit den bösen Kindern spielen gehst" ... „wenn Du mich in Ruhe läßt und für Dich allein spielst". Auch so wird Verwöhnung zur Härte.

Besonders pathogen wirkt sich ein ständiger Wechsel von Härte und Verwöhnung aus – ein Erziehungsstil, der häufiger ist, als man zunächst annehmen möchte.

Es sei hier bereits erwähnt, daß mit den Begriffen Härte und Verwöhnung u.a. das sozioökonomische Umfeld Bedeutung erlangt; denn was als Härte bzw. Verwöhnung erlebt wird, ist auch von den jeweiligen Gesellschaftsstrukturen abhängig. Härte und Verwöhnung können ihrerseits zusammengefaßt werden als das *Hemmende*. Dieses führt über die *Hemmung* einzelner oder aller Facetten des Impulses zur *Gehemmtheit*.

> Da, wo das Kind eigentlich im Ansatz sich ganz ursprünglich frei entfalten müßte, tut es das nicht. Es nimmt nicht, wo es nehmen sollte, es lernt nicht nein zu sagen, wo es das Leben später fordert, es lernt sich nicht behaupten, wo es das gesunderweise sollte, es wagt nicht da sexuell zu sein, im Forschungsdrang, Phantasien oder sexuellen Spielereien, wo die Ungehemmten es sind (Schultz-Hencke 1951).

Aus dem Zitat wird noch einmal deutlich, daß es die Antriebe sind, die gehemmt werden. Freud hatte in diesen Zusammenhängen von der Verdrängung der Triebe bzw. Partialtriebe gesprochen. Aber unabhängig davon, wessen Modell man vor Augen hat, sowohl bei den Hemmungen wie bei den Verdrängungen handelt es sich um Vorgänge mikropsychologischer Natur.

Die Gehemmtheit hat darüber hinaus häufig sog. Sekundär- und Tertiärfolgen, wie z.B. Bequemlichkeit, Überkompensation o.ä. (s. Abb.3). Diese spielen besonders für die prognostische Beurteilung und für die Therapie eine Rolle, sollen an dieser Stelle nur als Faktum erwähnt werden.

Mit einer umfassenden plastischen Vorstellung von den Antriebselementen, von den multiplen frühkindlichen Beziehungsmustern, läßt sich im Einzelfall in minutiöser Bemühung bei einem Patienten der jeweilige Weg zu seiner individuellen Form der Gehemmtheit aufspüren. Die Summe der frühkindlich erworbenen, unter normalen Umständen dem Bewußtsein nicht mehr zugänglichen Gehemmtheiten, entspricht dem, was Freud das dynamische Unbewußte genannt hat.

Mit dem Hemmungsmodell liegt unserer Meinung nach eine sehr differenzierte und differenzierende Betrachtungsweise zur Entstehung eben dieses Unbewußten vor. Schultz-Hencke bevorzugte allerdings den Ausdruck „Schwererinnerlichkeiten, die unter speziellen Umständen entstanden sind". Das ist insofern erwähnenswert, weil „Schwererinnerlichkeiten" leichter im Hinblick auf „gleichzeitigkeitskorrelative" Abläufe vorstellbar sind als „*das* Unbewußte"; denn ganz normale, alters*un*abhängige, *un*neurotische Schwererinnerlichkeiten kennen alle Menschen.[1]

Wie oft z.B. können wir uns nicht mehr erinnern, ob wir das Licht ausgeknipst, die Haustür abgeschlossen haben. Wir haben diese Tätigkeiten so oft bewußt ausgeführt, wir können auch sagen: Wir haben die eigene Tätigkeit so oft erlebt, daß sie nun „automatisch" (korrelativ: subkortikal) abläuft und dadurch schwer erinnerlich wird.

Dieses Beispiel wird unser Verständnis für folgende Zusammenhänge erleichtern: Auch bei der Neurose geht es um sehr komplexe, geordnete, zielgerichtete Verhaltensmuster, die durch ständige Wiederholungen entstehen, dadurch schließlich „reflexhaft" werden und so später ohne bewußtes Erleben genauso komplex, geordnet und zielgerichtet ablaufen. Denn die Gehemmtheit eines Menschen kommt dadurch zustande, daß die hier geschilderten pathogenen Einflüsse sich in früher Kindheit ständig wiederholen. Auf diese Weise entstehen die *neurotischen* Schwererinnerlichkeiten[2], die dem Gehemmten in der Regel nicht mehr ohne fremde Hilfe bewußt werden.

Wir hatten schon auf die Möglichkeit partieller Hemmungen von Antriebserleben hingewiesen. Aber selbst dann, wenn das Hemmende dem ganzen Bedürfnis gilt, gelingt dessen Hemmung niemals hundertprozentig (s. Abb.3). Es bleiben Residuen, Spuren übrig, die das gehemmte Bedürfnis „dennoch-wirksam" sein lassen. Schultz-Hencke spricht hier vielleicht nicht sehr glücklich von *Haltungen*, die für die neurotische „Gestaltung" des Lebens von großer Wichtigkeit sind, weil sie dem Träger solcher Haltungen nicht bewußt werden, aber von den Menschen in seiner Umgebung sehr deutlich bemerkt werden, im Gegensatz zu seinen Gehemmtheiten.

So kann z.B. an einem Beamten in seinem Arbeitsalltag evtl. gar nicht auffallen, daß er sich nicht so adäquat gegen Vorgesetzte durchsetzen kann, wie es zu seiner wahren Natur gehören würde, d.h. seine *aggressive Gehemmtheit* bleibt weitgehend verborgen. Ist aber seine aggressive *Haltung* stark ausgeprägt, bringt er dadurch seine Mitarbeiter gegen sich auf. Diese Haltung kann in Gestik, Tonfall oder Wortwahl zum Ausdruck kommen: Der Gesichtsausdruck ist verächtlich, die Stimme vorwurfsvoll und die Wortwahl hat etwas den anderen Niederziehendes an sich. Ihm – dem „Sanftmütigen" – schlägt daraufhin eine Feindseligkeit entgegen, die ihm völlig unverständlich ist, ihn jedoch schwer kränkt. Das bleibt nicht ohne Auswirkung. Seine neurotischen Haltungen verstärken sich, und so befindet sich dieser Beamte in einem unheilvollen Circulus vitiosus, aus dem er meist ohne Hilfe nicht herausfindet.

---

[1] Dabei sollen hier die Forschungen über Erinnern, Vergessen, Wiedererinnern – etwa im neurophysiologischen bzw. biochemischen Bereich – nicht interessieren, wenn man sich nur im Klaren darüber ist, daß es sich bei dem „schwer zu Erinnernden" nicht um Immaterielles handelt, sondern um funktionelle Vorgänge im Bereich bestimmter Hirnareale.

[2] Wir haben uns aber entschlossen, überwiegend aus sprachlichen Gründen, weiterhin den sehr viel geläufigeren Begriff des Unbewußten zu benutzen.

Um der Vollständigkeit willen sei noch erwähnt, daß auch die Haltungen Sekundärfolgen haben können, z.B. Riesenansprüche, Riesenerwartungen, die ebenfalls für Prognose und Therapie von Belang sind.

Abschließend eine Darstellung des gesamten Hemmungsmodells (Abb. 3):

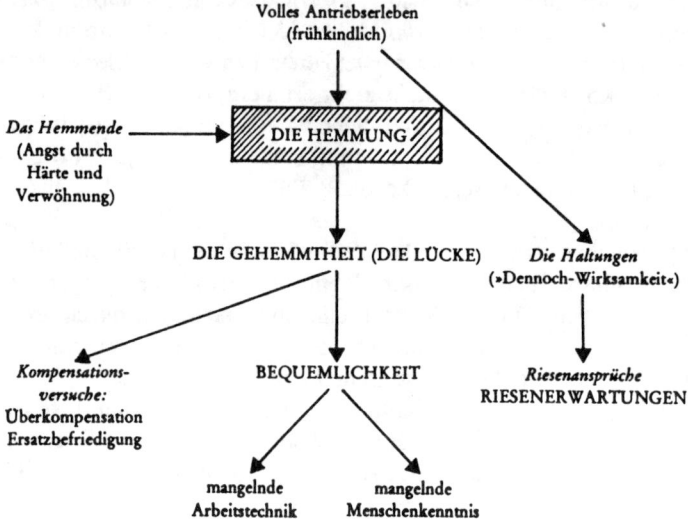

Abb. 3. Der Hemmungsmechanismus und seine Folgen

4. Relevante Antriebsbereiche und Neurosenstrukturen

Wir hoffen, im vorigen Kapitel deutlich gemacht zu haben, daß es die Antriebe, die Bedürfnisse sind, die gehemmt werden. Schultz-Hencke unterschied im wesentlichen 6 authochtone Bedürfnisse, die von besonderer neurosenpsychologischer Relevanz sind: das internationale, das orale bzw. kaptative, das anale bzw. retentive, das motorisch-aggressive, das urethrale und das sexuelle Bedürfnis. Jedes Antriebserleben hat ein eigenes Schicksal. Seine Hemmung ist der Ausgangspunkt für die Entwicklung der verschiedenen Neurosenstrukturen.

Vielerorts wird eine Klassifizierung in Neurosenstrukturen für überholt bzw. überflüssig gehalten. Unserer Meinung nach handelt es sich aber um ein System, das nach wie vor sinnvoll erscheint, weil es von großer Erklärungskraft ist. Der einzelne Patient als Individuum wird dabei nicht in ein Prokrustesbett gepreßt, denn die individuellen Varianten innerhalb einer Struktur sind sehr groß. Und doch werden mit dieser Art der Diagnostik wesentliche, im Kern übereinstimmende Charakteristika erfaßt. (In bezug auf die strukturtypischen motorischen Grundmuster ließ sich dies an Patienten verschiedener Strukturzugehörigkeit auch experimentell nachweisen (s. Kap. C.II.).

Im Rahmen des hier geschilderten Bezugssystems von übergeordneten Theorien ist es möglich, durch geduldiges mikropsychologisches Untersuchen und Folgern jeweils die vielfältigen psychogenetischen individuellen Varianten abzuleiten.

Zusammen mit einer umfassenden Kenntnis sonstiger lebensgeschichtlicher Daten eines Patienten ist dann in der Regel mit großer Annäherung zu verstehen, warum ein Patient eben gerade so und nicht anders geworden ist.

Wir halten es daher für wichtig, die Antriebsbereiche und die Strukturentwicklungen hier kurz zu schildern. Da es aber in diesem Buch nicht darum gehen kann, eine lückenlose Neurosenlehre darzustellen, werden wir die neurosenpsychologischen Zusammenhänge nur soweit ausführen, wie dies zum Verständnis der psychosomatischen Medizin erforderlich ist.

a) Intentionales Antriebserleben

Schultz-Hencke war einer der ersten, der auf die besondere Bedeutung des intentionalen Bedürfnisses für eine spätere Neurosenentwicklung hingewiesen hat. Der Begriff der Intentionalität, von Husserl und Brentano geprägt, hat weite Verbreitung in der Fachterminologie gefunden. Schultz-Hencke hielt diesen Erlebnisbereich für einen „von allerhöchster Wichtigkeit und Bedeutung".

Die Neu-„gier" ist der zentrale affektive Bestandteil des intentionalen Antriebserlebens. Die Wahrnehmung der Welt mittels der Sinnesorgane ist ein dranghaftes Bedürfnis. Es geht um die intentionale Zuwendung zur beseelten und unbeseelten Natur, zu Personen (auch der eigenen) und zu Sachen. Die Sinnesorgane sind in Aktion: die Augen, die Ohren (nicht nur zum Hören, sondern mittels der Bogengänge auch dem Gleichgewichtssinn dienend), die Nase, die Zunge, die Haut sowie jene Sinnesorgane, die nahe der Gelenke lokalisiert das Erfassen der Lage der Körperteile im Raum ermöglichen [Tiefensensibilität; vgl. hierzu das coënästhetische Empfinden nach Spitz (1957)]. Innervationen dieser Sinnesorgane und die Weiterleitung der Erregungen zu den sensorischen Zentren des Gehirns werden also in der Hauptsache die somatischen Korrelate beim intentionalen Antriebserleben sein.

Wenn Dührssen (1954) diesen Bereich der mannigfaltigen Gefühlsqualitäten als schwer zu erfassen und darzustellen bezeichnet, so ist dies zweifellos richtig. Und doch müssen wir um unseres Themas willen wenigstens versuchen, uns einiges von dem, was intentionale Zuwendung ist, vorzustellen bzw. fühlbar zu machen. Jede Situation, die für uns Menschen neu ist, oder auch eine vertraute, der wir plötzlich „neue" Aspekte „abgewinnen", kann diesen Drang „neugieriger Eroberung" in uns wecken. Nun ist die neugierige Ausrichtung auf Personen stets ein sehr komplexer Akt, weil Menschen selten Objekte reiner Hinwendung bleiben, sondern ihrerseits handeln. Deshalb sei als Beispiel folgende überraschende a-personale Situation zur Verdeutlichung vorgestellt: Wir sind lange durch einen uns bekannten Wald gewandert. Am Ende eines kleinen einsehbaren Seitenweges weckt ein veränderter Lichteinfall unsere Neugierde. Wir biegen ab und finden uns dort unerwartet an einem sonnigen Wiesenstück, das mit Blumen übersät ist. Wir werden in solchem Augenblick von „unbeschreiblichen" wohligen Gefühlen erfüllt sein. Versuchten wir dennoch eine Beschreibung, könnten wir vielleicht sagen, „ich stand ganz still und ruhig (in ruhigem Gleichgewicht also), ich mußte nur schauen und schauen, ich konnte die Stille geradezu hören, atmete den Duft". Wir fügen vielleicht hinzu, daß wir schließlich sogar den Drang hatten, Gras und Blumen durch die Finger gleiten zu lassen. Zusammenfassend teilen wir etwa mit, „daß wir uns lange nicht mehr so wohl in unserer Haut gefühlt haben".

Wie sehr neben den aufnahmebereiten Augen, den Ohren und der Nase gerade auch das Taktile als dranghaftes Anfühlenwollen zum intentionalen Bedürfnis dazugehört, wird uns bei jeder Ausstellung demonstriert. Neben allen nicht verglasten Ausstellungsstücken befindet sich in der Regel ein Schild mit der Aufschrift: Bitte nicht berühren. *So allgemein verbreitet ist der Drang, sich die Welt auch fühlend vertraut zu machen.*

Über eine geglückte Intentionalität, über eine geglückte Kommunikation also mit Innen- und Umwelt, werden einem sowohl die Menschen (auch wir uns selbst) wie die sonstigen Objekte der Welt vertraut. Das sog. Urvertrauen wird erworben. Wie stark sich gerade die emotionalen Facetten, die „mannigfaltigen Gefühlsqualitäten" dieses Impulses einprägen, läßt sich an vielen gefühlshaften Erinnerungen feststellen. Wer kennt nicht von sich und anderen Ausrufe etwa der Art: „Ah, hier riecht es so wie in der Küche meiner Großmutter" o.ä.

Nicht immer sind aber die komplexen Gefühlstönungen bei intentionalem Erleben so positiv wie bis jetzt beschrieben. Versuchen wir uns vorzustellen, wie dieses Erleben in einer unverhofften, neuen Situation aussieht, wenn unsere Neugier auf Fakten stößt, die unsere Sinnesorgane nicht sofort erfassen können. Wir sagen dann völlig zutreffend: Dem stand ich mit gemischten Gefühlen gegenüber; nämlich einerseits weiterhin neu-„gierig", um die Situation doch noch zu ergründen, andererseits beunruhigt, weil keine vollständige Orientierung mehr gelang. Besonders „gemischt" werden unsere Gefühle dann sein, wenn sie gleichzeitig auf Vertrautes *und* Unvertrautes stoßen. Versuchen wir uns vorzustellen, wir kämen in einen großen Saal, in dem sich nicht nur an einer Wand, sondern auch sonst noch zahlreiche Spiegel befinden: In den ungewohnten, schnell wechselnden Ansichten aus vielerlei Richtungen finden wir uns nicht zurecht. Es wechselt Bekanntes, z.B. die Wahrnehmung unseres *vertrauten* Bildes in *einem* Spiegel ab mit Verwirrendem, nämlich mit völlig *unvertrauten* mehrfach gespiegelten Raumansichten und unvertrauten Ansichten der eigenen Person. In solchen Situationen sagen wir: „Mir wurde da ganz schwindlig, es war, als verlöre ich den sicheren Boden unter den Füßen".

Ähnlich kann das Erleben eines intentional Gestörten aussehen. Wird einem Säugling nicht die Möglichkeit gegeben, seinen intentionalen Drang in Ruhe reifen zu lassen, entwickelt sich bei ihm das, was wir eine *schizoide Struktur* nennen. Auch hier kann man die hemmenden Einflüsse unter die Begriffe Härte und Verwöhnung subsumieren in ein „Zuwenig" und ein „Zuviel". Ein Säugling, der immer ins Nebenzimmer oder in den Garten abgeschoben, nicht hochgehoben, getragen und gestrichelt wird, entwickelt ebenso eine schizoide Struktur wie derjenige, der mit Reizen überflutet wird, so daß ihm praktisch keine Luft und Muße bleibt, seine Welt neugierig zu „intendieren". Für die vielfältigen Erscheinungsbilder von Schizoiden mit ihrem mangelnden Urvertrauen, ihrer „blaß" gewordenen Welt, ihrer Sprachlosigkeit, ihrer abrupten Zu- und Abneigung, ihrer „Vertrauensseligkeit" und ihrem Mißtrauen verweisen wir auf die Literatur, ebenso für alle „psychische" Symptomatik, die sich im Rahmen einer schizoiden Struktur entwickeln kann.

In bezug auf körperliche Symptome wird nach den Ausführungen verständlich, wenn Schizoide u.a. berichten, daß sie oft nicht richtig sehen können (daß alles fernrückt oder sie wie durch einen Schleier sähen), oder daß sie „akustisch" nicht alles verstehen würden, daher in Gesprächen Schwierigkeiten haben, oft z.B. auch deshalb den Sinn von Theaterstücken nicht mitbekommen usw.

Für Schizoide ist in weiten Bereichen des Lebens die Unvertrautheit ein so normaler Zustand, daß sie dieses negative Basisgefühl gar nicht benennen. Ein sich „in der eigenen Haut wohlfühlen" kennen sie in der Regel nicht. Aber sie werden in bestimmten Situationen, statt Haut*kontakt* zu versuchen, evtl. Haut*sensationen* erleben: Brennen, Taubheiten, Kältegefühle, sonstige Mißempfindungen usw. (Hier haben wir es möglicherweise mit den neurotischen Wurzeln für einige dermatologische Erkrankungen zu tun.) Schizoide werden auch u.U. über Schwindelgefühle klagen. Sind Wahrnehmung und Vorstellung nur partiell verdrängt, befindet sich ein Schizoider schon im normalen Alltag oftmals in einer ähnlich unglücklichen Lage, wie wir sie als Reaktion auf den großen Spiegelsaal in unserem Beispiel beschrieben haben.

In Therapien von Schizoiden zeigt sich, daß häufig Schwindel akut auftritt, wenn Wahrnehmungs- und Vorstellungsanteile eines intentionalen Antriebes in einer bestimmten Situation am „Durchbrechen der Verdrängungsdecke" sind bzw. wenn Wahrnehmung und Vorstellung – nachdem sie bewußt waren – wieder der Verdrängung anheimfallen. Mit anderen Worten: Der schizoide Schwindel tritt bei Befindlichkeitsveränderungen in bezug auf die Realität auf, zu Beginn oder Ende einer Derealisation bzw. Depersonalisation; wenn, wie im Spiegelsaal, „Vertrautes" neben „Unvertrautes" tritt. Insofern kann akuter Schwindel erstes Symptom einer Besserung, aber auch einer Verschlechterung sein (vgl. Zander 1968).

Eine Hemmung im Intentionalen wird ferner selten ohne Auswirkungen auf die motorische Entwicklung bleiben. Besonders wenn – wie das oft der Fall ist – das expansive Element des Antriebserlebens gehemmt wird, kommt das Kind nicht in übenden Kontakt mit der Welt und kann keinen adäquaten motorischen Umgang mit den „Objekten", zu denen auch der eigene Körper gehört, erwerben. Es kann keine Geschicklichkeit entwickeln, und hat kein sicheres Gefühl von seiner Befindlichkeit im Raum, „erkennt" Signale nicht usw. Seine Motorik bleibt deshalb oft unkoordiniert, und da es sich bei der Schizoidie um eine sehr frühe Störung handelt, kann sich dies unter den üblichen Bedingungen – d.h. beim Verbleib eines Kindes in seiner alten Umgebung – auch im Laufe der weiteren Entwicklung nicht ändern. Im Gegenteil, der Erwerb „intentionaler Gestörtheit" mit all seinen Varianten wird verhindern, daß die nächsten Entwicklungsphasen ungestört gelingen, auch dann, wenn diese selbst nicht direkt durch Härte und/oder Verwöhnung bedroht sind.

Abschließend sei kurz darauf hingewiesen, daß eine Hemmung intentionaler Bedürfnisse um so leichter auftritt bzw. um so gravierendere Folgen hat, je sensibler ein Säugling von der Erbanlage (Hypersensibilität) her ist. Ebenso pathogen werden sich angeborene oder auch sehr früh erworbene primär organische Veränderungen an den Sinnesorganen auswirken.

b) Orales bzw. oral-kaptatives Antriebserleben

Wir kommen jetzt zu der zweiten – aber genauso frühen – Entwicklungsphase, der oralen. Hier gibt es weniger Verständnisschwierigkeiten als beim Intentionalen. Die oralen Bedürfnisse gelten zunächst dem Gestilltwerden, sind oralrezeptiv. (Korrelativ kommt es u.a. zu Innervationen im oberen Verdauungstrakt: Mund, Rachen, Speicheldrüsen, Speiseröhre, Magen, oberes Duodenum, evtl. schon Leber und Pankreas.)

Damit verbunden tritt die Beziehung zur Mutter oder der entsprechenden Pflegeperson gefühlsmäßig in den Mittelpunkt. Daß Hemmungen in diesem Bereich später unter neurosenpsychologischen Bedingungen zu direkter „oraler" Symptomatik führen können, nämlich zu multiplen Eßstörungen, leuchtet unmittelbar ein. Es sei nur am Rande vermerkt, daß wahrscheinlich aufgrund der veränderten, nämlich betont materiell (also oral) verwöhnenden Einstellung der heutigen Gesellschaft zum Kind die Bulimie zur Zeit die Anorexie bei weitem zu überrunden scheint.

Auch für die Psychosomatik ist die kategoriale Erweiterung der Oralität zum Erlebnis-Gebiet des oral-kaptativen (von capere = zugreifen) bzw. des oral-aggressiven Antriebserlebens wichtig. Damit ist folgendes gemeint: Das Kind, nachdem es zunächst seine Nahrung nur durch Weinen oder Schreien aktiv fordern konnte, erwirbt allmählich die Fähigkeit, mit den Händen zu greifen, das Ergriffene evtl. in den Mund zu stecken, zuzupacken und an sich zu reißen. Aber das Kind erobert die Welt nicht nur mit den Händen, sondern mit dem ganzen Körper. Es legt oder setzt sich auf „sein Stück Welt". Dadurch wird die Welt zum „Besitz". Das Haben-, das Besitzen-Wollen erstreckt sich später also weit über das direkt Orale hinaus. Es geht schließlich um Besitz jeglicher Art: Geld, Genußmittel, Kleidung, Möbel, „Haus und Hof", aber auch Zeit, Ruhe, Freunde, Wissen usw.

Im Rahmen des Besitzstrebens ist der uralte antinomische Konflikt von Geben und Nehmen von zentraler Bedeutung. Im richtigen Maß zu nehmen und zu geben, muß ein Mensch lernen. Es handelt sich somit um eine reifende Funktion, die v.a. in ihren Anfängen, nämlich im ersten Lebensjahr, besonders störbar ist. Wenn es hier zur Gehemmtheit kommt, entwickelt sich das, was wir eine *depressive Struktur* nennen.

Wichtig ist, folgendes auseinanderzuhalten: Wird die Oralität im engeren Sinn gestört, gerät das Kaptative mit „in den Strudel". Umgekehrt dagegen kann die Oralität u.U. ganz ungestört gelebt werden, auch wenn das Kaptative gehemmt ist. Man darf sich bei der Strukturdiagnostik also nicht täuschen lassen. Selbst wenn die Fähigkeit, genußvoll essen und trinken zu können, ungebrochen entwickelt ist, kann dennoch eine schwere orale Gehemmtheit vorliegen. Der Patient ist dann beispielsweise nicht in der Lage, sich entsprechend seiner eigentlichen Bedürftigkeit von den übrigen „Gütern dieser Welt" etwas anzueignen.[1]

Oral-*kaptativ* Gehemmte werden also in Situationen scheitern, in denen sie im weitesten Sinn des Wortes selbst zupacken, zugreifen, „nehmen" müßten oder könnten. Da sie dies alles nicht vermögen, werden solche Menschen vermehrt „Besitzverlust" erleiden. Natürlich kann es sich dabei auch um den Verlust von Menschen handeln. Leider ist heute die sog. „Trennungsproblematik" von einem Partner – gerade auch im Bereich der Psychosomatik – zu einem Schlagwort geworden, das häufig weitere Differenzierungen verhindert. Oftmals ist nämlich die Trennung von einem Menschen gar nicht das wirklich neurosenpsychologisch Ausschlaggebende – vielleicht ist dessen Verlust sogar eine Entlastung, wenn er den Patienten vorher sehr ausgenutzt hat. Entscheidend sind häufiger die sich dahinter abspielenden Besitzprobleme (Unterhaltsungerechtigkeiten, Erbauseinandersetzungen usw.), die dem Patienten

---

[1] Ist die Gehemmtheit im Kaptativen oder in einem der folgenden Antriebsbereiche stark, kann das Essen und Trinken auch zu einer Ersatzbefriedigung werden (z.B. bei der Bulimie).

jedoch aufgrund seiner neurotischen Vorprägung gar nicht bewußt sind. Die große Hilflosigkeit angesichts der sich unbekümmert „Bedienenden" in der Umwelt führt zu der tiefen Hoffnungslosigkeit des Depressiven.

Die Kenntnis der psychischen Symptomatik – in der Hauptsache also der neurotischen Depression – muß der übrigen Fachliteratur entnommen werden. Die Erfahrung zeigt, daß sich körperliche Symptome im Rahmen einer depressiven Struktur bevorzugt am gesamten oberen Verdauungsstrakt abspielen. Man kann also annehmen, daß die somatischen Korrelate des oralen Antriebserlebens praktisch unverändert bleiben, auch wenn sich der Antriebsbereich auf alles zu „Besitzende" erweitert.

Geht man davon aus, daß die intentionale Phase geglückt verläuft, treffen die Hemmungen in der oralen Phase auf ein Kind, das schon beginnt, sich eine zielgerichtetere Motorik zu erwerben. Diese ist aber eben noch in der Entwicklung, also „zart" und ohne „Schubkraft". Wenn das „Nehmen", das Kaptative, unter Tabu steht, muß jedes Bedürfnis zuzugreifen allmählich gefürchtet und daher unterdrückt werden. Der in dieser Weise depressiv Strukturierte fällt deshalb oft schon durch eine inadäquat „vorsichtige" Motorik auf, die im Kontrast zu der Kraft steht, die man dem Betreffenden aufgrund seines Körperbaus zutrauen würde.

So wie eine Hypersensibilität die Entwicklung einer schizoiden Struktur begünstigt, begünstigt z.B. eine angeborene Hyperpepsinogenämie, eine „Hyperoralität", möglicherweise die Entwicklung einer depressiven Struktur. Es ist gut vorstellbar, daß eine Mutter der überdurchschnittlichen allgemeinen „Appetenz" eines solchen Kindes gar nicht gerecht werden kann. Beim Ulcus duodeni werden wir auf diesen Anlagefaktor wieder zurückkommen. Wieviele der Patienten, die später an einer neurotischen Depression erkranken, möglicherweise *auch* eine angeborene Hyperpepsinogenämie haben, ist nicht bekannt.

c) Anales bzw. anal-retentives Antriebserleben

Schon bei der Oralität handelte es sich – im Gegensatz zur Intentionalität – um ein recht komplexes Gefüge durch die Erweiterung des Oralen zum Oral-kaptativen bzw. Oral-aggressiven. Das Besitzstreben, als übergeordneter Bereich, ist damit aber noch keineswegs ausreichend beschrieben. Was der Mensch erworben hat, möchte er nicht wieder hergeben, sondern behalten (darum der Ausdruck retentiv, von retinere = zurückhalten). Und um das Behalten geht es bei diesem nächsten Antriebserleben, dem analen bzw. anal-retentiven.

Das Wort „anal" weist bereits eindeutig auf die Zeit der Sauberkeitserziehung hin, die Zeit also, in der das Kleinkind erstmalig etwas hergeben soll. Es soll seinen Kot im Rahmen eines bestimmten Zeremoniells und meist sogar zu bestimmter Zeit hergeben. Korrelierend funktionierende Organe sind After und Dickdarm. In dieser Phase, bei der es ebenfalls um eine reifende Funktion geht – nämlich das richtige Maß zwischen Behalten und Hergeben zu erlernen –, kommt es leicht zu Störungen und später zu entsprechender analer Symptomatik (Einkoten, Durchfall, Obstipation usw.). Genauso wie die somatischen Korrelate der Oralität in engerem Sinn auch dann bestehen bleiben, wenn sich der Bereich zum Kaptativen hin erweitert, spricht vieles dafür, daß die körperlichen Korrelate der Analität im engeren Sinn bestehen bleiben, wenn sich das „Anale" zum Retentiven hin erweitert. So kann also auch hier entsprechende Darmsymptomatik auftreten.

Der retentiv Gehemmte darf nicht behalten, wird also besonders schenk- und hergabefreudig. Klinisch ist er oft zunächst nicht vom kaptativ Gehemmten zu unterscheiden. Beiden fehlt es in der Regel an adäquatem „Eigen"-tum, evtl. „nur" an eigener Zeit und eigenem Raum. Und doch ist es besonders im Hinblick auf die Therapie wichtig, den jeweils gedrosselten Impuls zu eruieren. Der kaptativ Gehemmte kann nicht nehmen bzw. sich nicht holen, er kann aber vielleicht Geschenktes behalten. Der retentiv Gehemmte dagegen kann vielleicht zugreifen, dann aber seinen Besitz nicht gegen entsprechende Wünsche anderer verteidigen. Er lebt so in ständiger unbewußter Verlustangst, während er bewußt vielleicht sogar stolz auf seine Gebefreudigkeit ist. Er hat aus der Not eine Tugend gemacht, v.a. unter dem Einfluß der Erfahrung, daß er so nicht mehr in Konflikte mit den Bezugspersonen kommt bzw. sogar für seine Gehemmtheiten Lob erntet. Der Mangel wird aber dennoch gespürt und als Beeinträchtigung des Selbstwertgefühls bzw. als Kränkung erlebt. (Diese Zusammenhänge werden in der Regel dank der Ausführungen von Kohut im Rahmen der Narzißmusprobleme diskutiert; vgl. dazu auch Zander 1976.) Am Rande sei daran erinnert, daß es natürlich auch angeborene Varianten in bezug auf eine *un*neurotische Hergabefreude gibt, die dann aber nicht selbstschädigend ist. Ist ein Kind jedoch sowohl in seinen kaptativen wie in seinen retentiven Bedürfnissen gehemmt, ist das Resultat besonders gravierend. Es ist später in der Gefahr, nicht einmal das, was „das Leben" ihm „schenkt", zu ergreifen und für sich zu behalten. Die Hoffnungslosigkeit solcher Menschen ist extrem groß. Wir berichten dies deshalb so breit, obwohl es sich um reine Neurosenlehre handelt, weil sich ein solches zusammengesetztes Muster von Gehemmtheiten hinter der schon erwähnten sog. „Trennungsproblematik" auch bei psychosomatischen Krankheiten verbergen kann.

Die psychoneurotischen Phänomene innerhalb des anal-retentiven Erlebens sind ebenfalls wieder der entsprechenden Literatur zu entnehmen. Es sei nur kurz erinnert an Themen wie: Geiz, Probleme in bezug auf Produktionsfreude, Leistung, Beherrschung[2], Intimität.

Der anal-retentive Bereich hat zusätzlich noch eine andere sehr wichtige Gefühlsqualität. Bei der Sauberkeitserziehung geht es nicht nur um das antinomische Erleben zwischen Hergeben und Behalten, sondern es geht auch um das, was man anal-aggressives Bedürfnis nennt: Letztlich geht es um Macht. Damit kündigen sich hier bereits Überschneidungen mit dem nächsten Antriebsbereich, dem Geltungsstreben, an. Bei der allmählichen Welteroberung eines Kleinkindes ist es nur selbstverständlich, daß alle Erlebnisgestalten immer komplexer werden. So werden mit der „Macht" schon Probleme angesprochen, die in eine zwangsneurotische Struktur, die uns besonders im nächsten Abschnitt beschäftigen wird, einmünden können. Sie sollen aber deshalb an dieser Stelle erwähnt werden, weil es „gleichzeitigkeitskorrelativ" um Innervationen an den unteren Darmabschnitten geht. Auf diese werden wir später im Zusammenhang mit der Colitis ulcerosa näher eingehen.

Bei der Sauberkeitserziehung wird eine erste Leistung vom Kleinkind verlangt. Es soll, wie wir schon sagten, zu bestimmter Zeit, an bestimmten Ort seinen „Besitz"

---

[2] In der analen Phase lernt das Kind ja erstmals etwas zu beherrschen, nämlich seinen Schließmuskel.

hergeben. Aber diesem Leistungszwang kann sich ein Kind durch „Retentivität" verweigern und so die Pflegepersonen „ohnmächtig" machen. Es ordnet sich damit also nicht gehorsam unter, sondern verhält sich eigenwillig, wobei es bald entdeckt, wie sehr es die Umwelt damit ärgern bzw. über diese Macht gewinnen kann. Wer kennt nicht Kleinkinder, die – nach endlosem erfolglosem Sitzen auf dem Topf – „siegen", weil die Pflegeperson aufgibt, das Kind schließlich windelt, das dann prompt sofort danach in die Windeln macht. Da es oft Schwierigkeiten bereitet, nachzuvollziehen, daß das Einkoten zur unerwünschten Zeit tatsächlich vom kleinen Kind als Aggression gemeint sein kann, sei ein Beispiel von Dührssen (1954) zitiert:

> So sagte ein kleiner Junge von etwa drei Jahren, als er die Höschen naß gemacht hatte und deswegen von seiner Mutter gescholten wurde, wutentbrannt und voller Empörung zu seiner Mutter: „Das nächste Mal mache ich groß, und zwar in Dein Bett."

Man könnte in dem jetzt geschilderten Bereich des Aggressiven zusammengefaßt davon sprechen, daß es sehr ausdrücklich um die Frage geht, ob man sich um der Zuneigung der anderen willen deren Wünschen und Forderungen unterordnen oder ob man *eigen*willig handeln soll. Unter neurotischen Bedingungen kann es dann später zu extremen Verhaltensmustern kommen, wie bedingungslose Unterordnung auf der einen Seite, absolute Willkür bzw. Eigenwilligkeit auf der anderen.

d) Motorisch-aggressives Antriebserleben

Beim Besitzstreben haben wir bereits ein sehr weit verzweigtes Erlebnisgebiet beschrieben: vom Oralen im engeren Sinn über das Oral-kaptative zum Analen im engeren Sinn und zum Retentiven. Wir haben auch schon auf die aggressiven Seiten dieser Bedürfnisse hingewiesen.

Das in der Entwicklung des Kindes nun folgende, sog. motorisch-aggressive Antriebserleben reicht vom einfachen adgredi, d.h. vom notwendigen Herangehen an Mensch und Welt, über die Angriffslust und Aggression im üblichen Sinn bis hin zur möglichen Destruktion. Daß motorisch-aggressiver Antrieb und Geltungsstreben zusammengehören, kann man bei Kindern in dieser Phase deutlich beobachten. Sie reagieren mit sichtbarem Triumph, wenn es ihnen z.B. gelungen ist, einen aus Klötzen gebauten Turm zu zerstören und wieder aufzubauen. Es ist ihnen sehr wichtig, dies auch vor Erwachsenen zu tun, um deren Staunen hervorzurufen. An derartiger Bewunderung wird das Gefühl erworben, „jemand zu sein", also etwas zu gelten. Welche vielfältigen Bedeutungen die motorisch-aggressiven Bedürfnisse für den Charakteraufbau eines Menschen haben – zu welchen einschneidenden Konsequenzen eine Hemmung dieser Antriebserlebnisse führt –; all dies müssen wir dem eingehenderen Studium der Neurosenlehre überlassen, ebenso wie die Kenntnis der psychischen Symptomatik (z.B. der Zwangssymptomatik).

Für unser Thema sind folgende Zusammenhänge wichtig: Hat das kleine Kind die intentionale, orale und anale Phase ohne größeren Schaden durchlebt, steht es nun dank seiner erweiterten motorischen Möglichkeiten viel selbständiger, unabhängiger in der Welt. Im bewußten Trotz (es handelt sich ja um die Zeit der ersten Trotzphase) wird, wie schon im analen Bereich begonnen, weiter Selbstbehauptung geübt.

Jetzt lernt das Kind auch „ich" zu sagen, und mit besonderer Bestimmtheit „nein". Hier liegt viel Konfliktstoff mit der Erwachsenenwelt bereit. Ein umherlaufendes, „ich"-bewußtes, nein-sagendes Kind kann nicht mehr im Kinderwagen weggeschoben werden, wenn es stört. Es benötigt auch viel zugewandte Beaufsichtigung, damit es den Umgang mit seinen motorisch-expansiven Wünschen und den Gefahren der Umwelt lernt, also z.B. lernt, daß Feuer gefährlich ist, andere Dinge wiederum nicht, wo „Kampf" einen Sinn hat und wo man besser von seinen Plänen absieht usw. Wie wir schon bei der depressiven Struktur besprachen, sind solche Lernsituationen, solche reifenden Funktionen, besonders leicht Ansatzpunkte für eine Neurotisierung. Trifft ein Kind mit seiner motorischen, aktiven Welteroberung entweder auf viel Ablehnung bzw. Strafen, oder aber auf eine seine Angriffslust „erstickende Liebe", entwickelt sich das, was wir eine *zwangsneurotische Struktur* nennen.

Der schließlich weich und nachgiebig Gewordene scheitert später in Situationen, in denen Durchsetzungskraft notwendig wäre. Vielleicht glorifiziert er sogar noch diese seine Lebenseinstellung. Vom Unbewußten her bleibt sein Leben dagegen getragen von der Angst, andere wollten ihn beherrschen bzw. ohnmächtig machen. Die ausbrechende Symptomatik ist dann ein Signal dafür, daß seine „Friedfertigkeit" nicht seiner wahren Natur entspricht. Die Hemmung seiner expansiven Bedürftigkeit führt im körperlichen Bereich bevorzugt zu motorischen Störungen, z.B. Tic, Schreibkrampf, motorischer Unruhe, Stottern usw., evtl. sogar zur motorischen Entladung in einem Anfall. Es spricht alles dafür, daß die gehemmte Motorik auch bei rheumatischen und manchen anderen psychosomatischen Erkrankungen eine wesentliche Rolle spielt (s. auch Elhardt 1974). Anders als beim Säugling und Kleinstkind hat die Motorik eines ca. 3jährigen durchaus schon Kraft und Gewalt. Seine Handlungsimpulse im *ersten* Ansatz zu drosseln, wie das in der oralen Phase noch möglich war, wird hier kaum gelingen. Bei jedem entsprechenden Bedürfnis drängen die Handlungen bereits so kräftig an, daß sie nicht mehr total unterdrückt werden können. Das Bewegungsverhalten des Zwangsneurotikers bekommt dadurch seinen typisch rigiden Charakter.

Wir müssen hier noch auf etwas Wesentliches hinweisen. Es ist sicher kein Zufall, daß der kleine Junge, dessen Ausspruch wir nach Dührssen zitierten, etwa 3 Jahre alt war. Es wird von ihm berichtet, daß er „wutentbrannt und voller Empörung" war. Frustrationen treffen in diesem Alter auf ein deutlich reiferes Kind, das so leicht nicht einfach mehr etwas hinnimmt, sondern mit lebhaften differenzierten Affekten reagieren kann: Ärger, Zorn, Wut, Empörung, Haß usw., also u.U. erneut mit aggressiven Impulsen. Wird es nun für solche Ausbrüche wieder hart bestraft, können auch diese reaktiven Impulse ins Unbewußte verdrängt werden. In späteren auslösenden Situationen werden sie dann aber u.U. symptombildend. Kommt es zu einem Durchbruch dieses Emotional-Erregungsartigen, also des Affektiven, können die körperlichen Korrelate der Wut, des Ärgers, des Zorns usw. deutlich wahrnehmbar sein. Wir haben Grund zu der Annahme, daß es sich dabei u.a. um vasomotorische Veränderungen im Kopfbereich (Kopfschmerz) handelt sowie um Herz- und Kreislaufaktivitäten (Tachykardie, Hochdruck u.ä.), evtl. auch um Innervationen der Schweißdrüsen u.a.m.

Hier läßt sich zeigen, daß körperliche Symptome zwar strukturtypische Züge tragen können, daß sie aber nicht struktur*spezifisch* sind. Es kann natürlich innerhalb eines *jeden* Antriebserlebens bei Frustrationen zu mehr oder weniger lebhaften reaktiven Ärgerreaktionen kommen, die ihrerseits leicht der Verdrängung anheimfallen. Bei einem späteren Durchbruch können die entsprechenden Körperkorrelate als Symptome manifest werden. Im Rahmen der zwangsneurotischen Struktur spielen allerdings unterdrückte Wutimpulse, die von einem 3jährigen Kind ja schon voll erlebt werden, eine ganz besondere Rolle.

e) Urethrales Antriebserleben

Genau wie wir dies beim Defäzieren besprachen, kann auch das Urinieren in den Dienst der kindlichen Aggressionen gestellt werden. Das reifere Kind hat die „Macht" zu urinieren, wann und wo es will, also eigen-sinnig bzw. will-kürlich zu sein. Damit hat es auch die Macht, sich den Erziehungspersonen zu verweigern. Von daher gesehen, könnte man diese Impulse einfach dem aggressiven Bereich zuordnen, zumal sie grundsätzlich dem übergeordneten Begriff des Geltungsstrebens zu subsumieren sind. Denn daß das Urinieren auch etwas mit Geltung zu tun hat, ist leicht einfühlbar, wenn man daran denkt, wie kleine Jungen wetteifern, wer den „größten Bogen kann" und wer sich „sprühend" am besten darstellt. Gerade bei dem Thema unseres Buches ist das Gebiet des „Urethralen" wichtig, weil es – genau wie das „Anale" – an ein Organ gebunden ist und weil es eine sehr ausgesprochene urethrale Symptomatik gibt (Enuresis, Pollakisurie, Polyurie etc.). Deshalb ist es notwendig, hier an weitere Gefühlstörungen zu erinnern, die in diesem Bereich eine Rolle spielen. Sie leiten schon über zum sexuellen Bedürfnis, ohne mit ihm identisch zu sein. In der urethralen Phase rückt erstmals in aller Deutlichkeit der Unterschied zwischen Jungen und Mädchen bei der Art des Urinierens ins Blickfeld. Neurotische Geschlechtsunsicherheiten können daher hier ihre Wurzeln haben (z.B. beim sog. Penisneid).

Eine andere Qualität des Urinierens ist aber wesentlicher. Das Urinieren hat nämlich sowohl für Jungen wie für Mädchen auch den Charakter eines Geschenkes an die Erwachsenen. Das kleine Kind entdeckt, daß die Pflegepersonen sich freuen, wenn auch der Urin, genau wie der Kot, zu einer bestimmten Zeit an einem bestimmten Ort „hergegeben" wird. Für eine harmonische Entwicklung ist es notwendig, daß dieses „Geschenk" ebenfalls Anerkennung und Dank findet. Das Fließen des warmen Urins ist aber meist mit ganz anderen Gefühlen verbunden als das Defäzieren: nämlich mit einem Gefühl des „Sich-verströmens", das dem der Hingabe sehr verwandt ist. Menschen sehnen sich danach, sich hinzugeben. Wenn es sich hier auch um ein vergleichsweise stilles Bedürfnis handelt, so ist es doch ein sehr intensives.

Wer im engeren Sinne aggressiv gehemmt ist, kann sich vielleicht dennoch später im übertragenen Sinn verströmen und auf diese Weise Beglückendes erleben – als eine Art Ersatz für das Sich-nicht-durchsetzen-können. Ist ein Kind aber auch im urethralen Bereich auf Kälte oder Nichtbeachtung gestoßen, kann dieses zarte Bedürfnis ebenfalls verkümmern. Dann ist sein Ausgeliefertsein an die „mächtigen anderen" ohne die Chance, wenigstens warme Hingabe leben zu können.

Wenn wir diesen Bereich so breit erörtern, dann aus 2 Gründen. Erstens sei im Vorgriff auf Späteres mitgeteilt, daß für die Rheumatiker insbesondere von Dührssen (1961) vermutet wird, sie könnten weder motorisch-aggressiv sein noch sich

„passiv" hingeben. Damit wird auf einen Dauerkonflikt widerstrebender Bedürfnisse hingewiesen, der uns beim Strain wieder beschäftigen wird.

Zweitens erscheint es heute überhaupt wichtig, auf die zarten Bedürfnisse der Menschen aufmerksam zu machen. Im Zuge der veränderten Einstellung zum Kind ist nicht nur orale Verwöhnung sehr verbreitet, sondern auch eine Förderung expansiver Tendenzen. Da wo es früher bei den meisten Eltern hieß „gehorche!", heißt es heute oft „setze dich durch!". Das Aggressive ist weder in der Kleinfamilie noch in der Gesellschaft – von Ausnahmen abgesehen – *so* verpönt, wie das noch vor 2 Generationen der Fall war. Bei solchem „power-Verhalten" der Eltern können die zarten Gefühle leicht verkümmern, so daß den Kindern ihr entsprechendes Bedürfnis gar nicht bewußt wird. Diese Impulse hinter den Symptomen aufzuspüren, kann dann zu einer vordringlichen Aufgabe für den Psychotherapeuten werden. Es sei aber nicht unerwähnt, daß sich seit einiger Zeit hier wieder eine deutliche Umorientierung bei manchen Eltern abzeichnet. Das „power-Verhalten" weicht mancherorts einem aggressionslosen Alles-verstehen-Wollen und Tolerieren-Müssen, das dann auch vom Kind erwartet wird.

f) Sexuelles Antriebserleben

Die Auseinandersetzung mit der eigenen Geschlechtsrolle, die in der urethralen Phase begann, rückt in der sog. frühen genitalen – um das 5. Lebensjahr herum – in den Mittelpunkt des Erlebens eines Kindes. Es gilt, die „ödipale Situation" zu bewältigen, sich also mit Mutter *und* Vater im Hinblick auf die eigene Geschlechtlichkeit auseinanderzusetzen. In bezug auf die psychodynamischen Zusammenhänge, die dabei eine Rolle spielen, müssen wir wieder auf die entsprechende Literatur verweisen. Wie sich das stark veränderte Rollenverhalten von Vater und Mutter sowie die Liberalisierung der Sexualität auf die ödipale Situation in Zukunft auswirken werden, muß abgewartet werden.

Unabhängig von möglichen Veränderungen der ödipalen Situation bleibt aber folgende Tatsache bestehen: Ein kleiner Mensch ist erst um das 5. Lebensjahr herum so weit entwickelt, daß er beginnen kann, seine Umwelt auf Realität hin zu überprüfen. Ziel dieser Realitätsprüfung wird neben vielem anderen immer auch die Sexualität sein. Ein Kind, das hier aufgrund von Härte und Verwöhnung scheitert, also in diesem speziellen Bereich nicht genau beobachten, inspizieren, anfassen, fragen usw. darf, erwirbt eine *hysterische Struktur*. Die Realitätsprüfung mißglückt. So werden kindliche Phantasien aus der vorhergehenden Phase, die man auch die magische genannt hat, persistieren. Die Phantasien können keinen realen Vorstellungen Platz machen, wie dies unter gesunden Bedingungen geschieht. Hält ein kleines Mädchen beispielsweise an dem Glauben fest, die Babies würden durch den Darm bzw. den Bauchnabel geboren, kann es als erwachsene Frau in entsprechender auslösender Situation eine Symptomatik am Darm oder periumbilikal entwickeln. Hierbei handelt es sich um eine Körpersymptomatik, die das Korrelat zu Phantasien bzw. irrealen Vorstellungen darstellt und die unter dem Ausdruck Konversion bekannt ist. Im Unterschied zur Gegenwart waren zu Freuds Zeiten entsprechend der damaligen Gesellschaftsstruktur die Konversionssymptome sehr häufig. Ihr sensationeller Charakter hatte die

Fachwelt sehr beschäftigt, und es ist bekannt, welche Widerstände sich regten, als Freud diese Erkrankungen auf verdrängte sexuelle Triebe zurückführen konnte.

Unter relativ seltenen Umständen gibt es auch heute einmal Patienten mit Konversionssymptomen. In der Regel kann man bei diesen Kranken nachweisen, daß sie als Kinder – abgesehen von den Frustrationen im sexuellen Antriebserleben direkt –, sehr viel alleine waren. Nur Kinder, die kaum Außenkontakte haben, werden zu extremen Phantasiespielen neigen. Beschäftigen sie sich dabei mit dem eigenen Körper, wird dieser den Phantasien entsprechend ins Mitschwingen geraten. Aus Hypnoseexperimenten kann man schließen, daß eine sehr lebhafte Vorstellung, etwa die, eine heiße Münze in der Hand zu haben, tatsächlich mit den entsprechenden Innervationsvorgängen einhergeht (s. auch Zander 1984), in deren Gefolge dann tatsächlich eine Brandblase auftritt. Bricht nun bei so vorgeprägten Menschen später in einer sexuellen Versuchungssituation isoliert der Vorstellungsanteil durch, werden die alten kindlichen Phantasien symptombildend. So kommt es, daß die Konversionssymptome diesen vorgestellten Bildern bzw. ihren korrelierenden Erregungsmustern entsprechen, sich aber nicht an anatomisch-physiologische Gegebenheiten halten (z.B. bei Lähmungen, Sensibilitätsstörungen usw.).

Wesentlich häufiger als diese Formen der hysterischen Körpersymptome sind aber diejenigen, die Folge korrelativer Funktionsveränderungen des erregungsartigen Anteils der entsprechenden Antriebserlebnisse sind: Menstruationsstörungen, Dysmenorrhoe, Adnexitis, Prostatitis usw.). Bei einem zusätzlichen Durchbruch von Furcht und Schuldgefühlen kann es auch zur Impotenz kommen. Dabei ist allerdings anzumerken, daß die Impotenz häufig als Folge sehr spezieller aggressiver Gehemmtheit auftritt, wie überhaupt gerade Gehemmtheiten aus früheren Entwicklungsphasen auch Störungen im sexuellen Bereich bewirken können (z.B. wenn ein Mensch aufgrund oraler Gehemmtheiten nicht genießen kann u.a.m.).

Manche Vertreter der heutigen Psychosomatik sind so sehr bei ihren Patienten auf frühe bzw. präödipale Störungen ausgerichtet, daß die hier geschilderten hysterischen Körpersymptome oft vergessen bzw. falsch verstanden werden.

Nun hat Schultze-Hencke beim Liebesstreben neben dem sexuellen Bedürfnis noch andere selbständige Antriebe zugeordnet: das Eros-Streben und auch den Bereich der Zärtlichkeit. Ob es sehr glücklich war, letzteres dem Liebesstreben zu subsumieren und nicht dem Intentionalen, sei dahingestellt. *Für* die Entscheidung Schultz-Henckes spricht die Tatsache, daß Zärtlichkeiten beim Erwachsenen häufig in ein sexuelles Bedürfnis und Erleben münden. Da es aber während des ganzen Lebens eine von der Sexualität unabhängige Zärtlichkeit gibt, und da dieses Bedürfnis außerdem mit der Geburt beginnt und sich bevorzugt im 1. und 2. Lebensjahr entfaltet, spricht vieles dagegen, es so eng mit der Sexualität zu koppeln.

<small>Natürlich haben alle phasenspezifischen Antriebe Vorläufer in den vorangegangenen Phasen. Diese Vorläufer rechtfertigen dann die Formulierung prä..., also präödipal, präurethral usw. Daß aber autonome Antriebe wie das intentionale, orale, anale usw. im *hier* dargestellten Modell eben *nicht* als präödipal bezeichnet werden, daran sei noch einmal erinnert.</small>

Bei der Zärtlichkeit begegnen wir ebenfalls einem sehr intensiven Bedürfnis. Zärtlichkeit bezieht sich meist auf Mitmenschen (in Grenzen auch auf Tiere) und hat – obwohl der Hautkontakt hier eine zentrale Rolle spielt – andere Gefühlsqualitäten als das „einfache" Anfassen-Wollen, die „einfache" Berührung bei der intentionalen

Zuwendung zur Welt. Stößt ein Kind hier auf Ablehnung oder werden seine zärtlichen Impulse mit einem Übermaß beantwortet, trifft es also auf Härte bzw. Verwöhnung, muß es zu einer Hemmung des Zärtlichkeitsstrebens kommen. Die Wichtigkeit dieses Antriebes für einen geglückten Lebensaufbau kann man kaum überschätzen. Insofern ist Schultz-Hencke zuzustimmen, wenn er fast ein wenig emphatisch folgendes schreibt:

> Ein wesentlicher Teil der normalen Selbstentfaltung besteht in der zärtlich-liebenden Hinwendung zu anderen Menschen. Wer hier scheitert, hat u.U. das Leben verspielt. Vertrauen und Glauben haben etwas mit Zärtlichkeit zu tun (Schultz-Hencke 1940).
> Hier wird also eine besondere Seite für die Entstehung des sog. Urvertrauens angesprochen.

Körperliche Symptomatik wird sich bei einer Hemmung der Zärtlichkeit bevorzugt an der Haut abspielen (z.B. Dysästhesien). Vieles spricht dafür, daß hier ebenfalls Ansatzpunkte für Erkrankungen aus dem Bereich der Dermatologie zu finden sind. Es ist Aufgabe des Psychoanalytikers festzustellen, ob die entsprechenden Symptome eines Patienten einem gehemmten Zärtlichkeitsbedürfnis oder einer gehemmten Intentionalität zuzuordnen sind, auch wenn in praxi beide Bereiche oft zusammen gestört sein werden.

Tabelle 3. Die frühkindlichen Entwicklungsphasen und die neurotischen Strukturen

1. Lebensjahr	Intentionale Phase	– Schizoide Struktur	
1. Lebensjahr	Oral-kaptative Phase	– Depressive Struktur	– Besitzstreben
1.–2. Lebensjahr	Anal-retentive Phase		
2.–3. Lebensjahr	Motorisch-aggressive Phase	– Zwangsneurotische Struktur	– Geltungsstreben
3.–4. Lebensjahr	Urethrale Phase	– Hysterische Struktur	– Liebesstreben
4.–5. Lebensjahr	Ödipale Phase		

Exkurs:

Wir hoffen, wir konnten trotz der auf unser Thema hin verkürzten Darstellung transparent machen, daß es sich bei einer Einteilung der Neurosen, die sich an gehemmten Antriebserleben und damit an bestimmten Strukturen orientiert, um ein sinnvolles Ordnungsprinzip handelt (s. dazu auch die experimentelle Arbeit in Kap. C.II.).

Wir hoffen aber auch deutlich gemacht zu haben, daß innerhalb dieser Ordnung sehr vielfältige individuelle Varianten Platz haben. Im Einzelfall ist es also immer die Aufgabe des Therapeuten, diese Varianten mit mikropsychologischen Methoden zu erhellen.

Mit Hilfe der sehr differenzierten Hemmungsmuster läßt sich erklären, weshalb derselbe Patient im Laufe seines Lebens an sehr verschiedener Symptomatik erkranken kann, sogar an verschiedenen psychosomatischen Krankheiten. Es sind die individuellen Eigenheiten der Struktur eines Patienten, die bestimmten Lebenssituationen erst den relevanten symptomauslösenden Charakter geben, wie wir noch ausführlich beschreiben werden. Je multipler die Vorprägungen in der Kindheit, desto mehr Lebenskonstellationen werden konflikthaft erlebt und können dann auch sehr vielfältige Symptome auslösen.[3] Dabei ist zu beachten, daß reine Strukturen die Ausnahme sind. In der überwiegenden Zahl der Fälle handelt es sich um Mischstrukturen, da pathopsychogenetische Interaktionen zwischen dem Kind und seiner Umgebung meist nicht nur in *einem* Antriebsbereich stattfinden. So werden sich bei gleichzeitiger Gehemmtheit in 2 oder mehr Strebungen auch Zahl und Art der möglichen Symptome automatisch erhöhen.

Betrachtet man die Strukturen nun unter einem bestimmten Gesichtspunkt, so läßt sich zeigen, daß Patienten mit Mischstrukturen vom Psychischen – also vom Psychosomatischen – her u.U. unter besonders vertiefter Dauerspannung stehen können. Mehrfach war schon von den Ambivalenzkonflikten zwischen Selbstbehauptung und Selbsthingabe die Rede; man könnte auch von Individuations- und Kommunikationstendenzen sprechen (vgl. Zander 1973). Wenn es auch innerhalb eines Antriebsbereiches immer *sowohl* Individuations – *als auch* Kommunikationsbestrebungen gibt, so hat doch jede Struktur ihren speziellen Schwerpunkt. Der Schwerpunkt in der schizoiden Struktur liegt auf der Ich-Findung, also der Individuation. Ganz ähnlich verhält es sich bei der zwangsneurotischen Struktur. Dagegen hatten wir bereits auf die intensive Du-Beziehung in der oralen Phase hingewiesen; die depressive Struktur zeichnet sich also durch besondere Kommunikationstendenzen aus. Um Kommunikation, v.a. mit dem gegengeschlechtlichen Partner, geht es auch bei der hysterischen Struktur.

Ein Patient, der z.B. etwa zu gleichen Teilen zwangsneurotisch und depressiv strukturiert ist, wird v.a. im zwischenmenschlichen Kontakt spezielle Schwierigkeiten haben. Er wird zwischen den unbewußten Tendenzen des Herrschen-Wollens oder der Eigenwilligkeit und den unbewußten Bedürfnissen des Sich-anklammerns besonders intensiv hin- und hergerissen werden. Dieser Tatbestand sollte hier wenigstens kurz erwähnt werden, weil Mischstrukturen auch bei den psychosomatischen Erkrankungen im engeren Sinne eine Rolle spielen.

Derartige Dauerspannungen sind in der Literatur häufiger beschrieben worden. Über diejenigen bei der Polyarthritis hatten wir schon berichtet (S. 31). Bräutigam (1954/55) beschrieb bei den Asthmatikern, daß sie sich sowohl den eigenen zärtlichen wie aggressiven Tendenzen verschlössen. Und wenn Kriechhauff (1955/56) über den Ekzematiker sagt: „Zutiefst verzweifelt, weil er sich nicht einbezogen fühlt in menschliche Verbundenheit, klammert sich der Ekzematiker angstvoll an eine Mutter, der er nicht liebend vertraut", so ist damit ein Spannungszustand zwischen depressiver und schizoider Struktur, also oral-kaptativen und intentionalen Gehemmtheiten gekennzeichnet.

---

[3] Wenn man in Rechnung stellt, daß alle Vergleiche hinken, kann man als Parallele an eine sehr polyvalente Allergisierung denken. Je mehr Substanzen für einen Menschen zu Allergenen geworden sind, um so häufiger und verschiedenartiger kann er im Leben erkranken – immer dann, wenn er jeweils mit einer dieser Substanzen wieder in Berührung kommt.

Diese Beispiele mögen für die vielen Varianten stehen, die sich durch Mischstrukturen ergeben.

5. Entstehung der Neurose

Im Rahmen unserer Schilderung der authochtonen Antriebserlebnisse, ihrer Hemmung und den resultierenden Folgen – den Neurosenstrukturen – war schon vielfach von spezieller neurotischer Symptomatik, also von manifester Neurose, die Rede. Es erscheint aber sinnvoll, die *Entstehung* einer Neurose unter allgemeinen Gesichtspunkten zusammengefaßt darzustellen, ehe wir fortfahren.

Die Hemmung von Antriebserleben ist zu Recht als zentraler Mechanismus der Neurosenentstehung bezeichnet worden; ohne sie kann es weder zu einer neurotischen Persönlichkeitsstruktur noch zu einer neurotischen Symptomatik kommen. Jedoch wird i. allg. den anlagemäßigen neurose*begünstigten* Faktoren im ursächlichen Konditionenbündel der Neurosenentstehung zu wenig Beachtung geschenkt. Schon Adler (1965) hatte auf die Bedeutung von Organminderwertigkeiten hingewiesen. Diejenigen „Organminderwertigkeiten", die – angeboren oder sehr früh erworben – den Kontakt mit dem kleinen Kind erschweren (z.B. Behinderung des Seh- und Hörvermögens bis zu Blind- und Taubheit), werden sich besonders pathogen auswirken können. Aber auch andere körperliche Auffälligkeiten, welche die Umwelt mit inadäquatem Verhalten, meist mit Ablehnung, beantwortet, gehören hierher: u.a. Mißbildungen wie Wolfsrachen, Klumpfuß, entstellende Hämangiome oder sonstige Verunstaltungen im Gesicht, auch Zwergwuchs oder weit überdurchschnittliche Körpergröße. Letzteres mag zunächst sehr verwundern. Aber übergroße Kinder werden immer für älter gehalten als sie sind, und die Umwelt fordert ärgerlich von ihnen ein Verhalten, dem sie nicht gewachsen sind. Man könnte dies für eine Einzelbeobachtung aus der Praxis halten. Schepank (1987) konnte jedoch in seiner epidemiologischen Untersuchung einer Stadtbevölkerung den Einfluß überdurchschnittlicher Körpergröße auf eine Neurotisierung nachweisen.

Auch überdurchschnittlich „positive" Anlagen, wie besondere Schönheit schon in frühester Jugend, können pathogene Wirkung haben. Dührssen (1954) wies darauf hin, daß das hübsche Kind meist stark verwöhnt würde, und daß dadurch dann bei ihm gesunde Reifungsschritte unterblieben.

Aber nicht nur primär somatische, sondern auch angeborene psychische Faktoren sind aufgrund von Säuglings- und Kleinkinderbeobachtungen sehr wahrscheinlich neurosefördernd. Es spricht vieles dafür, daß es eine angeborene Hypersensibilität, Hypermotorik und Hypersexualität gibt.[1]

Über die körperlichen Korrelate der Hypersensibilität weiß man praktisch nichts, ebenso weiß man praktisch nichts darüber, welche Korrelate einem überdurchschnittlichen Drang nach Bewegung zuzuordnen sind. Ob die Hypersexualität mit einer Hypertrophie bzw. Hyperfunktion von Ovarien bzw. Hoden einhergeht oder mit einer sonstigen hormonalen Steuerung, ist ebenfalls unbekannt. Es gibt aber eine angebo-

---

[1] Dennoch muß im Einzelfall stets geprüft werden, ob es sich dabei nicht um eine Ersatzbefriedigung, also eine sekundäre Entwicklung, handelt.

rene blutchemische Variante, in der wir u.E. ein körperliches Korrelat für eine weitere seelische Auffälligkeit vor uns haben. Es handelt sich um die von Mirsky et al. (1950) bei Ulkuspatienten nachgewiesene Hyperpepsinogenämie. Analog zur Hypersensibilität, Hypermotorik und Hypersexualität könnte man in diesem Zusammenhang von einer Hyperoralität sprechen, von einer angeborenen überdurchschnittlichen Appetenz.

Man weiß also im Grund von den angeborenen seelischen Faktoren sehr wenig. Die Kenntnis im Bereich der erworbenen seelischen Bedingungen, nämlich den Gehemmtheiten, ist dagegen sehr umfangreich, denn naturgemäß galt und gilt ihnen das Hauptinteresse der Psychoanalytiker.

Gehemmt wird das Antriebserleben des Kindes durch Härte und/oder Verwöhnung. Was jedoch an einem bestimmten Ort und zu bestimmter Zeit als hart, was als verwöhnend erlebt wird, ist von dem jeweiligen soziologischen bzw. politisch-ökonomischen Umfeld abhängig. Eine Forderung nach durchgängigem kindlichen Gehorsam, die um die Jahrhundertwende „Norm" war, wäre in unserer Zeit eine ausgesprochene Härte. Dieser Bezug auf die gesellschaftlichen Hintergründe, der heute vielfach als neu bzw. modern angesehen wird, ist in der Theorienbildung Schultz-Henckes bereits als unabdingbar enthalten. Mit Härte und Verwöhnung sind natürlich auch andere relative Fakten erfaßt; z.B. kann innerhalb einer Familie ein Kind im Vergleich zu den Geschwistern hart oder verwöhnend behandelt werden. Auch kann das Ausmaß der Zuwendung durch die Geburt eines weiteren Kindes reduziert werden. Dies wird dann oft als Härte erlebt. Auch Schicksalsschläge, wie Krankheit, Tod, Kriegseinwirkungen, Flucht u.a., können hier eine wesentliche Rolle spielen.

Es erscheint berechtigt, der Hemmung durch „Härte und Verwöhnung" als übergeordneter Theorie Allgemeingültigkeit zuzuschreiben.

Die Gesamtheit der hemmenden Einflüsse in den ersten 5 Lebensjahren bezeichnet man in der Antriebspsychologie als die sog. *Primärursachen*. Es werden v.a. die jeweils reifenden Funktionen, also diejenigen Antriebe gehemmt, die phasenspezifisch im Mittelpunkt der Entwicklung eines Kindes stehen: die intentionalen, oralen, analen, motorisch-aggressiven, urethralen und sexuellen Antriebe. Ergebnis dieser hemmenden Einflüsse sind die geschilderten Neurosenstrukturen, die schizoide, depressive, zwangsneurotische und hysterische (s. S. 22ff.). Durch die Primärursachen wird aber lediglich eine neurotische Struktur und noch keine manifeste Neurose bewirkt.

Die neurotische Struktur wird dann im Verlauf des weiteren Lebens verfestigt durch die sog. *stabilisierenden Ursachen*. Darunter ist folgendes zu verstehen: In der Regel bleibt ein Kind auch nach dem 5./6. Lebensjahr in seiner gewohnten Umgebung, die meist mit dem Elternhaus identisch ist. Es bleibt also auch in den folgenden Jahren denselben Einflüssen ausgesetzt wie in den ersten Lebensjahren. Oft kommt noch etwas weiteres hinzu. Das neurotisch strukturierte Schulkind sucht sich jetzt gern im Freundeskreis eine Atmosphäre aus, die seiner Gehemmtheit entgegenkommt. Ist ein kleiner Junge beispielsweise *durchgängig* motorisch-aggressiv gehemmt, zwangsneurotisch strukturiert, wird er sich in der Regel keiner wilden Horde anschließen, sondern Kindern zuwenden, die sich ebenfalls still und friedfertig verhalten. Stabilisierend wirken sich auch die meist positiven Bewertungen der Gehemmtheitsfolgen durch Erwachsene aus, die ein braves, stilles, bescheidenes Kind loben. Wir erwähnen dies so ausführlich, weil es z.B. für die Strukturdiagnostik bei der Anamneseerhebung wichtig ist. Wir wollen aber auch zeigen, daß eine neurotische Struktur nicht identisch ist mit einer manifesten Neurose bzw. mit neurotischer Symptomatik. Hat nämlich ein als Kind Gehemmter das „Glück", sein Leben als Erwachsener in einer Umwelt zu verbringen, die seine Gehemmtheit begünstigt oder gar belohnt, kann er sogar trotz deutlicher neurotischer Strukturiertheit symptomlos bleiben.

Zur Symptomatik kommt es erst, wenn ein Mensch mit neurotischer Struktur in Konfliktsituationen gerät, denen er infolge seiner Gehemmtheit nicht gewachsen ist.

Diese Schicksalssituationen sind die sog. *auslösenden Ursachen*.[2] Wir hatten schon beschrieben, wie für den Gehemmten antinomische Konflikte, seien diese intrapsychischer oder zwischenmenschlicher Natur, zu unlösbaren Ambivalenzkonflikten werden, weil ihm nämlich seine gehemmten Bedürfnisse nicht bewußt werden können, obwohl sie in der Situation mobilisiert werden.

Schultz-Hencke sah die Symptomatik als „Sprengstück" eines solchen mobilisierten Antriebes an. Gemessen an der Intensität eines normalen Antriebserlebens haben die isoliert ins Bewußtsein drängenden Teilstücke aber eine viel größere dynamische Kraft, ohne daß wir bisher eine Erklärung für dieses Faktum hätten. Deshalb hielt Schultz-Hencke hier die Metapher „Sprengstück" noch für sinnvoll. Hypothetisch nahm er folgendes an:

> Der lebendige Körper ist jederzeit aktionsbereit. Solche allgemeinen Bereitschaften bestehen u.a. in einem breiten Dauererregungszustand von Stammhirnanteilen. Jeder einzelne Antriebsbestandteil, „körperlich" gesehen, ist also einem größeren Ganzen jeweils eingelagert. Durchbricht er nun isoliert die Gehemmtheitsdecke, so flutet die allgemeine Bereitschaft als physiologisches Geschehen in den Teilablauf ein. Auf diese Weise verlöre das merkwürdige Faktum der auffällig gesteigerten Intensität isoliert durchbrechender Antriebsbestandteile seinen rätselhaften Charakter (Schultz-Hencke 1951).

Am ehesten kann man sich diese Zusammenhänge verdeutlichen, wenn man sich vorstellt, es brächen Anteile des Furcht- und Schuldgefühlkomplexes isoliert durch, also Teile der antagonistischen Seite des Antriebserlebens. Es kommt dann nämlich nicht zu einer bestimmten Furcht, sondern zu intensiver lebhafter Angst.

In der Regel aber brechen nicht einzelne, sondern mehrere Teile eines Antriebes durch, also Aggregate. Dann gibt es komplexere Bilder.[3] Im nächsten Kapitel werden wir auf die resultierende Symptomatik ausführlich zu sprechen kommen. Erwähnt seien hier noch die *chronifizierenden* Ursachen einer Neurose, da diese für Prognose und Therapie von Bedeutung sind. Man versteht darunter folgendes: Nach ausgebrochener Symptomatik können Umweltfaktoren dafür sorgen, daß der Konflikt permanent bleibt bzw. daß ständig ein Wiederaufleben des Konfliktes droht. Dadurch persistiert das Symptom, die Neurose chronifiziert. Sie chronifiziert auch dann, wenn ein Patient „Gewinn" wie z.B. Zuwendung und Rücksichtnahme aus ihr ziehen kann, bis hin zur „Rentenneurose". Ebenso können Mechanisierungen auftreten. Haben Patienten ihr Symptom immer wieder erlebt, kann dies nicht ohne Rückwirkungen bleiben. Es kann u.U. zu einer Art Übungseffekt fast im Sinne eines Vollzugszwan-

---

[2] Freud hat in diesem Zusammenhang von Versuchungs- und Versagungssituationen gesprochen.
[3] Bricht ein Aggregat von agonistischem und antagonistischem Anteil durch, entspricht das in etwa dem, was Freud den Kompromiß zwischen Trieb und Triebabwehr nannte.

ges kommen, was z.B. beim Stottern bzw. *jeder* Anfalls-Symptomatik (also auch beim Asthma) eine erhebliche Rolle spielen kann.

Solche Chronifizierungen sind natürlich schon bei überwiegend „psychischer" Symptomatik belastend, weil eine Neurose um so schwerer zu heilen ist, je länger die Symptomatik anhält. Erinnert sei z.b. an eine chronifizierte Zwangssymptomatik oder Depression. Im Bereich der Psychosomatik ist eine Chronifizierung deshalb besonders zu fürchten, weil die Psychosomatosen im engren Sinn nach ihrem Ausbruch körperlicher Eigengesetzlichkeit folgen und weil dadurch irreparable Veränderungen auftreten können, z.B. ein Narbenbulbus beim Ulcus duodeni, ein Emphysem beim Asthma bronchiale usw. Diese verhindern dann eine völlige Heilung.

Abschließend können wir jetzt folgende Faktoren der Neurosenentstehung zusammenfassen:

Tabelle 4

| *Neurotische Struktur* (schizoide, depressive, zwangsneurotische hysterische) | *Anlagemäßige Ursachen* (psychisch, organisch)
Primärursachen
(1.–5. Lebensjahr) Intentionale Phase
　　　　　　　　Oral-kaptative Phase
　　　　　　　　Anal-retentive Phase
　　　　　　　　Motorisch-aggressive Phase
　　　　　　　　Urethrale Phase
　　　　　　　　Ödipale Phase
Stabilisierende Ursachen
Auslösende Ursachen
Chronifizierende Ursachen | *Manifeste Neurose, psychosomatische Krankheit* |

Exkurs:

Es ist viel darüber diskutiert worden, ob auslösende Situationen spezifisch seien oder nicht. Unserer Meinung nach wird häufig aneinander vorbeidiskutiert, weil sich der Begriff „spezifisch" im Sprachgebrauch sehr erweitert hat und Ausdrücke wie „typisch" bzw. „relevant" synonym benutzt werden. Spezifisch bedeutet aber: einer Sache allein gehörig, ihr allein eigen, mit anderen Worten: nicht austauschbar. In ein und derselben Lebenskonstellation, in ein und derselben „auslösenden" Situation, können aber verschiedene Menschen auch an verschiedener Symptomatik erkranken. Erst die jeweilige neurotische Vorprägung gibt der betreffenden Situation ihren für eine Symptomentstehung relevanten Charakter. Ohne eine solche Neurotisierung kann dieselbe Konstellation symptomlos zu bewältigen sein oder sogar tatsächlich als völlig problemlos erlebt werden; sie ist also nicht symtom*spezifisch*.

Ein Beispiel soll dies verdeutlichen. Auch wenn es in seiner Geballtheit konstruiert ist: im einzelnen beruhen die Zusammenhänge aber auf breiter Erfahrung.

Eine hochbetagte zerebralsklerotische und häufig geistig verwirrte Mutter von 3 Töchtern hat kurz vor ihrem Tod ein Testament unterschrieben, in dem sie die Jüngste als Alleinerbin ihres kleinen Vermögens eingesetzt hat als Dank dafür, daß diese

Tochter sie pflegte. Es bestünde juristisch die Möglichkeit, das Testament anzufechten. Die älteste Tochter, Frau F. – 10 Jahre älter als die Erbin, als kleines Kind Vaters Liebling, hysterisch strukturiert – ist reich verheiratet. Ein Drittel des mütterlichen Vermögens wäre für sie kaum mehr als ein Taschengeld. Ihr ist dieses Testament gerade recht. Darum verwirft sie auch den Gedanken, einen Rechtsanwalt einzuschalten. Sie ist froh, daß die Jüngste in den Besitz eines kleinen Kapitals kommt, hegte sie doch oft die Befürchtung, daß sie diese finanzschwache Schwester nach dem Tod der Mutter vielleicht unterstützen müßte.

Der mittleren Schwester, der unverheirateten Frau E. – nur 3 Jahre älter als die Erbin – kommt der Gedanke an juristische Schritte überhaupt nicht. Sie „freut sich", daß die Jüngste für ihre aufopferungsvolle Pflege den „wohlverdienten", gerechten Lohn erhält. (Ihre eigene, nicht unerhebliche jahrelange materielle Unterstützung der Mutter ist „vergessen".) Finanziell geht es auch ihr aufgrund einer außergewöhnlich guten, hochdotierten beruflichen Position sehr gut. Ein Drittel des mütterlichen Vermögens bedeuteten auch ihr keinen eigentlichen Besitzzuwachs. Als Kind aber – die Älteste war bereits im Internat und außer Haus – mußte sie ständig hinter der Jüngsten, dem Liebling der Mutter – im Hinblick auf ihre Rechte – zurückstehen. Immer wurde die Kleine zuerst versorgt, sie mußte warten; mußte z.B. auch ins Bett, wenn die Jüngste schlafen mußte und dergl. mehr. Vor allen Dingen durfte sie sich der Kleinen gegenüber nie verteidigen. Versuchte sie es, gab es Schläge, bis sie eines Tages zu einer lieben, vernünftigen, fürsorglichen älteren Schwester wurde. Für sie wiederholt sich mit dem Testament der Mutter ein altes Trauma. Die Testamentseröffnung wird zur Konfliktsituation: Soll ich um die mir zustehenden Rechte kämpfen oder für die Zuneigung von seiten der Schwester (und Mutter!) auf mein Recht verzichten? Da ihr aber der Wunsch, für ihr Recht zu kämpfen, aufgrund der frühkindlichen Verdrängung nicht mehr bewußt ist, kommt es zu einer seelischen Dauerspannung und schließlich zur Symptomatik im Rahmen ihrer zwangsneurotischen Struktur. Sie leidet seitdem an Migräne.

Für ein depressiv strukturiertes Geschwister würde dieselbe Erbschaftsangelegenheit einen anderen Gefühlscharakter haben. Ihm ginge es nicht um seine rechtmäßige Geltung, sondern um seinen Besitz. Sein unlösbarer Konflikt hieße etwa: Soll ich mir meinen Teil des mütterlichen „Kuchens" holen oder fürchte ich, dann nicht mehr geliebt zu werden? Ein depressiv strukturiertes Geschwister würde dann vielleicht an einer Magensymptomatik erkranken.

Es könnte danach so scheinen, als sei zwar nicht die auslösende Schicksalssituation, aber die neurotische Persönlichkeitsstruktur spezifisch. Dies ist jedoch ebensowenig der Fall, auch wenn es Körpersymptome gibt, die gehäuft im Rahmen einer bestimmten Struktur auftreten.

Folgendes wäre z.B. möglich: Die hysterisch strukturierte Frau F. unternimmt mit ihrer mittleren Schwester, Frau E., eine Reise. Sie erregen das Interesse eines attraktiven Mannes. Frau E. überlegt, wie sie mit ihm in näheren Kontakt kommen könne. Jetzt ist es die ältere Schwester, Frau F., der solche Gedanken nicht bewußt werden. Sie reagiert ihrerseits aber mit Migräne.

Sowohl die Persönlichkeitsstrukturen wie die auslösenden Schicksalssituationen haben also lediglich relevanten Charakter. Voraussetzung für eine neurotische Symptomatik ist *das psychodynamische Zusammenspiel von beidem:* von Persönlichkeitsstruktur *und* auslösender Schicksalssituation (s. auch S. 130).

6. Psychogene und neurotische Körpersymptomatik

In diesem Kapitel und dem anschließenden Exkurs wird es zwangsläufig auch wieder um Physiologisches gehen bzw. um die plastische Vorstellung von Psychophysischem (s. S. 10). Erfahrungsgemäß ist dies nicht leicht, handelt es sich doch um komplexe und von daher gesehen oft schwer verständliche Zusammenhänge. Wir wollen eine Beschreibung trotzdem versuchen, auch wenn sie im Rahmen dieses Buches nur modellhaft möglich ist.

Wenn wir rückblickend zusammenfassen und auch die Ausführungen der Eingangskapitel mit einbeziehen, haben wir bisher 2 Gruppen von körperlichen Symptomen geschildert; nämlich Symptome als Korrelate zu *bewußtem* Erleben und Symptome als Korrelate zu *un*bewußtem bzw. *neurotischem* Erleben.

a) Symptome als Korrelate zu bewußtem Erleben

Obwohl es natürlich sehr vielfältiges bewußtes seelisches Erleben gibt, dessen Korrelate unter bestimmten Umständen als Körpersymptome empfunden werden können, hatten wir uns auf die Schilderung der Affektkorrelate beschränkt, da diese am leichtesten zu überblicken bzw. nachzuvollziehen sind. Wir beschrieben das Affekterleben als psycho-somatisches Geschehen und hatten am Beispiel der Angst zu zeigen versucht, daß es sich bei den korrelierenden somatischen Funktionsabläufen um komplexe, multilokalisierte, nerval-humorale Muster handelt, von denen uns Menschen aufgrund biologischer Gesetzmäßigkeit keineswegs alle Details fühlbar sind. Wir können z.B. wahrnehmen, wie unser Herz klopft, unsere Muskeln zittern, uns der Schweiß ausbricht, wir können Harn- und Stuhldrang empfinden, aber wir fühlen nicht, wie unsere Pupillen spielen, wie die zerebralen Erregungen ablaufen u.v.a.m. Trotz der großen Fortschritte auf dem Gebiet der Neurophysiologie und Biochemie sind auch unsere objektiven Kenntnisse auf diesem Gebiet noch lückenhaft.

Wir hatten ferner ausgeführt, daß jeder Affekt zwar einen speziellen „Kern" von Korrelaten besitzt, der bei allen Menschen recht ähnlich ist, daß es aber zahlreiche individuelle Varianten gibt. Als bedeutsam schilderten wir weiterhin die Tatsache, daß wir Menschen *in der Regel* in der Lage sind, von diesem psycho-somatischen Geschehen sowohl das Gefühl als auch *zugleich* zahlreiche körperliche Veränderungen wahrzunehmen, daß aber je nach zusätzlichen Bedingungen (s. S. 9) bald mehr das Psychische, bald mehr das Körperliche in den Vordergrund unseres bewußten Erlebens tritt.

Charakteristisch für die korrelierenden funktionellen Symptome bzw. Syndrome ist es, daß sie – von leichten Nachschwankungen abgesehen – abklingen, sobald der Affekt gefühlsmäßig abgeklungen ist. Im nächsten Kapitel werden wir aber somatische Korrelate zu komplexerem bewußtem Erleben beschreiben, bei denen die Rückkehr zur Homöostase nicht immer gelingt. Es handelt sich um den sog. Streß, also um jene Veränderungen, die ablaufen, während wir den sog. Stressoren ausgesetzt sind, diese „verarbeiten". Im Rahmen von Streß kommt es unter bestimmten Umständen zu Krankheiten, die im weiteren Verlauf eine von den Stressoren unabhängige organische Eigengesetzlichkeit aufweisen. Es kommt zu den sog. Streßkrankheiten.

Wir haben alle Symptome dieser Gruppe als *primär psychogen* bezeichnet.

b) Symptome als Korrelate zu unbewußtem Erleben

Korrekterweise müßte man die hierher gehörigen Symptome als primär neurotisch bezeichnen, da bei ihnen ursächlich Verdrängungen eine Rolle spielen. Leider hat sich eine solche Sprachregelung bis jetzt nicht allgemein eingebürgert. Man bezeichnet auch diese Symptome oft als primär psychogen, was unserer Meinung nach mit ein Grund für die Verständigungsschwierigkeiten im Bereich der psychosomatischen Medizin ist.

Neurotische Symptome sind intensiviert durchbrechende Teile eines mobilisierten Antriebs. Da das Antriebserleben selbst ein psycho-somatisches Geschehen ist, muß auch jedes Teil, jedes „Sprengstück" psycho-somatisch sein. Ob von diesem Sprengstück dann sowohl das Gefühlshafte als auch zugleich die körperlich korrelierenden Abläufe wahrgenommen werden bzw. ob eher die seelische oder die körperliche „Seite" bewußt wird, hängt wie beim Affekterleben von mehreren Faktoren ab.

Für die Wahrnehmbarkeit der Körperkorrelate überhaupt gelten dieselben biologischen Grenzen, wie wir sie für die Affekte beschrieben haben. Auch ist es wie beim Affekterleben durchaus möglich, bei sehr einfach gebauten Symptomen, etwa einer neurotischen frei flottierenden Angst, ebenfalls sowohl das Gefühl als auch die körperlichen Korrelate wahrzunehmen. Die meisten neurotischen Symptome aber sind komplexer. Für solche komplexeren psycho-somatischen Phänomene gilt, daß unsere menschliche Fähigkeit, die jeweilige „andere Seite" des Erlebens bewußt zu erfassen, in der Regel schlechter ausgebildet ist. Bei einer Impotenz z.B. oder einem psychomotorischen Anfall ist das Körperliche das Auffallende, die psychische „Seite" ist die viel kompliziertere und daher schwerer zugänglich. Anders ist es mit der neurotischen Depression. Hier sind es in der Regel die Körperkorrelate, die weitaus schwerer zugänglich sind. Die Verstimmtheit selbst ist den Patienten aber deutlich fühlbar und sie können oft – keineswegs immer – auch über ihre veränderte Gefühlswelt reden.

So eindrucksvoll diese „Fähigkeit", über ein verändertes Gefühl, ein seelisches Symptom, Auskunft geben zu können, auch immer sein mag – sie kann nicht darüber hinwegtäuschen, daß der Depressive von seinem *eigentlichen,* aber gehemmten bzw. verdrängten Bedürfnis genauso weit entfernt ist, wie ein Patient mit einer Impotenz oder einer anderen „körperlichen" Störung.

Mag das gleichzeitige Erfassen beider „Seiten" bei den neurotischen Symptomen auch schwieriger sein als bei den „einfachen" Affekten, auf die Möglichkeiten spezieller Aufmerksamkeitslenkung stoßen wir auch hier. Die introspektive Beschäftigung mit komplexeren Vorgängen im eigenen Körper kann durch individuelle lebensgeschichtliche Faktoren gefördert werden. So spielt z.B. das Durchleben gehäufter Bronchitiden in der Jugend bei einer Gruppe von Asthmapatienten sicher eine nicht unwesentliche Rolle (s. S. 158).

Solche introspektive Beschäftigung mit funktionellen Vorgängen im Körper kann auch dadurch gefördert werden, daß die frühen Bezugspersonen auf körperliches Leid, also Krankheiten eines Kindes, mit vermehrter Zuwendung reagieren, für

Kummer aber kein Verständnis haben. (Man könnte hier von einer Art Bahnung im Sinne eines bedingten Reflexes reden.)[1]

Diese Bahnungen sind also weitgehend *unabhängig* von einer sich beim Kind sonst ausbildenden neurotischen Struktur. Gerade diejenigen Bahnungen, die später zu „körperlicher" Symptomatik prädestinieren, setzen sich oft im Leben fort. Der körperlich Kranke findet auch als Erwachsener vielfach vermehrt Zuwendung bei der Umwelt, weil er in unserer Gesellschaft immer noch als honoriger gilt als etwa ein Mensch, der an einer neurotischen Depression leidet.

Ebenso prägend können andere Vorkommnisse in der Kindheit sein, etwa beeindruckende Erlebnisse, Erzählungen, Bilder etc. Manchmal sind es Worte eines Arztes, der ein Kind während einer Kinderkrankheit untersucht hat, die zur Vorgeschichte eines „körperlichen" Symptoms gehören. Solche Prägungen – obschon nicht zum „dynamischen Unbewußten" gehörig – werden oft erst relativ spät in der Therapie berichtet.

Primär neurotische funktionelle Körpersymptome können nun genauso folgenlos abklingen wie die Affektkorrelate bzw. die primär psychogenen Symptome überhaupt; nämlich dann, wenn der neurotische Konflikt aus irgendeinem schicksalshaften Grund fortfällt. So können beispielsweise langjährige Kopfschmerzen einer Sekretärin aufhören, wenn ein Vorgesetzter, zu dem eine unbewußte Konflikthaftigkeit bestand, in Pension geht und dafür ein neuer Chef kommt, der ohne ihr eigenes Zutun diese Sekretärin viel selbständiger und eingenverantwortlicher arbeiten läßt. Solche Fälle werden oft als Spontanheilungen bezeichnet, obwohl sich an der neurotischen Struktur nichts geändert hat und diese Sekretärin z.B. in einer entsprechend konflikthaften Situation wieder erkranken würde.[2]

Solche Verläufe sind aber nicht sehr häufig. In der Regel persistieren oder rezidivieren neurotische Symptome aufgrund von chronifizierenden Faktoren. Meist ist es der andauernde Konflikt, der die Symptomatik unterhält. Wir hatten beschrieben, daß die auslösende Situation fast immer den Charakter eines neurotischen Ambibalenzkonfliktes trägt, der nicht gelöst werden kann. Diesem seelischen Spannungszustand entsprechen dann die komplexen, multilokalisierten, nerval-humoral-hormonalen antagonistischen Erregungen, also Dysfunktionen. Um dies nicht jeweils so kompliziert ausdrücken zu müssen, wurde für die Summe aller somatischen Abläufe während des Ambivalenzerlebens der Ausdruck *Strain* (Zander 1976) vorgeschlagen.

Dieser Ausdruck wurde gewählt in Anlehnung an einen englischen Begriff aus der Statik. Er beschreibt ein Geschehen, bei welchem durch entgegengesetzte Zug- oder Druckkräfte ein äußerer Ruhezustand resultiert, während im Inneren starke Spannungen vorhanden sind.

So wie Streß unter bestimmten zusätzlichen Bedingungen zu Streßkrankheiten führt, führt Strain unter bestimmten Bedingungen zu Strainkrankheiten, wie man nun differenzierend die Psychosomatosen im engeren Sinn bezeichnen kann (z.B. Ulcus duodeni, Asthma bronchiale usw.). Es sind dann spezielle Straineelemente, die – wie

---

[1] Das Umgekehrte an Bahnung ist natürlich auch möglich. In einer Atmosphäre, wo körperliches Leid als „weichlich" apostrophiert wird, wird jedwede introspektive Beschäftigung mit dem Körper allmählich unterbleiben.

[2] Darum spricht man i. allg. erst von Heilung, wenn auch die neurotische Struktur eines Patienten so weit bearbeitet ist, daß Rezidive weitgehend vermieden werden können.

die experimentellen Untersuchungen nahelegen – jeweils eine relevante Rolle im ätiopathogenetischen Konditionenbündel spielen, allerdings oft im Kontext mit einigen primär-organischen Faktoren.

Es ergibt sich für die Entstehung der Strainkrankheiten, der Psychosomatosen im engeren Sinn, folgendes Ursachen*bündel* (Abb. 4):

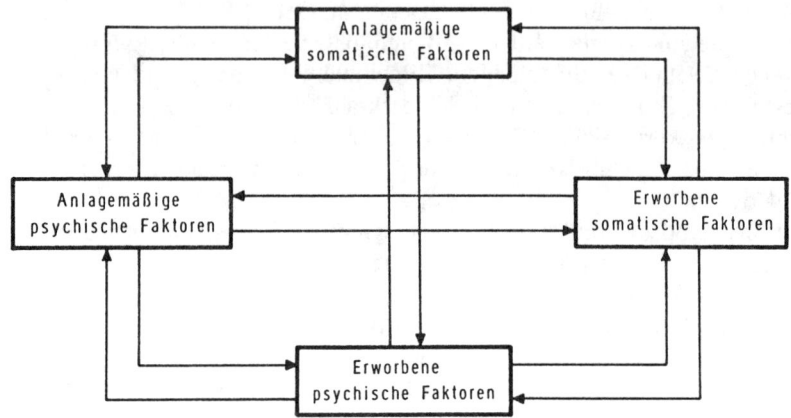

Abb. 4. Ursachengefüge einer psychosomatischen Krankheit

1) Angeborene organische Faktoren (z.B. die Hyperpepsinogenämie beim Ulcus duodeni).[3]
2) Erworbene organische Faktoren (z.B. eine Allergisierung beim Asthma bronchiale).[3]
3) Angeborene „psychische" Faktoren (z.B. eine Hypersensibilität).
4) Erworbene „psychische" Faktoren (neurotische Struktur und struktur*un*abhängige lebensgeschichtliche Daten).

Es handelt sich, wie Abb. 4 verdeutlicht, auch hier um ein Gefüge, bei dem sich die Faktoren in wechselseitiger Abhängigkeit befinden. Im Einzelfall können im Sinne einer Ergänzungsreihe sowohl die organischen als auch die „psychischen" Faktoren ganz im Vordergrund stehen. Aufgabe des Psychotherapeuten ist es, die Gewichtung dieser Faktoren im Rahmen der tiefenpsychologischen Anamnese festzustellen.

Ganz besonders eindringlich muß gesagt werden: Eine einmal ausgebrochene Strainerkrankung folgt körperlicher Eigengesetzlichkeit. Die einzelnen Symptome haben dann keine tiefenpsychologisch zu deutende „Sprache" mehr. Wenn man sich diese Tatbestände immer wieder klar vor Augen führt, wird man der Gefahr entgehen, allzu phantasievoll aber unreal die einzelnen Krankheitsmanifestationen symbolisch deuten zu wollen.

---

[3] Vgl. das „organische Entgegenkommen" bei Freud und die Organminderwertigkeit nach Adler.

Im Bereich neurotischer funktioneller Symptome wie auch in bezug auf die resultierenden Strainkrankheiten sind manche Fragen offen. Es gibt ferner viele Syndrome in der Medizin, deren Ätiopathogenese nicht befriedigend aufgeklärt ist. Auch wenn die Grenzen zu den primär organischen Krankheiten nicht verwischt werden dürfen, so sind doch die Psychotherapeuten gefordert, auf dem Gebiet aller Erkrankungen mit noch lückenhafter Pathogenese von ihrer Sicht her zu forschen.

Bei dieser Sachlage kann z.Z. eine tabellarische Übersicht über die neurotische Körpersymptomatik nur rudimentären Charakter haben. Erschwerend für eine solche Erfassung kommt noch hinzu, daß es so zahlreiche funktionelle Symptome bzw. Syndrome gibt, daß diese eine eigene Monographie erforderten, aber niemals in einer Liste auch nur annähernd vollständig zu erfassen sind. Trotz dieser Mängel soll hier abschließend eine Zusammenstellung versucht werden:

Tabelle 5

Neurotische Körpersymptome (I)	
Funktionelle Symptome	*Psychosomatische Krankheiten (Strainkrankheiten)*
Hautsystem	
Angiospasmus	Acne vulgaris
Hautallergien	Neurodermitis – Ekzem
Pruritus	Psoriasis
Stigmatisation	Urtikaria
Atmungssystem	
Hyperventilation	Asthma bronchiale
Nervöser Husten	Spastische Bronchitis
Rhinitis vasomotorica	
Magen-Darm-System	
Aerophagie	Colitis mucosa und ulcerosa
Kardiospasmus	Fettsucht – Bulimie
Colon irritabile	Gastritis
Diarrhö	Ileitis terminalis (Crohn)
Erbrechen	Magersucht (Anorexia nervosa)
Globus hystericus	Ulcus duodeni
Obstipation	
Pylorospasmus	
Muskel-Skelett-System	
Hartspann	Arthritis psoriatica
	Morbus Bechterew
HWS-Syndrom	Palindromer Rheumatismus
Ischialgie	Primär chronische Polyarthritis
Normokalzämische Tetanie	Reiter-Erkrankung
Schreibkrampf	
Tic	Weichteilrheumatismus
Torticollis spasticus	
Tremor	

Tabelle 6

Neurotische Körpersymptome (II)	
Funktionelle Symptome	*Psychosomatische Krankheiten (Strainkrankheiten)*
Herz-Kreislauf-System	
Angina pectoris vasomotorica	Angina pectoris
Erröten, Erblassen	Herzinfarkt?
Hypo- und hypertone Regulations-	„Herzneurose"
störungen	Essentielle Hypertonie
Sinustachykardien	Migräne
Spannungskopfschmerz	Paroxysmale Tachykardie
Supraventrikuläre Extrasystolen	
Vagovasale Anfälle	
Urogenitalsystem (Männlich)	
Ejaculatio praecox	Chronische rezidivierende Prostatitis
Ejaculatio retardata	Psychogene Sterilität
Impotentia coeundi	
Priapismus	
Urogenitalsystem (Weiblich)	
Dysmenorrhöen	Habituelle Aborte
Pseudogravidität	Primäre Amenorrhö
Pruritus vulvae	Psychogene Sterilität
Vaginismus	Sekundäre Amenorrhö
Endokrines System	
Hyper- und Hypoglykämien	Diabetes mellitus
Schilddrüsendysfunktion	Morbus Basedow

Exkurs:

Wir hatten ausgeführt, daß im Rahmen des hier vorgestellten Konzeptes neurotische Symptomatik als Sprengstück eines mobilisierten Antriebserlebens angesehen wird und damit im Prinzip immer psycho-somatisch ist. Welche „Seite" dieses Geschehens, die „psychische" oder die „somatische", ins Bewußtsein kommt, hat überwiegend biologische und struktur*un*abhängige Gründe.

Der Symptomdurchbruch geschieht an demjenigen Element, dessen Verdrängungsdecke am dünnsten ist. Diejenigen Facetten, die dem stärksten Druck ausgesetzt waren, bleiben meist auch in den Versuchungssituationen verdrängt. War z.B. das expansive Element, der Handlungsanteil eines kindlichen Bedürfnisses, am „verpöntesten", wird die Symptomatik eher aus den übrigen Antriebsbestandteilen resultieren. Es sei zunächst wiederholt, daß die Durchbrüche auch einmal isoliert an einem einzelnen Antriebselement erfolgen können und daß sich so aus *jeder* Antriebsfacette Symptome herleiten können, die als überwiegend körperlich erlebt werden.

Aus dem *Wahrnehmungs-* und *Vorstellungsanteil* werden wir zwar überwiegend „psychische" Symptome erwarten, wie illusionäre Verkennungen, Zwangsgedanken usw., weil wir die zerebralen Erregungen eben nicht fühlen können; aber wir hatten bei der hysterischen Struktur bereits beschrieben, unter welchen Umständen es auch in diesem Bereich zur Körpersymptomatik kommt (s. S. 33). Dies sei ebenfalls kurz wiederholt: Ein kleines Kind kann durch ausgedehnte bildhafte Vorstellungen, Phantasien (korrelativ: durch zerebrale Erregungen) seinen Körper allmählich zu immer intensiverem Mitschwingen bringen. Gelingt die Realitätsprüfung dann in der ödipalen Phase nicht, können diese kindlichen Vorstellungen später symptombildend werden. Es kann u.a. zu Lähmungen, Anfällen, Sensibilitätsstörungen kommen, die keiner anatomischen Gesetzmäßigkeit gehorchen. Diese sog. *Konversionssymptomatik* ist die *einzige* Körpersymptomatik, die symbolischen Charakter hat.

Aufgabe des Psychotherapeuten ist es, diese *Symbolsprache* zu verstehen, und sie dem Patienten in der Therapie allmählich verständlich zu machen.

Daß sich aus dem *Handlungsanteil* motorische, also ebenfalls „körperliche" Symptome entwickeln können, ist unschwer vorzustellen. Über psychomotorische Anfälle, Tic, Zittern etc. hatten wir schon gesprochen. Auch rheumatische Erkrankungen bzw. Arthropathien u.ä. haben hier eine Wurzel, worauf wir im 2. Teil des Buches zurückkommen werden.

Aufgabe des Psychotherapeuten ist es, auch diese *motorische Sprache* zu verstehen und sie dem Patienten in der Therapie verständlich zu machen.

Isolierte Durchbrüche aus dem *Emotional-Erregungsartigen,* also dem affektiven Element des Antriebserlebens, werden besonders oft als rein „körperlich" erlebt. Zum einen, weil die menschliche Fühlfähigkeit eben für Korrelate von Affektivem groß ist, zum anderen, weil die übrigen Antriebselemente (Wahrnehmung und Vorstellung usw.) weiterhin verdrängt sind. Der Patient spürt lediglich die komplexen, mit Worten u.U. oft schwer beschreibbaren, funktionellen Sensationen an denjenigen Organen, die in Antriebs-Bereitschaft gesetzt werden[4] – Schultz-Hencke nannte dies das Erregungsartige. Der Patient weiß aber nicht, ob er haben, behalten, kämpfen oder zärtlich sein will, weiß nicht, ob ihn neidische, habgierige, wütende, ärgerliche oder liebende Impulse usw. erfüllen.

Aufgabe des Psychotherapeuten ist es, auch diese sog. *Organsprache* zu verstehen und sie in der Therapie dem Patienten verständlich zu machen.

Dabei kommen ihm in manchen Fällen strukturelle Zuordnungen zu Hilfe. Es gibt „Organsprachen", die auf bestimmte Strukturen hinweisen. Auch dies sei kurz zusammengefaßt wiederholt: So wird man bei der schizoiden Struktur – in deren Zentrum intentionale Bedürfnisse stehen – bevorzugt mit funktionellen Sensationen oder Symptomen an den Sinnesorganen, auch der Haut, rechnen können (s. S. 25). Bei der depressiven Struktur trifft man gehäuft auf Funktionsstörungen im Bereich von Mund, Rachen, Schlund, Speiseröhre, Magen, Dünndarm mit Leber und Pankreas; denn hier geht es um orales Erleben im engeren und weiteren Sinn (s. S. 26 und 27). Zwangsstrukturierte werden vermehrt an Symptomen im unteren Dünndarm und im Dickdarm erkranken, wenn es bei ihnen um anales Erleben geht (s. S. 28). Im Rahmen einer hysterischen Struktur wird es vom urethralen und sexuellen Bereich her zu Funktionsstörungen an den Urogenitalorganen kommen können (s. S. 31 und 33).

---

[4] Vgl. hierzu den Begriff der Bereitstellungskrankheiten von v. Uexküll (1963), s. auch S. 57 . (Anmerkung).

Obwohl also an bestimmten Organen lokalisierte funktionelle Symptome bevorzugt – keineswegs ausschließlich – im Rahmen einer bestimmten Struktur aufzutreten pflegen, gibt es Funktionsstörungen, die im Rahmen *aller* Strukturen vorkommen können. Dies gilt besonders für das Herz-Kreislauf-System; denn es gibt kaum ein Bedürfnis, bei dem nicht das Herz korrelativ mitreagieren würde. Klagt ein Patient also über Herzsensationen, etwa über Tachykardien, Stenokardien o.ä., so ist dies eine sehr vieldeutige „Organsprache", aus der allein sich keinerlei Hinweise auf ein bestimmtes verdrängtes Antriebserleben ergeben. Herzklopfen kann ebenso einem oralen wie analen wie sexuellen Bedürfnis u.a. zugeordnet sein.

Der Vollständigkeit, aber auch der großen klinischen Bedeutung wegen sei noch erwähnt, daß es auch isolierte Sprengstücke vom antagonistischen Element des Antriebes, dem Furchtanteil gibt. Wir hatten beschrieben, daß die Furcht durch die Intensivierung als Angst auftritt. Diese kann natürlich ebenfalls unter den genannten Bedingungen, in Form ihrer Korrelate gespürt werden, u.a. auch als Herz-Kreislauf-Symptomatik (s. auch S. 8). Hinweise auf einen bestimmten Antrieb, dessen Wiederauftauchen gefürchtet würde, ergeben sich hieraus nicht. Im Einzelfall können die psychodynamischen Zusammenhänge nur mit Hilfe der tiefenpsychologischen Anamnese geklärt werden (s. S. 63).

Um des leichteren Verständnisses willen waren wir in diesem Exkurs bis jetzt davon ausgegangen, daß *ein* Antriebselement *isoliert* durchbricht. Wir hatten vorher aber bereits darauf hingewiesen, daß dies eher selten ist. In der Regel muß man mit Durchbrüchen von Aggregaten rechnen, also damit, daß mehrere Facetten, die bei Mischstrukturen auch aus verschiedenen Antrieben stammen können, symptombildend werden. Dies erklärt die Vielfältigkeit der Symptomatik der meisten Patienten. Es erklärt auch das Nebeneinander von „körperlichen" und „seelischen" Symptomen. Ein solches Nebeneinander kann jeder Psychotherapeut bei seinen Patienten beobachten (vgl. Hagedorn et al. 1971; Rudolf 1977). Um so bemerkenswerter ist es, daß doch immer wieder, ausgehend von der französischen Schule (Marty et al. 1963), dem psychosomatisch Kranken eine besondere Struktur von „vorwiegend rationaler Weltbewältigung, Mangel an Phantasie, Defekt an gefühlsmäßiger Erlebnisqualität u.a." zugeschrieben wird. Natürlich gibt es je nach individueller Struktur auch einmal unter den psychosomatisch Erkrankten einige, auf die solche Beschreibung zutrifft. Unserer Erfahrung nach ist dies aber eher selten. Durchgängig zutreffender wäre solche Charakterisierung für bestimmte Zwangskranke. Wer je Patienten mit Zwangsgrübeleien, also einem *„seelischen"* Symptom, behandelt hat, wird das bestätigen können. Allerdings wird auch bei diesen Patienten damit natürlich nur ihr neurotisches pattern beschrieben. Sind die Patienten durch die Therapie von ihren Zwängen befreit, erwacht auch bei ihnen eine oft ungeahnte Kreativität.

Wenn wir uns in diesem Exkurs auch mit jenen neurotischen Symptomen befaßt haben, die überwiegend als „körperlich" bewußt werden, so sei abschließend wiederholt, daß dennoch jedes neurotische Symptom psycho-somatisch ist. Die „körperlichen" haben ihre schwer faßbare „psychische" Seite, die „psychischen" ihre schwer faßbare „körperliche". Deshalb sprechen wir im Rahmen der hier vertretenen Modellvorstellung immer nur davon, daß therapeutisch eine Symptomatik behoben werden müsse: Die neurotische Depression ebenso wie eine neurotische Magensymptomatik. Beides wird aufhören, wenn die jeweiligen bei den Patienten vorhandenen unbewußten symptomauslösenden Konflikte bearbeitet, die Hemmungen bzw. Verdrängungen aufgelöst sind. Eine Formulierung wie: „eine Somatisation müsse rückgängig gemacht werden", wenn damit gemeint ist, dies sei etwas speziell anderes als das „Rückgängig-Machen" einer neurotischen Depression, ist danach entbehrlich. Ebenso sind natürlich Wertungen fehl am Platze. Oft wird die Aussage: „der Patient neigt noch zum Somatisieren" so benutzt, als sei dies eine primitivere „Austragsebene", als wenn er noch zu depressiven Reaktionen oder Zwangsdenken neigte. Wir sind ausdrücklich der Meinung, daß dies nicht der Fall ist.

II. Streß und Strain (Strainkonzept)

W. Zander

1. Äußere Stressoren*

Im vorigen Kapitel hatten wir uns bemüht, in einem Überblick die primär psychogene der primär neurotischen Körpersymptomatik gegenüberzustellen. Ausgangspunkt bzw. Kernstück der theoretischen Überlegungen waren die psychophysischen, also psychosomatischen Korrelationsvorgänge. Hier wollen wir uns dem Problem auf einem anderen Weg nähern, auf einem Weg, der vielleicht gerade den Organmedizinern den Zugang zur Psychosomatik im engeren Sinn erleichtern könnte. In diesem Zusammenhang erscheint es bemerkenswert, daß die ersten Verfechter von psychopathogenetischen Zusammenhängen in der Medizin nicht etwa Psychoanalytiker, sondern erfahrene Kliniker wie von Bergmann, Katsch, Krehl, Siebeck, von Weizsäcker und viele andere waren, während das Interesse von Freud und seinen meisten Schülern weit mehr den Psychoneurosen als den psychosomatischen Krankheiten galt. Aber ungeachtet der zu damaliger Zeit aufsehenerregenden Fakten hält sich doch die Skepsis im Kollegenkreis gegenüber empirischen Befunden. Es soll deshalb hier versucht werden, das Verständnis für unsere Vorstellungen über ein psychophysisches, also psychosomatisches Modell zu wecken, das seit Jahren in der Medizin praktisch unwidersprochen ist. Es handelt sich um das Streßkonzept von Selye (1946). Seine Forschungen konzentrieren sich auf die körperlichen Veränderungen, die sich abspielen, während der Organismus sehr lang anhaltenden bzw. unphysiologischen starken Belastungen ausgesetzt ist.

Selye faßte die schädlichen physikalischen, chemischen oder auch psychischen Belastungen unter dem Begriff der „Stressoren" zusammen. Der Körper versuche, sich an die ungewohnten Stressoren zu adaptieren. Dies geschehe mit dem sog. allgemeinen Adaptionssyndrom (AAS), einer stereotypen, unspezifischen Reaktion, bei welcher 3 Phasen unterschieden werden könnten:

1) das Stadium der Alarmreaktion,
2) das Stadium des Widerstandes,
3) das Stadium der Erschöpfung.

Selye hat seine Hypothesen durch zahlreiche Tierexperimente unterbaut. Wenn seine Ergebnisse hier etwas ausführlicher dargestellt werden, so deshalb, um immer wieder daran zu erinnern, mit welcher Vielfalt von funktionellen Abläufen wir bei korrelativem Geschehen zu rechnen haben. Im Stadium der Alarmreaktion kommt es zu einer initialen Ausschüttung, einer initialen Notfallsekretion von Katecholaminen

---

* Herrn Prof. Dr. P. Christian danke ich herzlich für die Durchsicht dieses Kapitels und seine wertvollen Hinweise.

sowie einem meßbaren Blutdruckanstieg. Morphologisch konnte nach Ausschüttung der entsprechenden chromaffinen Granula des Nebennieren*marks* eine Vakoulisierung der Zellen nachgewiesen werden. Ebenso fanden sich in der Nebennieren*rinde* schon in der Alarmphase morphologische Veränderungen. Zunächst wurden Sekretgranula der Zellen ausgeschüttet, dann erfolgte eine übernormale Ansammlung von Granula, gekennzeichnet durch eine nachweisbare Zellhypertrophie, der eine erneute Ausschüttung der Granula und eine Verkleinerung der Zellen folgten. Humoral entspricht diesen anatomischen Veränderungen die Produktion und Abgabe von Nebennierenrindenhormonen, insbesondere von Kortisol.

So unspezifisch diese Vorgänge und die morphologischen Veränderungen an sich sind, so können sie dennoch individuell verschiedenartig ablaufen, je nachdem, in welchem Ausgangszustand sich der Organismus befindet, ehe er von einem Stressor betroffen wird bzw. welche Vorerkrankungen die Organfunktionen und auch die Morphologie von Organen verändert haben. Ebenso kann das „AAS" im Tierexperiment in seinem Ablauf durch zusätzliche Einwirkungen – z.B. durch intraperitoneale Eiweißinjektionen oder durch Natriumzufuhr – entscheidend gestört werden.

Es sei darauf hingewiesen, daß sich wegen individueller Unterschiede das Adaptionssyndrom auch beim Menschen nicht immer als nützlich erweist, sondern daß es durchaus schädliche Auswirkungen haben kann bis hin zu letalen Ausgängen. Dies ist schon ein erster wichtiger Hinweis darauf, daß Streß nie wirklich unabhängig vom „gestreßten" Individuum zu sehen ist (s. auch S. 13).

Es handelt sich also auch beim Streß um ein multifaktorielles Geschehen, von welchem Levi 1976 sagte, daß dieses Reaktionsmuster kybernetisch darstellbar sei. Die Parallele zu dem Ursachengefüge einer psychosomatischen Krankheit wird somit deutlich.

So kompliziert die körperlichen Vorgänge beim Streß auch sind, als gemeinsame Besonderheit läßt sich sagen, daß die sympathikotropen[1] Prozesse indikativ sind.

Die Aktivität des Sympathikus führt über die Ausschüttung von Adrenalin bzw. Noradrenalin zu folgendem Syndrom: Anstieg des Blutdrucks, Anstieg der Glukose im Blut, Mobilisierung des Fettes aus den Depots, dadurch Anstieg der freien Fettsäuren im Blut, Absinken der Infektabwehr, Beeinflussung der Immunitätslage und Störung des Salzsäure-Pepsin-Gleichgewichts im Magen.

Betrachten wir diesen Aktivierungsweg näher: Zunächst werden die Sinnesorgane durch die Stressoren erregt. Von dort setzen sich die Erregungen bis in die subkortikalen Zentren (limbisches System, Hypothalamus, Thalamus) fort. Einerseits kommt es dann zu Weiterleitungen über die Hypophyse und das adrenerge System zu den entsprechenden viszeralen Organen. Andererseits werden Bahnen zum Neokortex aktiviert. Die Stressoren werden bewußt. Es spricht manches dafür, daß auch direkte Verbindungen von den Sinnesorganen zum Neokortex bestehen.

So ergibt sich für den gesamten Streß beim Menschen folgendes *vereinfachtes* schematische Bild, welches die funktionellen Zusammenhänge deutlich machen soll (Abb. 5).

---

[1] Dies ist eine aus didaktischen Gründen simplifizierende Aussage.

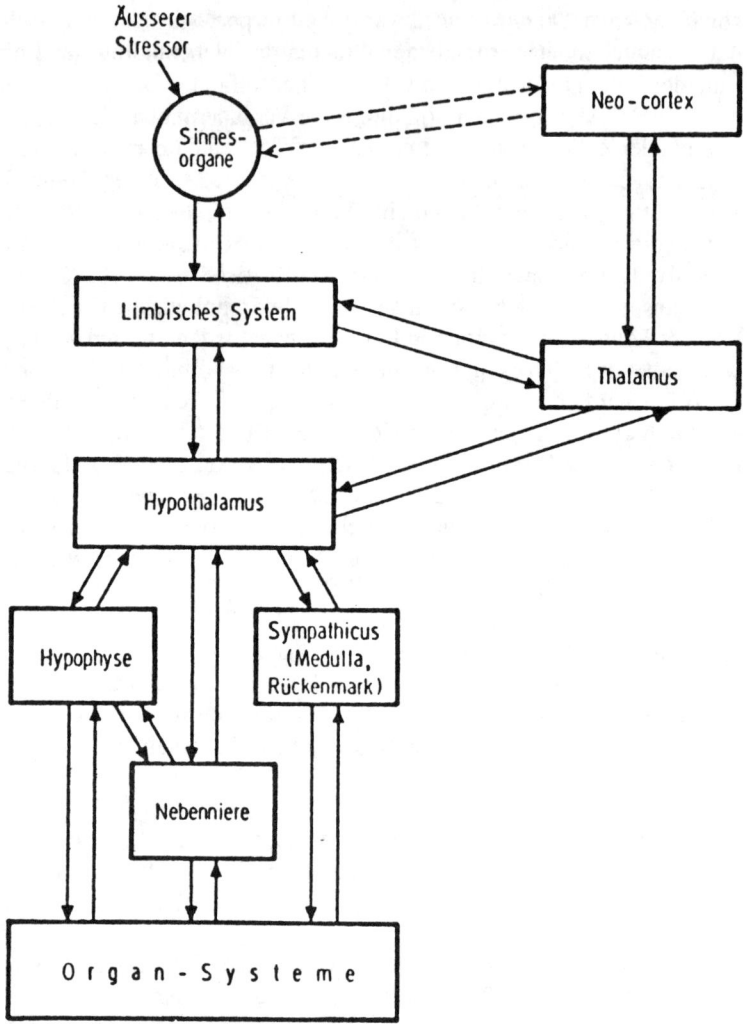

Abb. 5. Streß: Vorbereitung auf Kampf oder Flucht (wichtig ist, daß es keine Erregung im Organismus gibt ohne Rückmeldung, es sich damit um Kreisprozesse handelt)

Dieses Schema sei, da wir später darauf zurückkommen werden, weiter vereinfacht, nämlich ohne die Rückmeldungen, noch einmal dargestellt (Abb. 6).

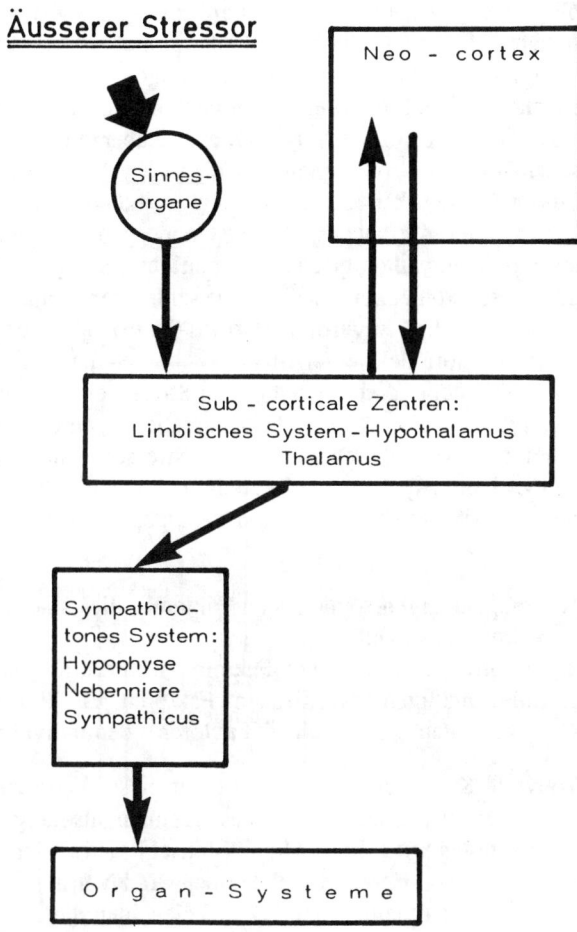

Abb. 6. Äußerer Streß (vereinfacht)

2. Innere Stressoren

Schon beim äußeren Streß[1] handelt es sich „normalerweise" um ein durchaus kompliziertes Geschehen. Diese komplexen und z.T. noch nicht einmal endgültig erforschten humoralen, nervalen und morphologischen Zusammenhänge konnten, wie gesagt, bereits individuelle Abwandlungen erfahren. Bei den psychischen bzw. den psychosozialen Stressoren bekommen die individuellen Gesichtspunkte ganz besonderes Gewicht. Bereits Selye war später überzeugt, daß diese Stressoren beim Menschen die Hauptrolle spielen. Welche psychosozialen Außenreize zu pathogenen Stressoren verarbeitet werden, hängt weitgehend von individuellen Faktoren ab. So kann z.B. das normale psychische Unbehagen vor einem Examen zu einer besonders ausgeprägten pathologischen Adaptationsleistung führen, je sensibler der betreffende Mensch von Natur aus ist und je schlechtere Erfahrungen er bei früheren Prüfungen gemacht hat. Er wird, wie Görres (1976) dies so treffend bildlich ausdrückte, aus einer Stressormücke einen Stressorelefanten machen. In diesem Zusammenhang hat man in Abhebung von den äußeren Stressoren von *inneren Stressoren* gesprochen. Auch diese sind imstande, das Adaptationssyndrom auszulösen. (Die Grenzen zwischen den sog. äußeren und inneren Stressoren sind natürlich fließend.) Und so hat man es beim psychogenen Streß mit einem ähnlichen Bedingungsgefüge zu tun wie bei den psychosomatischen Erkrankungen im engeren Sinn; nämlich einem Gefüge aus

1. anlagemäßigen somatischen Faktoren; dies sind die allgemeinen Gesetzmäßigkeiten des Ablaufs;
2. erworbenen somatischen Faktoren, Vorerkrankungen etc.;
3. anlagemäßigen „psychischen" Faktoren, z.B. Hypersensibilität;
4. erworbenen „psychischen" Faktoren[2]: den individuellen Vorerfahrungen.

Wieviele Krankheiten es gibt, die auf diese Weise zustandekommen, ist vorläufig nicht abzuschätzen. Sicher sind es viel mehr, als i.allg. von psychoanalytischer Seite angenommen wird. Beim Ulcus ventriculi, bei Fällen von Hypertonie, von Asthma bronchiale, von Herzinfarkten können wir davon ausgehen, daß ein größerer Prozentsatz Streßkrankheiten sind. Dies beleuchtet die Notwendigkeit, daß auf diesem Sektor intensiv weiter geforscht wird (s. auch Lolas u. Mayer 1987).

Die Kenntnis der pathophysiologischen Vorgänge beim inneren Streß ist ein weiterer Baustein zum Verständnis der psychosomatischen Krankheiten im engeren Sinn. Sobald man es mit dem für den Menschen häufigsten Streß, nämlich dem psychisch bzw. psychosozial ausgelösten, zu tun hat, rücken in besonderem Maße die erworbenen psychischen Faktoren in den Brennpunkt des Interesses. Bei diesen handelt es sich, wie ausgeführt, um individuelle Vorerfahrungen. Sie sind verantwortlich für die Einschätzung der Situation. Korrelativ ausgedrückt kann man sagen: Das Zusammenspiel kortikaler Engramme entscheidet über die Verarbeitung von indifferenten Reizen zu pathogenen Stressoren. Bei diesen Vorgängen spielen Verdrän-

---

[1] Uns interessieren hier nur die Disstressoren, nicht die Eustressoren.
[2] Daß wir hier u.a. auf Fakten stoßen, die wir als neurosenstruktur*un*abhängige lebensgeschichtliche Daten eines Patienten schon beschrieben haben, sei kurz erwähnt.

gungsmechanismen noch *keine* Rolle. Sie sind in der Regel *bewußt* bzw. sehr leicht bewußt zu machen.[3]

Theoretisch kann man sich den inneren Streß folgendermaßen vorstellen: Ein indifferenter Reiz trifft das limbische System und wird innerhalb von Verschaltungen zwischen diesem, dem Thalamus, dem Hypothalamus und *wesentlichen* Anteilen des Neokortex zu einem pathogenen Stressor verarbeitet, der dann das Adaptationssyndrom auslöst (Abb. 7).

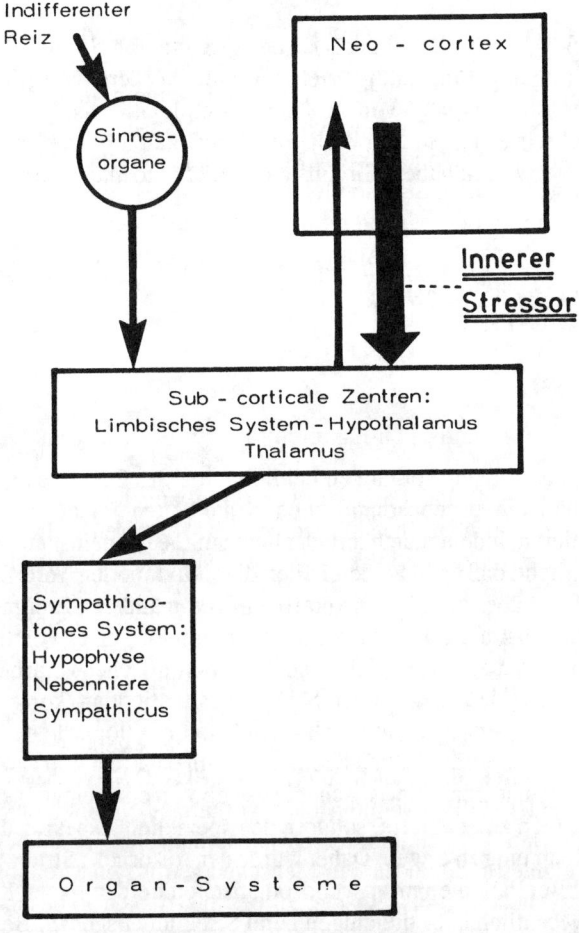

Abb. 7. Innerer Streß (vereinfacht)

Da die große Bedeutung der subkortikalen Zentren für psychophysische Zusammenhänge hier besonders klar zu Tage trat, sei – obwohl zum Streßgeschehen nicht direkt gehörig – noch auf folgende neurophysiologische Forschungsergebnisse hingewiesen: Affekte und Emotionen haben offenbar ihren „Ursprung" im limbischen System und Hypothalamus. Anders ausgedrückt: nervale Erregungen in diesem Abschnitt des ZNS sind die körperlichen Korrelate von Affekten und Emotionen. Hypothalamus und limbisches System werden für biologische Rhythmen, das Sexualverhalten, aber auch für Wut-

---

[3] Im Extremfall wird es fließende Übergänge zu unbewußten Zusammenhängen geben.

und Furchtreaktionen als die zentralen Schaltstellen angesehen. Man hat zum Beispiel experimentell nachgewiesen, daß nach einer Zerstörung des Amygdalae, also eines Teils des limbischen Systems, Furchtreaktionen und deren Begleiterscheinungen in entsprechenden Situationen ausbleiben. Interessant ist weiter, daß die Verbindungen zwischen limbischem System und dem Neokortex sehr dürftig sind (Ploog et al. 1981). MacLean (1955) sprach sogar davon, daß der Neokortex auf dem limbischen System aufsitze wie ein Reiter auf einem Pferd ohne Zügel. Möglicherweise ist diese anatomische Tatsache eine Erklärung dafür, warum der Verdrängungs- bzw. Hemmungsmechanismus beim Menschen ein so häufiges Vorkommnis ist, d.h. warum Antriebe leicht unbewußt werden können. Aber selbstverständlich werden *zahlreiche* Funktionsveränderungen beim Zustandekommen der Hemmung eine Rolle spielen.

Doch abschließend noch einmal zurück zum sog. inneren Streß. So einheitlich ein innerer Stressor auch gefühlsmäßig erlebt wird, die körperlichen Abläufe des zugehörigen Streßgeschehens sind von größerer Komplexität als die bei den äußeren Stressoren, weil wir es mit sehr komplizierten kortikalen bzw. kortikal-subkortikalen Verschaltungen zu tun haben. Simplifizierend könnte man aber folgendes formulieren:

Streß ist die Summe der körperlichen Vorgänge, während ein Mensch Stressoren erlebt. Streß kann in Streßkrankheiten münden.

3. Strain

Die Beschäftigung mit den Vorgängen beim inneren Streß legt den Gedanken nahe, man könnte auch die psychosomatischen Krankheiten im engeren Sinn diesem Modell subsumieren, indem man nämlich allein auf die Gemeinsamkeiten hin abstrahiert und hervorhebt, daß es in beiden Fällen die individuellen Vorerfahrungen eines Menschen sind, die über die Art der Verarbeitung von äußeren Ereignissen entscheiden. Eine solche Abstraktion ist zunächst sogar sinnvoll, da es von hier aus nur ein kleiner Schritt ist, anzuerkennen, daß es auch bei neurotischer Verarbeitung von Umwelteinflüssen – also den auslösenden Schicksalssituationen – korrelativ zu körperlichen humoralen, nervalen und schließlich morphologischen Veränderungen kommt. Bei den psychosomatischen Krankheiten im engeren Sinn erweisen sich aber Details als wichtig und charakteristisch, die es geboten erscheinen lassen, den Streßbegriff nicht einfach zu erweitern, sondern den speziellen Aspekten durch eine neue Bezeichnung Rechnung zu tragen. Daher wurde der Ausdruck „Strain" (Zander 1976) vorgeschlagen. Bei Patienten mit psychosomatischen Leiden liegen Konstellationen vor, die doch wesentlich über diejenigen beim Streß hinausgehen. Bei den individuellen Vorerfahrungen handelt es sich um *sehr frühe* „Prägungen", nämlich um die Neurotisierungen in der Kindheit. Sie sind für die Entwicklung psychosomatischer Krankheiten im engeren Sinn ein conditio sine qua non. Damit wird die Kenntnis der Neurosenpsychologie hier unabdingbar.

In der Neurosenpsychologie sind psychophysische Modellvorstellungen nicht neu. Alexander (1951) hat gerade in bezug auf die körperliche Symptomatik von Patienten sehr umfangreiche Pionierarbeit geleistet. Er unterschied 2 Gruppen von psychosomatischen Erkrankungen, die sympathikotonen und die parasympathikotonen.

Dabei ging er davon aus, daß Impulsen von Kampf und Flucht sympathische Erregungen zuzuordnen sind und Impulsen von Behütet- und Umsorgtsein parasympathische. Er war der Meinung, der Organismus würde für die jeweilige Reaktion bereitgestellt.[1]

Seine Lehre könnte man wie in Abb. 8 dargestellt skizzieren.

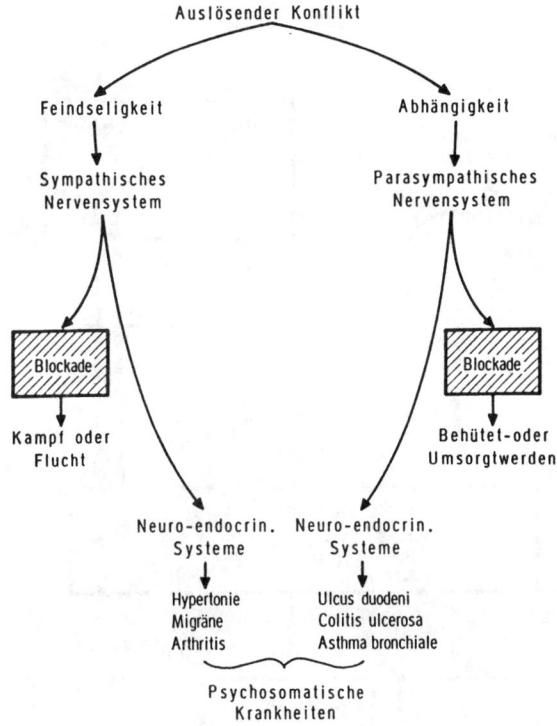

Abb. 8. Psychosomatisches Krankheitsmodell nach Alexander (vereinfacht)

Schultz-Hencke (1951) sah nach dem Krieg bei Alexander eine Parallele seiner Bemühung, das Konzept von Freud und z.T. von anderen Altanalytikern eben auch in Richtung auf ein psychosomatisches Modell hin weiterentwickelt zu haben.

Wir hatten die symptomauslösenden Schicksalssituationen als neurotische Ambivalenzkonflikte beschrieben und hatten ausgeführt, daß es in der Hauptsache um Konflikte geht, die man ganz allgemein so ausdrücken kann: Soll ich mich „aggressiv" – im weitesten neurosenpsychologischen Sinn – verhalten (sympathikoton) oder ordne ich mich den Wünschen anderer unter, um weiterhin beliebt zu sein (parasympathikoton).[2] Wir haben Grund zu der Annahme, daß den diametral entgegengesetz-

---

[1] Vgl. die Bereitstellungskrankheiten bei v. Uexküll (1963).
[2] Auch dies sind *starke* Vereinfachungen. Die Antagonismen muß man heute viel differenzierter sehen. Es geht nur um die Darstellung eines Modells.

ten seelischen Strebungen auch antagonistische nerval-humoral-hormonale Funktionsabläufe im Organismus korrelativ entsprechen, mit anderen Worten, daß der Strain aus antagonistischen Innervationsmustern besteht. Da nun einmal der „sympathikotone" Anteil des Ambivalenzkonfliktes verdrängt sein kann, ein anderes Mal der „parasympathikotone", sind prinzipiell 2 verschiedene Strainformen denkbar.

Analog der vereinfachten Darstellung des inneren Streß (s. S. 55) – also ohne die stets vorhandenen Rückmeldungen – könnte man den Strain bei Verdrängung der aggressiven Bedürfnisse wie in Abb. 9 darstellen.

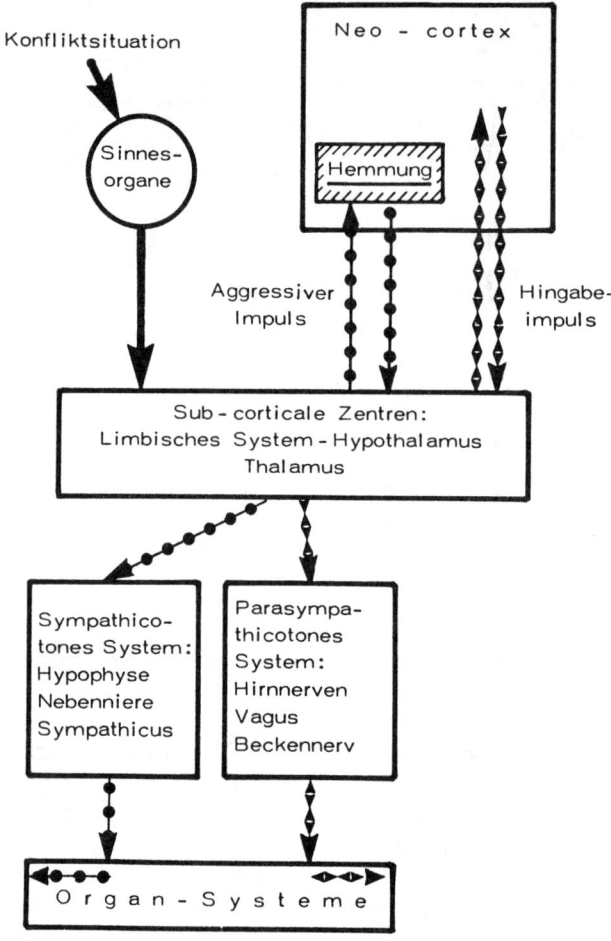

Abb. 9. Strain (Verdrängung sympathikotoner Anteile)

Im Gegensatz dazu würde der Strain bei Verdrängung des Bedürfnisses nach Umsorgtsein bzw. Geliebtwerden etwa wie in Abb. 10 dargestellt aussehen.

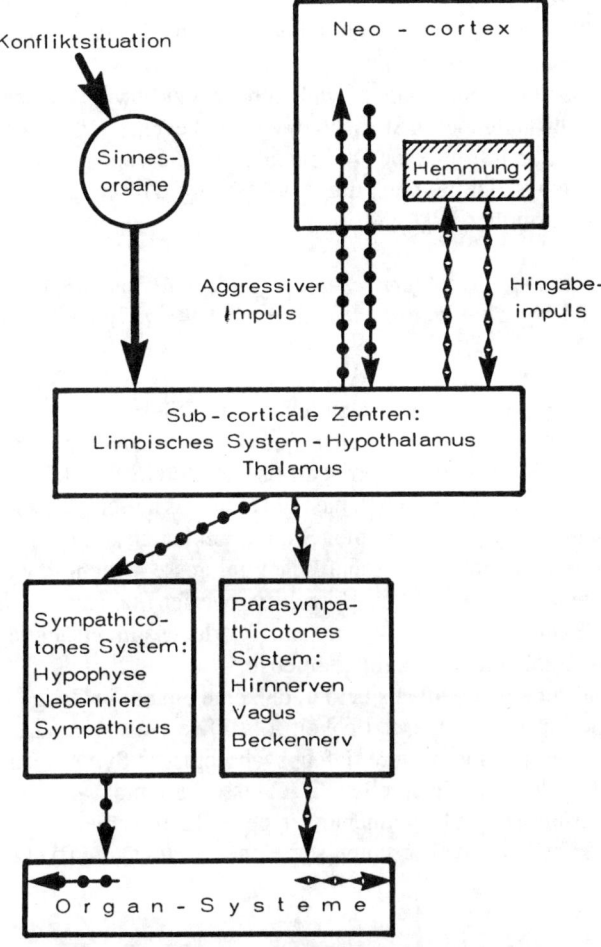

Abb. 10. Strain (Verdrängung parasympathikotoner Anteile)

Diese beiden Strainformen unterscheiden sich lediglich in bezug auf die unterschiedlichen Hemmungsvorgänge im kortikalen Bereich. Nur eine der beiden Strebungen wird jeweils bewußt (entsprechend des nicht lösbaren Ambivalenzkonflikts). Unabhängig von der Art dieser Hemmung kommt es in den Organsystemen zu gleichzeitigen[3] antagonistischen Innervationen. Es ist leicht vorstellbar, daß solche Dysfunktionen dann bei *längerer* Dauer auf dem Boden *spezieller topographischer* Zusammenhänge schließlich auch zu morphologischen Veränderungen führen und

---

[3] Wahrscheinlich handelt es sich genaugenommen um ein schnelles Hin und Her, Hin und Her usw. (s. S. 17 und 18).

damit zu Krankheiten, die körperlicher Eigengesetzlichkeit folgen, zu den Strainkrankheiten. *Morphologische Veränderungen sprechen also keineswegs gegen eine psychogenetische, hier korrekter ausgedrückt: neurosenpsychologische, Verursachung einer Krankheit.*

Wir hoffen, daß die Unterschiede zwischen Streß und Strain trotz mancher äußerer Ähnlichkeit deutlich geworden sind.

Subsumiert man unter Streß alle bewußten oder sehr bewußtseinsnahen Verarbeitungen von äußeren und inneren Stressoren, von „life events", so wäre mit den beiden Kurzformeln Streß und Strain eine Differenzierung zwischen psychogener und neurotischer körperlicher Symptomatik durchaus möglich. Abschließend kann man also folgendermaßen formulieren:

Strain ist die Summe der körperlichen Vorgänge, während ein Mensch einen neurotischen Ambivalenzkonflikt erlebt. Strain kann in Strainkrankheiten münden.

Strain ist – wie die Abbildungen verdeutlichen – multilokalisiert zu denken. Der experimentelle Nachweis von *speziellen* Funktionsveränderungen an *bestimmten* Organen, während ein Patient seinen neurotischen Ambivalenzkonflikt erlebt, also der Nachweis von speziellen Strainelementen, kann uns helfen zu verstehen, weshalb es geradezu zwangsläufig zu bestimmten Strainkrankheiten kommt. Dieser Nachweis erscheint – abgesehen vom wissenschaftlichen Interesse – wichtig, weil die Mediziner den Psychoanalytikern nicht zu Unrecht vorwerfen, sie seien bislang jeglichen Beweis für die Bedeutung neurotischen Konflikterlebens im ursächlichen Konditionenbündel von Krankheiten schuldig geblieben.

Abschließend sei aber nochmals betont, daß eine einmal in Gang gesetzte Strainkrankheit körperlicher Eigengesetzlichkeit folgt. Die einzelnen daraus resultierenden Symptome lassen keine weitere tiefenpsychologische Symboldeutung mehr zu.

Ehe aber über die experimentellen Ergebnisse berichtet wird, sollen zunächst einige empirisch-klinischen Untersuchungen geschildert werden bzw. jene Methode, die Ausgangspunkt für beide Forschungsbereiche ist: *die tiefenpsychologische Anamnese.*

B. Empirische Untersuchungen

I. Tiefenpsychologische Anamnese und ihre Besonderheiten bei körperlicher Symptomatik

E. Zander

Die sog. „erweiterte Anamnese", wie wir sie auf analytisch-psychotherapeutischem Gebiet erheben, unterscheidet sich grundlegend von den üblichen medizinischen Anamnesen. Sie ist nicht nur eine Erfassung der „Vorgeschichte", sondern zugleich auch eine erste Untersuchung mit dem Ziel, eine neurosenpsychologische Diagnose zu stellen, die Prognose abzuschätzen und daraus die Indikation für eine optimale Behandlung abzuleiten. Mit dem *prognostischen* Teil der Anamneseerhebung werden wir uns erst im Therapiekapitel beschäftigen. Hier geht es um den *diagnostischen* Teil, der bei körperlicher Symptomatik Besonderheiten aufweist.

Wir werden aber zunächst einige wenige allgemeine[1] Gesichtspunkte zum Erstinterview zusammentragen, ehe wir uns diesen speziellen Besonderheiten zuwenden; denn prinzipiell ist natürlich die Art der Anamneseerhebung bei psychosomatisch Kranken dieselbe wie bei vorwiegend psychischer Symptomatik. Es gilt in jedem Fall die Frage zu klären: Handelt es sich bei den Symptomen wirklich um *neurotische* und nicht etwa um *einfache psychische* Reaktionen, die *unneurotisch* sind. Neurotisch ist eine Symptomatik ja nur dann, wenn die Art der in früher Kindheit erworbenen neurotischen Persönlichkeitsstruktur das Scheitern in der späteren auslösenden Schicksalssituation psychodynamisch verstehbar macht. Die Fakten, die es zu erfassen gilt, um diese Frage zu entscheiden, sind tiefenpsychologischer bzw. mikropsychologischer Natur, d.h. sie sind ohne entsprechende Ausbildung nicht zu eruieren.

In dieser Beziehung trifft man auch heute noch auf kontroverse Meinungen. Oft wird angenommen, das normale verständnisvolle Eingehen vom Arzt auf den Patienten reiche in allen Fällen für Diagnostik und Therapie aus. Mikropsychologische Fakten seien Konstrukte der mikropsychologischen Beobachtung. Dabei käme kein Arzt sonst auf den Gedanken zu sagen: was wir im Mikroskop, Elektronenmikroskop, Computertomogramm etc. wahrnehmen, seien reine Beobachtungseffekte.[2]

Es sei an den Vergleich der psychosomatischen Medizin im engeren Sinn mit der Mikrochirurgie erinnert. Die Mikrochirurgie ist ein *kleiner* Teilbereich der Chirurgie. Aber nur *der* Chirurg wird bestimmte Feinstrukturen erkennen und in diesem Bereich operieren können, der den Umgang mit dem Mikroskop bzw. dem speziellen Instrumentarium während des Operierens zusätzlich gelernt hat. Dies ist in der Regel weder durch Bücher noch theoretischen Unterricht allein, sondern nur im praktischen Vollzug möglich.

---

[1] Im übrigen wird auf die entsprechende Literatur verwiesen.
[2] Natürlich gibt es solche Beobachtungskonstrukte, aber diese sind – auch in der Tiefenpsychologie – schließlich als solche zu erkennen und dann revidierbar.

In der Mikropsychologie ist es nicht anders. Tiefenpsychologische Zusammenhänge lernt ein Psychoanalytiker im praktischen Umgang an sich selbst in der Lehranalyse kennen, dann an Patienten unter Supervision. Auch hier handelt es sich – das sei ausdrücklich betont – gemessen am Umfang der Medizin um einen kleinen Teilbereich, und es ist keineswegs erforderlich, daß jeder Mediziner sich diesem Spezialstudium zuwenden müßte, um ein guter, einfühlsamer Arzt zu sein, der sich menschlich und verständnisvoll auch der Sorgen seiner Patienten annimmt.

Für jenen Teilbereich aber, um den es in diesem Buch geht, sind Spezialkenntnisse erforderlich; neben den praktischen natürlich auch theoretische.

Theoretisch wird ein allgemeines Bezugssystem gelehrt und erlernt, eine Neurosenlehre. Wir haben unser Modell in den Eingangskapiteln soweit dargestellt, wie es zum Verständnis erforderlich ist. Diese Theorie ist *sinngemäß*, d.h. den jeweiligen psychodynamischen Gegebenheiten entsprechend, in der psychotherapeutischen Arbeit anzuwenden.

Wir hatten immer wieder auf die vielfältigen individuellen Varianten im Rahmen der Strukturentwicklung hingewiesen. Diese erfordern naturgemäß eine tiefenpsycho*logische* flexible Handhabung der Anamnesen-„technik", die eben keine kniffreiche Technik ist, sondern eine sich lebendig entwickelnde „Gestalt". Schultz-Hencke (1951) war einer der ersten, der expressis verbis darauf hinwies, daß Patient und Therapeut „automatisch" eine „soziologische Gruppe zu zweit" bilden. Er schrieb ferner:

> Es konstelliert sich etwas zwischen den beiden... denn hier begegnen sich zwei Menschen, wie sich Menschen seit je begegneten, nämlich auch zwischen diesen beiden Menschen schwingen vielerlei Antinomien mit... (Schultz-Hencke 1951).

(Das ist eine umfassende Beschreibung eines lebendigen „Systems", das natürlich u.a. Übertragungs- und Gegenübertragungsphänomene mit einschließt, aber deutlich weitreichender ist.)

Ein Patient, der das Zimmer eines Psychoanalytikers betritt, „antwortet" nämlich auf *diesen* Menschen, auf *diese* Atmosphäre. In *dieser* Form der sich formierenden „Gruppe zu zweit" ergibt sich beim Patienten eine „Gerichtetheit" des Materials, das er mitteilt. Er berichtet in der Regel eben keine beliebigen, sondern relevante Daten, Fakten aus seinem Leben, relevante Träume, frühe Kindheitserinnerungen usw.

Aufgabe des Interviewers ist es, die Bedeutung des Mitgeteilten jeweils zu erkennen. Der Therapeut wird ferner auf alles zu achten haben, was in ihm selbst, zwischen ihm und dem Patienten schwingt[3], wird Signale aus Motorik, Gestik, Mimik, Tonfall, sonstigem Verhalten etc. aufnehmen. So wird er schließlich in der Lage sein, die primären wie die stabilisierenden Ursachen zu überblicken. Er wird eine auslösende Schicksalssituation eruiert und evtl. chronifizierende Faktoren nachgewiesen haben.

Kurz, er wird annäherungsweise das neurotische So-geworden-Sein des Patienten verstehen.

Im Rahmen des hier eingangs vorgestellten Konzepts wird er eine Strukturdiagnose stellen und die Frage beantworten können, ob die Symptomatik als Antriebs-

---

[3] Auch der Therapeut „antwortet" jeweils auf einen bestimmten Menschen!

sprengstück bestimmter gehemmter Bedürfnisse angesehen werden kann, ob sie also neurotisch ist oder nicht.

Bei körperlicher Symptomatik geht es nun sogar um mehr, nämlich nicht nur um die Differentialdiagnose von „primär psychogen bzw. primär neurotisch?", sondern weiter um die ganz entscheidende Frage: „primär psychogen – primär neurotisch oder primär organisch?" (Es darf allerdings nicht vergessen werden, daß auch „psychische" Symptomatik primär organisch sein kann. Alle somatopsychischen Phänomene gehören hierher.)

Gelegentlich ist diese Differenzierung in praxi schwieriger, als von der Theorie her zu vermuten wäre. Gerade das Eruieren der rezenten auslösenden Situation, das hier von Wichtigkeit ist, kann große Mühe bereiten, selbst wenn der Interviewer die erforderliche Übung und Erfahrung besitzt.

Bei der hysterischen Konversionssymptomatik zum Beispiel fallen oft die Begleitumstände derjenigen aktuellen Situationen, die den „verbotenen Triebwunsch" zu mobilisieren drohten, ebenfalls der Verdrängung anheim. Mehr als Vermutungen wird man nach dem Erstinterview in solchen Fällen nicht haben können. Man wird sich mit dem Nachweis einer hysterischen Strukturentwicklung begnügen müssen und hoffen, daß sich die Amnesie in der folgenden psychoanalytischen Behandlung aufheben lassen wird. Bei größerer diagnostischer Unsicherheit muß an probatorische Termine bzw. eine Probetherapie gedacht werden.

Es gibt auch ein ganz bewußtes Verschweigen der Lebensumstände vor Ausbruch einer Symptomatik. Besonders bei Patienten, die nicht aus eigenem Antrieb kommen, die also „geschickt" werden, wird man damit rechnen müssen. Ähnliche Probleme tauchen gelegentlich bei Patienten mit ausgeprägten retentiven Haltungen auf, weil sie ebenfalls anfangs Material mehr oder weniger bewußt zurückhalten, „nicht hergeben". Mimik, Gestik, Träume, Kindheitserinnerung etc. sowie der Nachweis retentiver Gehemmtheit im sonstigen Verhalten (Haltungen und Gehemmtheiten bestehen stets zusammen; s. Kap. A.I.3.) schützen hier vor der Annahme, es gäbe bei ihnen tatsächlich keine neurosenpsychologisch relevante auslösende Ursache der Symptomatik.

Vor Schwierigkeiten steht man ferner dann, wenn der Symptombeginn nicht bekannt ist. Erinnert sei an Hypertoniker, deren Hypertonie eher zufällig entdeckt wurde. Soll man bei solchen Patienten eine Aussage darüber machen, ob es sich bei ihnen um ein psychosomatisches Leiden im engeren Sinn handelt, wird man nach „Indizien" dafür suchen, ob sich der Patient seit längerer Zeit in unverändert konflikthaften Lebensumständen befindet. Dies würde für eine Psychogenese sprechen, wenn die strukturelle Entwicklung psychodynamisch dazu „paßt". Keineswegs aber darf man sich etwa in der Diagnostik davon beeinflussen lassen, wenn noch andere Symptome bei einem Patienten gefunden werden, die eindeutig neurotischer Natur sind. Bei der Häufigkeit neurotischer Phänomene in der Bevölkerung wird man bei Patienten *oft* auf neurotische Problematik stoßen können. Dies berechtigt aber *niemals*, ein *bestimmtes* Symptom ebenfalls für primär neurotisch zu halten, wie wir gleich an Beispielen belegen werden.

Abgesehen von diesen Ausnahmesituationen kann man davon ausgehen, daß die Patienten ihre Lebensumstände vor Ausbruch der ersten Symptomatik schildern werden. Die Aufgabe des Analytikers ist es, in den mitgeteilten Fakten die dem Patienten unbewußte Konfliktsituation zu erkennen bzw. den in Durchbruchgefahr geratenen Antrieb.

Und doch schleichen sich selbst bei der Untersuchung dieser Patienten – die den größten Anteil in unserem Krankengut ausmachen – differentialdiagnostische Fehler ein. Wir sind der Meinung, daß es hier in der Hauptsache 2 Kriterien sind, die man leicht übersieht bzw. deren Wichtigkeit man unterschätzt, die einem aber helfen, solche Fehler zu vermeiden.

Die Problematik sei an einem dafür besonders instruktiven Fall geschildert, der schon lange zurückliegt.

> Eine ca. 30jährige Patientin, Frau A., litt seit mehreren Jahren an unklaren Oberbauchbeschwerden, die zum Teil als essensabhängig geschildert wurden. Der Hausarzt, der die Familiensituation kannte, hielt die Schmerzen für gastritisch und glaubte, daß die sehr schlechte Ehe mit einem älteren Mann der jungen Frau „auf den Magen geschlagen" war. Überwiegend auf Drängen der übrigen Familie hatte er die Patientin eingewiesen.
> Bei der klinischen Untersuchung war außer einem leichten Druckschmerz im Epigastrium lediglich eine unerhebliche Anämie festzustellen. Diese glaubte man am ehesten auf ein röntgenologisch nicht nachzuweisendes Ulcus duodeni beziehen zu können, da im Stuhl okkultes Blut gefunden wurde, das sich allerdings später als Folge fehlerhafter diätetischer Vorbereitung herausstellte.
> Wegen Verdachts auf eine psychosomatische Erkrankung wurde eine tiefenpsychologische Exploration veranlaßt. Die junge Frau war sehr bereitwillig im Gespräch und berichtete u.a. folgendes:
> Sie war als letztes – sicher nicht eben erwünschtes – Kind einer schon älteren, vergrämten, depressiven Mutter aufgewachsen. Der Vater war früh verstorben. Die Patientin hatte an ihn keine Erinnerung. Die Not war groß, Auflehnung nicht möglich.
> Die Patientin entwickelte sich zu einem stillen, bescheidenen Mädchen, das „mit allem zufrieden" war. Als Arbeiterin in einer Wäscherei war sie gerade wegen ihrer bescheidenen Art (ihrer oral-aggressiven Gehemmtheit!) beliebt; sie war auch fleißig und besonders sorgfältig.
> Ein älterer Kunde warb um sie. Die Patientin kam gar nicht auf die Idee, daß sie seine Werbung hätte ablehnen können. Der Mann war alleinstehend und hatte ihr schon immer leid getan. In der Ehe erwies er sich als schwierig und unentwegt fordernd. Er benötigte sein Geld fast ausschließlich für sich; die junge Frau mußte weiterarbeiten, hatte nun aber zusätzlich den Haushalt zu versorgen und den Mann zu bedienen. Sie war hilflos genug, diesen Zustand nicht ändern zu können.
> Die Ehe mit einem älteren Mann (also einer „Vaterfigur") mußte unbewältigte orale Bedürfnisse bei der Patientin mobilisiert haben. Die Frustration solcher latenter Bedürfnisse bei der Unfähigkeit der Patientin, oral-aggressiv sein zu können, schien ausreichend „stimmig", um die „Magen"-Beschwerden zu erklären und sie für primär neurotisch zu halten.
> Der Ehemann erschien nicht zu dem angebotenen Termin. Eine Konsequenz zur Psychotherapie ergab sich wegen des ungünstigen Wohnortes der Patientin nicht. Sie wurde daher rein symptomatisch behandelt.
> Als eine Kontrolluntersuchung eine Verschlechterung der Anämie ergab, erfolgte weitere Diagnostik. Es wurde dann eine mit Metastasen durchsetzte Leber gefunden. Die Patientin verstarb relativ bald.
> Der Primärtumor wurde bei der Sektion im Ovar entdeckt. Magen und Duodenum dagegen waren ohne jeden krankhaften Befund.

Daß ein Tumor mit massiver Mestastasenbildung klinisch so lange relativ beschwerdearm war, mag selten sein und macht die anfängliche Fehldiagnose vielleicht verständlich. Dennoch war zu überprüfen, ob man nicht bereits bei der tiefenpsychologischen Exploration hätte hellhöriger sein müssen im Hinblick auf eine primär organische Ursache der Beschwerden.

Es soll hier nicht über eine eventuelle primäre Psychogenese des Krebses diskutiert werden, dies wird in einem Anhangskapitel geschehen. Wir persönlich halten eine solche in der Regel für eher unwahrscheinlich. Aber selbst bei kontroverser wissenschaftlicher Einstellung wird es wohl kaum einen Psychoanalytiker geben, der bei einem Ovarialkarzinom mit Lebermetastasen eine Psychoanalyse für die geeignete Kausalbehandlung hält.

Für uns stellte sich nach dem klinischen Verlauf die Frage: Was hatten wir übersehen bzw. hätten wir nicht erkennen müssen, daß es sich bei den Beschwerden der Patientin *nicht* um primär neurotische Magensymptome handeln konnte?

Bei kritischer Überprüfung der anamnestischen Daten mußten wir als erstes einräumen, daß bei der auslösenden Situation der Zeitfaktor außer acht gelassen worden war. Die enttäuschende Ehe bestand schon 3 Jahre, ehe die erste Symptomatik ausbrach. Eine zeitlich näher am Symptombeginn liegende Konfliktsituation war nicht nachweisbar.

Alle Schicksalseinbrüche, die länger als 9-12 Monate zurückliegen, haben i. allg. keine relevante Bedeutung mehr für eine Symptomatik. Da die Patientin sehr bereitwillig berichtete, war kaum zu vermuten, daß eine solche Situation absichtlich verschwiegen worden war. Es bestand auch kein Anhalt, hysterische Verdrängungsmechanismen anzunehmen.

Daß hinsichtlich des Zeitabstandes eines Schicksalseinbruchs als neurosenpsychologisch relevant auch physiologische Daten mit eingehen müssen, ist eine Selbstverständlichkeit: Für jede Symptomatik, die in Sekundenschnelle entsteht (etwa für ein Erröten, eine plötzliche Tachykardie, eine Ohnmacht oder drgl.) werden wir den auslösenden Konflikt unmittelbar vor Symptombeginn suchen. Das Vollbild einer Migräne benötigt bereits mehr Zeit. Ehe Ulcera duodeni oder ulzeröse Kolitiden klinisch diagnostiziert werden können, können durchaus Monate vergangen sein. Es spricht vieles dafür, daß die subjektiv oft nur wenig beachteten, funktionellen Vorstadien bei den einzelnen Patienten verschieden lange dauern. Daß sie sich aber über 3 Jahre hinziehen sollten, wie bei Frau A., ist aller Erfahrung nach unwahrscheinlich.

So ist die Beachtung des Zeitabstandes zwischen einer auslösenden Situation und dem Beginn von Körperbeschwerden gerade in der Differentialdiagnostik zwischen primär organischen und primär neurotischen Symptomen von nicht zu überschätzender Wichtigkeit.

Allein bei Beachtung dieses Kriteriums konnten während einer langjährigen Tätigkeit an der psychosomatischen Beratungsstelle einer medizinischen Universitäts-Poliklinik etwa 2% aller Patienten an die überweisenden „Organiker" zurücküberwiesen werden.

Dieser Prozentsatz mag klein erscheinen. Er bekommt aber Gewicht, wenn man bedenkt, daß in dieser Beratungsstelle nur eingehend organisch voruntersuchte Patienten zum Erstinterview kamen. Unter weniger günstigen Randbedingungen muß also mit einem höheren Anteil primär organischer Kranker unter den Patienten, die einen Analytiker aufsuchen, gerechnet werden.

Im Rahmen einer umfangreicheren katamnestischen Befragung konnten wir noch 25 Patienten postalisch erreichen, bei denen wir aufgrund der tiefenpsychologischen Exploration eine primär neurotische Körpersymptomatik glaubten ausschließen zu können. 19 der 25 Patienten antworteten bzw. es antworteten Familienangehörige.

In 15 Fällen wurde unser Verdacht auf primär organisch bedingte Beschwerden bestätigt. 6 Patienten waren inzwischen verstorben, und zwar an Amyloidose, Urämie, Hirntumor, Leberzirrhose, Lebertumor. Ein Patient war zu Hause verstorben, ohne daß die Diagnose geklärt war. Erfreulicher waren die Rückmeldungen über erfolgreiche somatische Therapie. 5 Patienten waren seit einer Operation beschwerdefrei geworden (3 gutartige Unterleibstumoren, 1 Stirnhöhlenoperation, 1 Darmtumor, dessen Art wir nicht weiter klären konnten, da es uns nicht gelang, das Operationsprotokoll zu erhalten).

Von den übrigen 8 Patienten war ein junger Mann ebenfalls beschwerdefrei nach Behandlung einer Osteomyelitis im Oberschenkel. Eine weitere Patientin war nach konservativer Therapie einer Eisenmangelanämie gesund geworden. Ein weiterer Patient berichtete über eine Besserung seiner pektanginösen Beschwerden, seit er in orthopädische Behandlung kam. Bei einem 40jährigen Mann hatte sich unser Verdacht auf beginnende neurologische Systemerkrankung inzwischen verdichtet. Die restlichen 4 Patienten waren noch in laufender ärztlicher Behandlung. Eine klare Diagnose war bei ihnen nicht gestellt worden, so daß diese 4 Patienten weder in der einen noch in der anderen Richtung beweisend sind.

Eine Patientin dieser Gruppe war bereit, zu einer Nachexploration zu kommen. Auch dabei konnten wir keinen positiven Nachweis erbringen, daß ihre einseitigen, *nicht*migräneartigen Kopfschmerzattacken psychogen seien.

Aber selbst wenn es sich bei diesen 4 Patienten um von uns nicht diagnostizierte psychosomatisch Erkrankte handeln sollte, meinen wir daran festhalten zu müssen, bei fehlender oder zeitlich nicht passender auslösender Situation den überweisenden Kollegen zu weiterer organischer Diagnostik zu ermuntern. Jedenfalls hat sich bei uns ein Abweichen von dieser Regel noch nie bewährt.

Mußten wir – was in einer Poliklinik vorkommen kann – unter Zeitdruck explorieren, so glaubten wir gelegentlich, wenn gehäuft psychogenetisch und strukturell „passendes" Material vorlag, darauf verzichten zu können, auch die auslösende Situation zu klären. Durch die schon erwähnte katamnestische Untersuchung erfuhren wir, daß wir dabei tatsächlich in einigen Fällen primär organische Leiden für neurotisch gehalten hatten.

So verstarb eine junge Frau mit, wie wir meinten, primär neurotischen Durchfällen an einem Darmtumor, um nur ein Beispiel zu nennen.

Von daher gesehen glauben wir, ein Psychotherapeut sollte den Mut haben, den somatisch behandelnden Kollegen sogar zu „bedrängen", die organische Diagnostik nicht abzuschließen, wenn er seinerseits eine zeitlich passende Auslösesituation nicht eruieren kann.

Wir möchten dies an einem Beispiel verdeutlichen, wo uns jener Mut angesichts der einhelligen Meinung der Kollegen noch gefehlt hat.

Ein 43jähriger Patient, Herr D., wurde zur tiefenpsychologischen Exploration überwiesen, weil er sich auf Station sehr auffällig klagsam und ängstlich verhielt; ein Patient also, der einem „auf die Nerven gehen" konnte, und der schon von seinem äußeren Gehabe her schwer neurotisch schien.

Anamnestisch lagen rezidivierende Gastritiden seit ca. 20 Jahren vor, daneben aber seit 3 Jahren ischialgiforme Beschwerden und diffuse Muskelschmerzen. Es bestand ferner ein geringer Gewichtsverlust bei leicht erhöhter Senkung.

Der Patient war deshalb seit 3 Jahren in zahlreichen Kliniken gewesen, bei vielen Ärzten, und hatte nach anfänglichem diagnostischem Feuereifer zum Schluß stets die Auskunft erhalten, das Ganze müsse seelisch bedingt sein, eine ernsthafte Erkrankung sei sicher auszuschließen.

So geht es ja recht häufig aus, wenn ein Patient sich auffällig benimmt und der behandelnde Arzt sich unbewußt frustriert fühlt, weil er trotz seiner Bemühungen keine Diagnose stellen kann.

Herr D. war inzwischen in bezug auf ärztliche Hilfe in eine ängstliche Hoffnungslosigkeit geraten. Nach der tiefenpsychologischen Exploration konnte folgender Bericht geschrieben werden:

> Es ergeben sich Hinweise darauf, daß die vor 20 Jahren begonnenen Magenbeschwerden als psychosomatisch im eigentlichen Sinne aufzufassen sind (bei entsprechend depressiv-zwangsneurotischer Strukturentwicklung).
> Seit 3 Jahren treten aber zahlreiche Symptome auf, die sich nicht eindeutig neurosenpsychologisch relevant „verstehbar" machen lassen, so daß von der psychologischen Exploration her an den Beginn einer zusätzlichen Organerkrankung gedacht werden muß. Auf den nun bald 3jährigen iatrogenen Leidensweg reagiert der Patient reaktiv im Rahmen seiner Neurosenstruktur, wobei Aggravation oder Simulation unwahrscheinlich sind.

Bei den katamnestischen Erhebungen erfuhren wir von der Ehefrau, daß der Patient 6 Jahre später an Urämie verstorben war. Es sei dem Patienten in den letzten 6 Jahren sehr schlecht gegangen. Er war auch ohne Erfolg 2mal verschickt worden. Man habe seine Krankheit immer wieder für seelisch bedingt gehalten.

Ein Sektionsbefund existierte nicht, da die Angehörigen die Autopsie verweigert hatten.

Dieser Fall ist deshalb so bedeutsam, weil er bei jedem Analytiker im Verlauf einer psychoanalytischen Therapie vorkommen kann. Man braucht sich nur einen Patienten vorzustellen, der wegen seiner Magenbeschwerden eine Psychotherapie begonnen hat, und der dann im Verlauf der Analyse über Kreuzschmerzen zu klagen beginnt. Jedes neu auftauchende Symptom sollte daher sehr genau daraufhin überprüft werden, ob es auch sicher neurosenpsychologisch erklärbar ist (s. auch Rüger 1987).

Wären wir bei Herrn D. drängender gewesen – vielleicht hätte doch die beginnende Nierenerkrankung rechtzeitig als wichtig und behandlungsbedürftig erkannt werden können. (Es fand sich schon z.Z. der Erstexploration 2mal eine Mikrohaematurie unter sonst normalen Kontrolluntersuchungen des Sediments.)

Aber kehren wir noch einmal zu unserem ersten Fall, zu Frau A., zurück. Retrospektiv zeigte die Exploration eine weitere wichtige Eigentümlichkeit, die damals vernachlässigt worden war.

Die Patientin war von der Psychogenese ihrer Erkrankung fest überzeugt. Fast war in ihrer Versicherung, daß „doch alles bei ihr nur seelisch sei", ein leise beschwörender Unterton zu hören.

Normalerweise stehen Patienten mit neurotischer Körpersymptomatik gerade einer Psychogenese ablehnend gegenüber. Dies ist neurosenpsychologisch nur zu verständlich. Das „symptomproduzierende Unbewußte" muß sich einer Bewußtmachung zunächst „widersetzen." Im günstigsten Falle stoßen wir bei Reizdeutungen auf nachdenkliches Wohlwollen bzw. zögernde Zustimmung seitens der Patienten.

Ein fast begeistertes Aufgreifen von rein seelischen Ursachen sollte uns daher diagnostisch eher vorsichtig machen. Wir sind diesem Phänomen des Wegbagatellisierens, des Dissimulierens von körperlicher Beeinträchtigung so häufig – und besonders bei schweren somatischen Erkrankungen – begegnet, daß wir geneigt sind, hier von einem Abwehrmechanismus zu sprechen, von einer „Verdrängung organischer

Bedrohtheit". Dabei handelt es sich aber um ein normal-menschliches Phänomen und nicht um ein neurotisches; mit anderen Worten um ein Phänomen, das unabhängig von einer neurosenstrukturellen Entwicklung ist (s. auch Anhangskapitel).

Die „Beschwörung" einer reinen Psychogenese seitens der Patienten halten wir fast für einen alarmierenden Hinweis, an eine primär organische Erkrankung zu denken.

Eine 39jährige, an Lymphogranulomatose erkrankte Patientin bedrängte uns noch 2 Tage vor ihrem Tod, daß sie nur seelisch krank sei; sie müsse sich nur erst erholen, sie habe in letzter Zeit zu viel gearbeitet, darum sei sie hoffnungslos und erschöpft. Sie nahm an, wir als Psychotherapeuten könnten ihr bei einem Arbeitsplatzwechsel behilflich sein.

Nur seelisch krank zu sein, beinhaltet für die Menschen in solchen Situationen oft Hoffnung auf Heilung. So glaubte eine andere 55jährige Patientin, nur deshalb so schlechten Appetit und dadurch an Gewicht abgenommen zu haben, weil sie seit dem plötzlichen Tod ihres Mannes so depressiv sei. Sie könne seinen Tod nicht verwinden. Bei der Exploration war aber eindeutig feststellbar, daß die ersten Symptome ca. 1 Jahr *vor* dem Tod des Ehemannes begonnen hatten. Die Patientin verstarb auf Station an einer Amyloidose.

Noch bemerkenswerter war der Fall eines 48jährigen Patienten, der mit einer so perfekten eigenen Psychogenese seiner Gangunsicherheit bei uncharakteristischen Muskelschmerzen und Herzbeschwerden in einer Klinik aufgenommen wurde, daß er in einer psychiatrischen Vorlesung als psychosomatisch Erkrankter „mit Trennungsängsten" und „Mutterbindung" vorgestellt wurde. Die Fixierung des Patienten auf eine Psychogenese seiner Leiden hätte von Anfang an hellhörig machen können. Im klinischen Verlauf wurde am Hals ein vergrößerter Lymphknoten getastet. Die histologische Untersuchung ergab die Metastase eines undifferenzierten Karzinoms. Da der Patient auf Entlassung bestand, konnte die Frage des Primärtumors nicht geklärt werden. Auch er ist kurze Zeit später zu Hause gestorben.

Daß Patienten ihre Symptome auf erlebte (oder auch gefürchtete) Trennungen beziehen, ist unserer Meinung nach eine der häufigsten Fehlinterpretationen im Bereich der psychosomatischen Medizin. Natürlich können Trennungen ebenso wie Verluste durch Todesfälle symptomauslösend sein, denn plötzlich sieht sich ein Mensch gezwungen, mit seiner Einsamkeit fertig werden zu müssen. Geborgenheit, Zuwendung, Sexualität usw., die er in der Zweisamkeit fand, sind ihm plötzlich versagt. (So kam Freud auf den Terminus *Versagungs*situation). Je neurotischer der alleingelassene Partner, desto weniger flexibel kann er der neuen Situation begegnen, desto eher wird er neben der Trauer auch mit neurotischer Symptomatik reagieren.

Viel häufiger aber ist nicht die Trennung selbst von Relevanz, sondern es sind Probleme, die nur mittelbar damit zusammenhängen. Es gehört viel Geschick dazu, die *eigentlichen* durch die Trennung in Gang gesetzten Konflikte zu eruieren. Denken wir an unser Beispiel von den 3 Schwestern zurück, deren hochbetagte, zerebralsklerotische Mutter verstarb (s. S. 39). Frau E., die mittlere Schwester, würde mit Sicherheit jedem Arzt erzählen, daß sie seit dem Tod ihrer Mutter unter Migräne litte. Der Tod habe sie so erschüttert, da sie sehr an der Mutter gehangen habe. Vielleicht teilt sie sogar noch mit, daß sie sehr traurig gewesen sei, weil sie sich aus beruflichen Gründen gar nicht recht um die Mutter habe kümmern können.

Das wirklich neurosenpsychologisch Relevante – hier: das Testament – wird in der

Regel erst im Rahmen einer tiefenpsychologischen erweiterten Anamnese mitgeteilt. Und es ist keineswegs übertriebene Sorgfalt, wenn das Erheben einer solchen Anamnese im Rahmen der Ausbildung zum Psychoanalytiker über mehrere Semester hinweg theoretisch gelehrt und praktisch erlernt wird.

Doch zurück zur „Verdrängung eines körperlichen Bedrohtseins". Auch der eingangs referierte Fall des jungen Patienten mit der Retinitis pigmentosa gehört hierher. Wir könnten die Reihe beliebig verlängern.

Dieses Patientenverhalten ist aber *nicht* identisch mit der sog. 1. Phase des „Nichtwahrhaben-Wollens", die E. Kübler-Ross an Krebskranken beobachtete. Es vollzieht sich nämlich, noch ehe eine Diagnose bei den Patienten gestellt worden ist, als wüßte der Mensch instinktiv um eine Wahrheit, die er aber nicht sehen möchte.

Wir möchten nun noch auf einen letzten Aspekt aufmerksam machen. Auch solche Patienten klammern sich an eine psychogenetische Entstehung ihres Leidens, die ihre Krankheit in den Dienst von bewußten oder unbewußten Schuldzuweisungen bzw. Vorwurfshaltungen stellen: „Im Grunde hat mich nur mein Chef – meine Frau – mein Mann – meine Schwiegermutter etc. etc. so elend und kaputt gemacht."

Zusammenfassend läßt sich feststellen: Ein Psychoanalytiker hat bei einem Patienten mit vorwiegend körperlichen Beschwerden im Rahmen der tiefenpsychologischen Anamnese eine Differentialdiagnose zwischen primär neurotischen und primär organischen Symptomen zu stellen.

Solange dieser Nachweis nicht gelungen ist, liegt das Primat weiterhin bei der Organmedizin. Das „Fehlen" von organischen Befunden allein bedeutet eben *nicht* automatisch, daß dann eine primär psychogene bzw. neurotische Erkrankung vorliegen muß. *Die Diagnose von neurotischen somatischen Beschwerden ist keine Diagnose per exclusionem.* Dies kann nicht eindringlich genug betont werden.

Fehler bei der Beurteilung lassen sich weitgehend vermeiden, wenn 2 Kriterien beachtet werden:

1. Ist bei bereitwillig berichtenden Patienten eine auslösende Schicksalssituation nicht zu eruieren, geht sie zeitlich den ersten Symptomen zu weit voraus, oder ist sie gar erst nach Symptombeginn „nachweisbar", so müssen an der Psychogenese Zweifel auftauchen, selbst dann, wenn die Symptomatik zur sonstigen Persönlichkeitsstruktur „passen" sollte.
2. Ein allzu bereitwilliges Aufgreifen von rein seelischen Ursachen des Leidens muß ebenfalls hellhörig machen, ob hier nicht ein Mechanismus vorliegt, den wir „Verdrängung des körperlichen Bedrohtseins" genannt haben.

Fehler können natürlich dennoch jedem Therapeuten unterlaufen. Auch in der Organmedizin werden ja Fehldiagnosen gestellt. Vielleicht sind Fehldiagnosen in unserem Fachgebiet sogar seltener. Trotzdem müssen wir alles in unseren Kräften Stehende tun, sie zu vermeiden.

In den folgenden 3 Arbeiten werden wir über Untersuchungsergebnisse berichten, die überwiegend mit dem Instrument der tiefenpsychologischen erweiterten Anamnese gewonnen wurden.

1. Tiefenpsychologische Aspekte beim hyperkinetischen Herzsyndrom

E. Zander

In internistischen Kliniken spielt das hyperkinetische Herzsyndrom (HHS) heute praktisch keine Rolle mehr, und es ist Lydtin sicher zuzustimmen (persönliche Mitteilung, 1988), wenn er vermutet, die Hyperkinetiker würden in der Regel von niedergelassenen Kollegen behandelt, seit die Therapie mit β-Blockern zum Allgemeingut der Ärzte geworden ist.[1]

Wenn hier dennoch über eine interdisziplinäre Studie berichtet wird, die zu Beginn der Ära der β-Blocker durchgeführt wurde, so deshalb, weil sie ein Beleg dafür ist, daß sich die tiefenpsychologische Anamnese als geeignetes Instrumentarium zur Differentialdiagnostik in der Medizin erweist (ebenso wie zur weiteren Klassifizierung von „Herzneurotikern").

Das HHS gehört zu jenen Syndromen in der Medizin, deren Ätiopathogenese nicht völlig geklärt ist. Daher bietet es einen legitimen Ansatzpunkt für ein internistisch-tiefenpsychologisches, interdisziplinäres Untersuchungsprojekt. Patienten, die an einem HHS erkrankt sind, leiden subjektiv unter Herzklopfen, Atemnot bei Anstrengungen, Schweißausbrüchen sowie Leistungsversagen. Klinisch sind neben der Tachykardie ein erhöhter Blutdruck und vor allen Dingen ein erhöhtes Herzminutenvolumen (HMV) nachweisbar. Pathophysiologisch entspricht die Symptomatik weitgehend einem überhöhten β-adrenergen Antrieb.

Unter der klinischen Verdachtsdiagnose eines HHS wurden 20 Patienten mit ähnlichen subjektiven Beschwerden in der Medizinischen Universitäts-Poliklinik München sowohl von den Internisten organisch wie von uns in der Psychosomatischen Beratungsstelle tiefenpsychologisch untersucht. Erst nach Abschluß der 20 Explorationen erfuhren wir, welche Patienten tatsächlich Hyperkinetiker waren. Es handelte sich also um eine Art Blindversuch.

Für die Theorienbildung in der Psychosomatischen Medizin bzw. deren Erhärtung sind gerade solche Projekte von unschätzbarem Wert, bei denen unausgesuchte Patienten exploriert werden; Patienten also, die *keine* Inanspruchnahmeklientel einer psychotherapeutischen Einrichtung sind. In einer unserer Meinung nach zu wenig beachteten Arbeit konnten Hahn et al. (1985) eindeutig nachweisen, daß sich z.B. diejenigen Herzneurotiker, welche die kardiologische Ambulanz der Heidelberger Universitätsklinik aufsuchten, deutlich von denjenigen unterschieden, die Patienten der psychosomatischen Spezialeinrichtung waren. Auch testpsychologisch konnte dieser sicher zu Recht als Selektionseffekt gedeutete Befund belegt werden. Nur in der psychosomatischen Abteilung entsprachen die Ergebnisse des MMPI dem A- und B-Typ, den Richter u. Beckmann (1969) für die Herzneurose beschrieben haben.

Zu Beginn der interdisziplinären Studie war unsere Hoffnung auf konkrete Ergebnisse wegen der kleinen Fallzahl sehr gering. Wie wir in den theoretischen Kapiteln zeigten, kann gerade das Herz-Kreislauf-System praktisch bei allen wieder-andrän-

---

[1] Der differentialdiagnostische Aufwand – Messung des Herzminutenvolumens – wird dabei außerdem den Patienten erspart.

genden Antrieben – und sogar sowohl vom agonistischen wie vom antagonistischen Anteil her – symptombildend sein.

Erstaunlicherweise ließ sich dann aber ohne jede Kenntnis der klinischen Ergebnisse – allein durch die tiefenpsychologische Exploration – eine Gruppe von 8 Patienten herausarbeiten, die in sich sehr ähnliche seelische Auffälligkeiten bot und sich andererseits von dem uns gewohnten Patientengut mehr oder weniger deutlich abhob. Bei dem späteren Vergleich mit den Befunden der Internisten erwiesen sich diese 8 dann tatsächlich alle als Hyperkinetiker. (Wir werden sie im folgenden als Kerngruppe bezeichnen.) Die Internisten hatten allerdings noch bei weiteren Patienten, also bei insgesamt 12 der 20 Untersuchten, ein HHS diagnostizieren können. Es handelte sich um 11 Männer und 1 junges Mädchen mit einem Durchschnittsalter von 27,4 Jahren. Bei den 4 Patienten, die wir nicht „erkannt" hatten (der Randgruppe), lagen Kombinationen mit jeweils noch anderen Erkrankungen vor, nämlich mit Epilepsie, Adipositas, M. Meulengracht und tetanoiden Anfällen. Wären uns diese 4 Patienten der Randgruppe außerhalb eines Forschungsprogramms lediglich zur üblichen Differentialdiagnostik überwiesen worden, hätten wir zwar der Patientin mit der Bulimie wegen dieser Erkrankung zu einer Psychotherapie geraten. Die anderen Patienten hätten wir mit der Bemerkung zurücküberwiesen, daß wir für ihr Leistungsversagen, die Atemnot und die extremen Schweißausbrüche keine neurosenpsychologische Erklärung gefunden hätten.

Im Lichte neuerer Erkenntnisse über das HHS ist zu fragen, ob sich in dieser Randgruppe Patienten befinden, deren Syndrom als primär organisch einzustufen ist, nämlich evtl. einem Mitralklappenprolaps zugehört, das z.Z. des Projektes noch nicht mühelos diagnostiziert werden konnte. Der Mitralklappenprolaps wird heute als eine mögliche Ursache für ein HHS diskutiert.

Von unserer Sicht her standen bei dem jungen Mädchen mit der Adipositas die von der Bulimie gewohnten psychodynamischen Zusammenhänge sehr dominierend im Vordergrund. Der Patient mit der Meulengracht-Erkrankung wurde erstmalig von uns während einer akuten Phase in bettlägerigem Zustand exploriert. Er wirkte dabei depressiv. Bei einer späteren Exploration – Monate nach der stationären Behandlung – wäre er vom gesamten Erscheinungsbild her möglicherweise als Hyperkinetiker erkannt worden. Da diese 2. Exploration aber erst erfolgte, nachdem unser „Blindversuch" abgeschlossen war, wir die internen Befunde also kannten, haben wir diesen Patienten weiter zu den nicht erkannten gerechnet. Bei dem unter Medikamenten stehenden Epileptiker und dem Patienten mit tetanoiden (?) Anfällen hätten wir die Diagnose auch retrospektiv nicht gestellt, obwohl sich rein statistisch auch bei diesen Patienten einige der folgenden tiefenpsychologischen Befunde nachweisen ließen.

Bei 7 der 12 Hyperkinetiker fiel dem Untersucher bei der Begrüßung ein schwacher bis lascher Händedruck auf. Dies war deshalb so überraschend, weil es sich durchweg um recht kräftig gebaute Menschen mit eher derben Händen handelte. Wir sind uns der Subjektivität des Urteils „lascher Händedruck" durchaus bewußt. So müssen auch statistische Verarbeitungen dieses Phänomens fragwürdig bleiben. Trotz dieser Einschränkung haben wir es gewagt, den Händedruck der Hyperkinetiker mit dem unserer übrigen Patienten zu vergleichen. Bei unausgelesenen Patienten gleichen Durchschnittsalters lag das Ergebnis *nahe* der Signifikanz. Verglich man aber den Begrüßungshändedruck mit dem von Patienten ähnlicher Körperstatur bei gleichem Durchschnittsalter, war der lasche bis schwache Händedruck trotz der

Kleinheit der Zahl bei den Hyperkinetikern signifikant gehäuft (auf dem 1%-Niveau). Beobachtete man die Begrüßung der Hyperkinetiker genauer, war bei dem fast fehlenden Händedruck die Ober- und Unterarmmuskulatur aber keineswegs schlaff, sondern eher angespannt.

Dies deutete bereits auf eine Gestörtheit des aktiv-aggressiv-motorischen Herangehens an die Welt hin. So individuell unterschiedlich auch die Lebensläufe der einzelnen Patienten waren, es mehrten sich bei der tiefenpsychologischen Exploration die Hinweise auf eine zentrale Problematik im motorisch-aggressiven Bereich. Es fanden sich bei allen Patienten zwangsneurotische Strukturanteile in sehr verschiedenen Mischungen mit anderen Strukturen. In den für unsere Diagnostik so bedeutsamen frühesten Kindheitserinnerungen und in den berichteten Träumen war das Thema allerschwerster unverhüllter Aggression signifikant gehäuft. Als frühester Eindruck vom Leben wurde z.B. mitgeteilt, wie Soldaten auf flüchtende Familien schossen bzw. wurde geträumt, daß man selbst oder ein anderer tötet oder getötet sei. Dabei haben die meisten Hyperkinetiker bewußt eine ausgesprochene Friedfertigkeitsideologie aufgebaut: „Nur kein Streit! – Alles muß harmonisch sein. – Ruhe und Friede sind das wichtigste in der Welt. – Man muß sich immer anpassen..." Solche Äußerungen sind natürlich auch von Patienten mit anderer neurotischer Symptomatik bekannt. Hier aber fiel die Häufung innerhalb der Gruppe auf. Ebenso auffallend gehäuft war folgende Tatsache: 9 der 12 Patienten antworteten spontan auf die sie überraschende Frage des Untersuchers, wie sie sich selbst schildern würden, als erstes: friedlich oder „friedlicher Bursche". Die an 2. Stelle genannten Eigenschaften sowie der sich schließlich im Laufe der Exploration ergebende Katalog von Verhaltensweisen enthielt insgesamt keine trennscharfen Charakteristika mehr, besonders nicht gegenüber essentiellen Hypertonikern. Diese bezeichneten sich ohne große Reflektion sehr häufig spontan als bescheiden und gutmütig. Wir halten diese feinen Unterschiede solcher Reaktionen in der Exploration für bedeutsam. Derartige Differenzierungen gehen bei den so oft als objektiver angesehenen Fragebogenerhebungen verloren; abgesehen von den immer wieder unterschätzten Fehlern, die Patienten beim Ausfüllen von Fragebogen machen.

Zusätzlich aus dem Rahmen fallend fanden wir bei den Hyperkinetikern eine merkwürdig durchgängige Beschreibung extremer Widersprüchlichkeiten im aggressiven Bereich, die den Patienten selbst aber nicht klar waren. Der Ausspruch: „Ich bin ein wahnsinniger Dickkopf. Meine Frau ist auch ein wahnsinniger Dickkopf. Ich gebe sehr gerne nach", ist für unsere Patientengruppe typisch.

Folgende psychogenetische Daten scheinen uns diese reinen Widersprüche erklären zu können. Die meisten Hyperkinetiker waren schon als Kleinstkinder kräftig, einige sogar ausgesprochen stämmige Burschen. Sie wurden hierin auch seitens der stolzen Eltern (überwiegend erwünschte Kinder!) bewundert und bestätigt. So spielte bei einem Patienten dieser Gruppe z.B. der Stolz der Mutter darauf eine Rolle, wie „spielend" er als kleiner, kräftiger „Stepke", im Gegensatz zu anderen Kindern, auf der Flucht mit einer Infektion fertig geworden sei. Die Bewunderung hielt aber nur so lange an, wie diese Kraftfülle keinen störenden Charakter annahm. „Stämmige Brocken" pflegen aber nun einmal bei ihrer aktiven Weltbewältigung im 2. bzw. 3. Lebensjahr jeweils aus dieser Kraftfülle heraus mehr Unheil anzurichten als anlagemäßig schwächere Kinder. Sie machen beim Hantieren mit Gegenständen mehr Lärm, machen leichter etwas kaputt und selbst ihre Zärtlichkeiten tun häufiger weh.

Von den Erziehungspersonen wird dann meist alles nur Erdenkliche versucht, um solche störenden Auswirkungen zu verhindern. Bei den späteren Hyperkinetikern geschah dies mit Vehemenz, wobei die angewandten Erziehungsmethoden eher uneinheitlich waren, aber großen Erfolg hatten. So berichteten 10 der 12 Patienten, als Kinder niemals gerauft zu haben; auch blieb die normale erste Trotzperiode aus. (Bei den Hypertonikern wurde derselbe Erfolg überwiegend durch moralisierende Erziehung erreicht.) Entscheidend für die Weiterentwicklung scheint aber auch zu sein, daß die Patienten selten in die Rolle des Prügelknaben kamen, wie dies anderen aggressionsgehemmten Kindern geschehen kann. Vermutlich fiel diese Rolle aus, weil die späteren Hyperkinetiker in ihrer körperlich kraftstrotzenden Art andere Kinder eben nicht zum Angriff ermutigen.

Zusätzlich zu der geschilderten Erziehungssituation (gelegentlich sogar *statt* pathogener Elterneinflüsse) werden gehäuft gerade aus dem 2. bis 3. Lebensjahr Situationen berichtet, die das Unterlegen-Sein trotz Kraftfülle auf andere Weise bahnten. So erlebten 4 Patienten in diesem Alter über längere Zeit besonders lebensbedrohende Fluchtsituationen, 2 weitere erkrankten lebensgefährlich. Bei den Explorationen fanden wir regelmäßig, daß das Gefühl, letztlich immer zu unterliegen, zum tragenden Lebensgefühl der Hyperkinetiker wird. Die Diskrepanz zu den wirklichen Kräfteverhältnissen wird aber „dahinter" dennoch gespürt, wobei die Tatsache, eben nicht ausgesprochener Prügelknabe gewesen zu sein, eine wichtige Rolle spielt. Ein Patient formulierte diese Problematik folgendermaßen: „Komisch ist das gewesen. Ich habe selbst bei viel kleineren und zarteren Jungs immer gedacht: bloß kein' Streit. Da liegst ja am Ende doch bloß du selbst unterm Tisch." Dieser Patient erlebte im Alter von 20 Jahren, wie er in Notwehr einen Angreifer durch einen einzigen Faustschlag so zu Fall brachte, daß dieser 5 Minuten bewußtlos am Boden liegenblieb. Danach war der Patient erst recht jedem Streit aus dem Weg gegangen, nun aber, weil er fürchtete, daß seine eigene Aggression tödlich sein könnte. Von solchen und ähnlichen Befürchtungen ausgehend, erscheint den Hyperkinetikern nur ein ganz geregeltes Leben als sicher. Abweichungen von der Norm bzw. unvorhergesehene Ereignisse lösen Angst aus. Ein Patient geriet z.B. in Panik, als bei seiner Frau eine 2. Gravidität „trotz aller Vorsicht" eintrat. Er entwickelte danach die Befürchtung, daß es keinen Schutz vor ungewollter Schwangerschaft gäbe. Erst als ihm ein Arzt erklärte, warum und weshalb eine Schwangerschaft entstehen konnte, seine Vorsicht also keineswegs ausreichend gewesen war, fiel die Angst völlig in sich zusammen. (Es handelt sich also nicht um Zwangsbefürchtungen, die trotz Aufklärung bestehen bleiben würden.) Diese spezielle Form der Ängstlichkeit ist es, die die Hyperkinetiker in der Sprechstunde des Arztes evtl. als Hypochonder erscheinen läßt. Daher ist es wichtig, den Hyperkinetikern auf ihre Fragen Erklärungen zu geben, die sie wirklich verstehen.

Die hier beschriebene Angst ist aber auch deutlich anders als die der Angstneurotiker, zumal die für eine relativ große Zahl von Angstneurosen typische sexuelle Versuchungs- und Versagungssituation vor Ausbruch der Erkrankung fehlt.

Eine auslösende Situation ließ sich für den Beginn des HHS in keinem Fall eruieren, da es ja nicht plötzlich beginnt. Dies behindert natürlich die diagnostischen Möglichkeiten, 3 der 12 Patienten hatten ihre Symptome sogar als normal empfunden bzw. als Symptome gar nicht registriert. Das HHS wurde bei ihnen zufällig entdeckt. (Untersuchung vor fester Anstellung bzw. vor geplanter Abmagerungskur bzw. anläßlich einer interkurrenten fieberhaften Erkrankung.) Den übrigen Patienten war erstmals während der Lehre bzw. Ausbildung stärkeres Herzklopfen und die Schweißneigung aufgefallen. Bei aller gebotenen Vorsicht könnte man also sagen: In einer Situation, wo erstmalig eigenständige Expansionen, wo ein „adgredi" ans Leben gefordert wird, tritt diese Symptomatik auf.

Fassen wir die Untersuchungsergebnisse zusammen, so glauben wir, daß sich trotz der Kleinheit der Gruppe folgende Arbeitshypothese anbietet:

Bei den späteren Hyperkinetikern handelt es sich um überwiegend von Geburt an kräftige Kinder. Die Stämmigkeit wird zunächst von den Eltern freudig begrüßt. Im Alter der motorisch-aggressiven Auseinandersetzung mit der Welt kommt es aber zu besonders heftiger Unterdrückung der störenden Seite dieser Kraftfülle. Die Kinder müssen also die Auswirkungen ihrer Kraft zunehmend als gefährlich bzw. schuldhaft erleben. Da der Anlagefaktor aber sehr stark ist, gelingt die Unterdrückung nur partiell. So wird jede „actio" erst kurz vor ihrem End-Vollzug gebremst. Die Impulse sind dem Erleben der Patienten bewußt nicht mehr zugänglich. Organisch faßbar bleiben jedoch die physiologischen Korrelate der Handlungsimpulse, z.B. in Form der Innervationen der Ober- und Unterarmmuskulatur, der Tachykardie, des erhöhten Blutdrucks und der gesteigerten peripheren Durchblutung bzw. des erhöhten Herzminutenvolumens. Darüber hinaus ist dann natürlich wegen der ständigen Drosselung der motorischen Endaktivitäten für jede effektiv zu vollziehende Handlung eine überhöhte Leistung erforderlich, wie dies beim HHS tatsächlich der Fall ist (inadäquater Anstieg von Herzfrequenz und systolischem Blutdruck bei Belastung).

Als bildhafter Vergleich, der im einzelnen natürlich nicht überzogen werden darf, bietet sich ein Autofahrer an, der mit ständig schleifender Kupplung fährt. Schon bei mittlerem Normaltempo gebraucht er mehr Gas, und die Motordrehzahl ist erhöht. Bei jeder Geschwindigkeitserhöhung ist die benötigte Gaszufuhr, sprich: der benötigte Krafteinsatz, unverhältnismäßig viel höher als bei nicht schleifender Kupplung. Die psychotherapeutische Konsequenz besteht danach im Aufarbeiten dieser unbewußten „Aktions-End-Auskupplung" bis hin zu einem angstfreien, adäquaten Umgehen-Können mit den eigenen Kraftpotentialen.

Prinzipiell denkbar erscheint allerdings auch eine andere Arbeitshypothese, wonach der organisch faßbare überhöhte β-adrenerge Antrieb nicht einem andrängenden adgredi-Impuls zuzuordnen wäre, sondern dem antagonistischen Antriebsbestandteil, dem Furcht- bzw. Angstanteil, wobei diese Angst bzw. Furcht selbst dem Erleben der meisten Patienten nicht mehr direkt zugänglich ist. Für diese Deutung könnte die Tatsache sprechen, daß eines der konstantesten Symptome, über das die Hyperkinetiker klagen, die subjektiv als äußerst unangenehm empfundene Hyperhidrosis ist. Nun pflegen wir zwar auch bei der Arbeit in Schweiß zu geraten, aber die Schilderungen der Patienten erinnern weitaus mehr an einen profusen Angstschweiß als an das Schwitzen bei körperlicher Leistung.

Auch die gute Therapiebarkeit des HHS durch aktive Muskeltrainingsgruppen ließe sich mit Hilfe dieser Arbeitshypothese so deuten, daß eine starke Elternfigur (der Arzt oder ein Trainingsleiter) die Patienten von ihren Schuldgefühlen entlastet. Dadurch wird dann ein angstfreier Zugang zu den eigenen Kräften ermöglicht; auch macht der Patient zunehmend die Erfahrung, daß sein voller Krafteinsatz nicht „tödlich" wirkt.

Als drittes bleibt zu überlegen, ob die pathophysiologischen Parameter, die Strainelemente, einem Aggregat von einerseits andrängenden Handlungsimpulsen *und* andererseits antagonistischen Furchtanteilen entsprechen könnten. Im Rahmen unseres Forschungsprojektes war es aus äußeren Gründen nur möglich, einen einzigen Patienten in eine Kurztherapie zu nehmen. Für subtilere Aussagen ist dies unzureichend. Daß wir nach dieser Kurztherapie geneigt sind, tatsächlich diese 3. Hypothese für die wahrscheinlichste zu halten, möchten wir daher nur mit Vorbehalt mitteilen. Sicherlich müssen wir auch beim hyperkinetischen Herzsyndrom mit individuellen Varianten rechnen.

Für eines aber fanden wir aufgrund unserer Untersuchungen *keinen* zwingenden Anhalt: daß es sich nämlich bei den organisch faßbaren Veränderungen beim hyperkinetischen Herzsyndrom lediglich um Korrelate gedrosselter Wut handeln könnte, wie dies in der Literatur für die Hypertonie häufiger beschrieben wird.

Aber unabhängig davon, welche Hypothese sich nach weiteren Untersuchungen als die wahrscheinlichste herausstellen mag, möchten wir folgendes berichten: Über den bei den 8 Hyperkinetikern in gleichem Maße vorhandenen Kernkonflikt hinaus waren alle übrigen psychodynamischen Gegebenheiten außerordentlich variabel. So waren weder Vater- noch Mutterfixierungen in unserer Gruppe etwa einseitig vorherrschend, um nur einen Faktor als Beispiel herauszugreifen. Zusätzliche neurotische Symptome kamen bei den Hyperkinetikern eher seltener vor als bei anderen Patienten. Auch handelte es sich nur 3mal um eine schwerere neurotische Entwicklung.

2 Jahre nach Abschluß des Programms fand eine Nachuntersuchung statt. Bei 2 dieser 3 zuletzt genannten Patienten hatte sich inzwischen eine Essentielle Hypertonie entwickelt, eine Verlaufsform des hyperkinetischen Herzsyndroms, die auch in der Literatur beschrieben wird. Interessant ist vielleicht, daß diese beiden Patienten schon bei der Erstuntersuchung kleine Abweichungen vom Vollbild der Kerngruppe aufwiesen. Beide hatten einen nicht *so* auffallend gedrosselten Händedruck und einer der beiden war eher klein und zart von Statur.

Allerdings halten wir den Beginn der Essentiellen Hypertonie auf dem Wege über ein HHS doch für eher selten. Die Hyperkinetiker als eine spezielle Gruppe von Herzneurotikern zu klassifizieren, wie Hahn das tut, erscheint uns sinnvoller (Hahn et al. 1985). Im Rahmen eines anderen Projektes hatten wir Gelegenheit, 17 ebenfalls unausgelesene Patienten mit Essentieller Hypertonie – also ebenfalls keine Inanspruchnahmeklientel – tiefenpsychologisch zu untersuchen. Nur auf 2 Patienten dieser Gruppe würden die Charakteristika der Hyperkinetiker zutreffen.

Zusammenfassend läßt sich sagen: Wenn wir allein mit Hilfe der erweiterten Anamnese aus einem Kollektiv von 20 Patienten mit subjektiv ähnlichen Beschwerden ohne Kenntnis der internistischen Befunde eine Kerngruppe von 8 Patienten ermitteln konnten, die sich dann alle als Hyperkinetiker erwiesen, kann an der Bedeutung neurosenpsychologisch relevanter genetischer Faktoren beim HHS in Kombination mit prädisponierenden anlagemäßigen Komponenten nicht gezweifelt werden. Auch wenn es sich hier um eine eher kleine Patientengruppe handelt, sollte ein Psychosomatiker bei entsprechender Symptomatik an ein HHS denken.

Nur in 3 Fällen handelte es sich um eine schwerere neurotische Entwicklung. Bei 2 der 4 Patienten unserer Randgruppe erscheint auch retrospektiv eine Psychogenese eher unwahrscheinlich. Wir stehen offenbar beim HHS vor der typischen Ergänzungsreihe, wie wir sie für alle psychosomatischen Syndrome beschrieben haben. An dem einen Ende überwiegen die neurotisierenden Einflüsse, an dem anderen haben wir es auch hier möglicherweise mit primär organischen Faktoren zu tun, die sich damals allerdings der Diagnostik noch entzogen.

Die über die Kerngruppe mitgeteilten Befunde scheinen sehr treffsicher zu sein. Pfitzner[2] konnte allein aufgrund der Kenntnis der Psychodynamik bei einem Patienten die Verdachtsdiagnose auf ein HHS stellen. Er veranlaßte die klinische Untersuchung. Die Internisten haben seine Diagnose bestätigen können.

So hat uns die Studie über das HHS in unserer grundsätzlichen Überzeugung bestärkt, daß es für Theorie und Praxis in der psychosomatischen Medizin sinnvoller ist, wenn man sich um genauere Differenzierungen bemüht, als wenn man alle Patienten mit Herzsymptomatik als Herzneurotiker diagnostisch zusammenfaßt.

Wir hoffen ferner, wir konnten durch diese Arbeit zeigen, daß sich die tiefenpsychologische Anamneseerhebung im Gebiet der psychosomatischen Medizin als geeignetes Instrumentarium zur Differentialdiagnostik erweist.

---

[2] Wir danken Herrn Dipl.-Psych. R. Pfitzner (Akad. Oberrat der Universitätsnervenklinik München) für diesen Hinweis.

2. Sero-(rheumafaktor-)negative Arthritiskrankheiten

Es empfiehlt sich, vor der Lektüre dieses Kapitels die Ausführungen auf S. 114 zu lesen.

a) *Zur Nosologie der sero-(rheumafaktor-)negativen Arthritiskrankheiten*

M. Schattenkirchner

Seit der Entdeckung des agglutinierenden Rheumafaktors bei der chronischen Polyarthritis (rheumatoiden Arthritis) durch Erik Waaler im Jahre 1940 beschäftigten sich immer wieder klinisch-nosologische Studien mit den sero-(rheumafaktor-)negativen Arthritisformen, jeweils entsprechend den aktuellen Hypothesen und Erkenntnissen über die Pathogenese der Arthritiskrankheiten.

Der klassische Rheumafaktor

Der agglutinierende bzw. klassische Rheumafaktor ist ein Immunglobulin der Klasse M. Er ist von großem Molekulargewicht und tritt daher in den entsprechenden Nachweismethoden als agglutinierender Faktor in Erscheinung. Er richtet sich gegen körpereigene Immunglobuline der Klasse G, einer Klasse, in der im wesentlichen die Antikörper des Organismus zu finden sind. Die Reaktion des Rheumafaktors mit Immunglobulin G ist in vivo reversibel. Sie ist mit Immunglobulin G verschiedener Herkunft zu vollziehen. Der Rheumafaktor wird daher auch als Antiglobulin bzw. als Anti-Antikörper bezeichnet, er ist nach der üblichen Definition kein Autoantikörper.

In den üblichen Nachweismethoden wird Immunglobulin G auf Trägerpartikeln aufgebracht, z.B. Schaferythrozyten (sensibilisierte Erythrozyten) oder Latexpartikel, und die entsprechende Suspension mit dem zu untersuchenden Serum des Arthritispatienten in Reaktion gebracht. Bei Vorhandensein von Rheumafaktor der Klasse M kommt es zu einer Agglutination.

Eine solche positive Reaktion auf Rheumafaktor zeigen etwa 80% bis 90% der Patienten mit einer ausgeprägten und aktiven chronischen Polyarthritis.

Das Krankheitsbild der chronischen Polyarthritis ist gekennzeichnet durch eine symmetrische, fortschreitende Gelenkentzündung mit Gelenkdestruktion und Gelenkdeformität, Funktionsverlust und zunehmender Behinderung. Die chronische Polyarthritis kann als entzündliche Systemkrankheit neben dem Bewegungsapparat auch verschiedene andere Organe bzw. Organsysteme befallen. Zu Beginn der Krankheit ist der Rheumafaktor meist noch nicht vorhanden. Aber auch bei 10-20% von Patienten mit ausgeprägter Krankheit läßt sich der Rheumafaktor während des gesamten weiteren Verlaufes nicht nachweisen. Man hat lange versucht, zwischen der rheumafaktorpositiven und rheumafaktornegativen chronischen Polyarthritis nosologische Unterschiede zu finden, hat jedoch bei strenger Definition der chronischen Polyarthritis, insbesondere bezüglich der Gelenkdestruktion, keine verbindlichen Unterschiede beschreiben können. Dabei fiel auf, daß es neben Formen, die der chronischen Polyarthritis zugerechnet werden mußten, sicher auch seronegative Arthritiskrankheiten gibt, die von der chronischen Polyarthritis abzutrennen waren. Relativ lange hielt man zumindest nomenklatorisch besonders in den angloamerikanischen Ländern daran fest, verschiedene seronegative Arthritisformen wie die Spondylitis ankylosans der chronischen Polyarthritis zuzuordnen („rheumatoid spondylitis"), oder z.B. die Arthritis psoriatica als besondere Verlaufsform der chronischen Polyarthritis zu betrachten.

Der Rheumafaktor der Immunglobulin G-Klasse oder „die Rheumafaktoren"

Im Jahre 1967 glaubte man, die Lösung für das Problem chronische Polyarthritis und Rheumafaktor gefunden zu haben. Es wurden von Torrigiani u. Roith (1957) erhöhte Titer von Antiglobulinen der Klasse G gegen Immunglobuline, also ein Rheumafaktor der Klasse G (später auch der Klasse A) bei der chronischen Polyarthritis nachgewiesen, und zwar nicht nur bei der bisher rheumafaktorpositiven, sondern auch bei der bzgl. des klassischen Rheumafaktors negativen chronischen Polyarthritis, auch bei der juvenilen chronischen Polyarthritis.

Durch dieses unifizierende Konzept konnte das Kennzeichen Rheumafaktor oder Rheumafaktoren für die chronische Polyarthritis erhalten werden. Der Nachweis der Rheumafaktoren der Immunglobulinklassen G und A war jedoch schwierig, so daß er für die Routinediagnostik ungeeignet war. Man sah auch, daß diese Rheumafaktoren insgesamt wenig spezifisch waren. In der Pathogeneseforschung der chronischen Polyarthritis konnte man den Rheumafaktoren keine wichtige Rolle einräumen, so war die weitere nosologische Forschung wieder allein auf die klinische Phänomenologie angewiesen.

Gemeinsamkeiten der seronegativen (nicht der chronischen Polyarthritis zuzurechnenden) Arthritisformen

Etwa zu Beginn der 70er Jahre mehrten sich klinische Berichte über Ähnlichkeiten der sich nach und nach deutlicher von der chronischen Polyarthritis abzutrennenden seronegativen Arthritisformen Arthritis psoriatica, Spondylitis ankylosans und Reiter-Syndrom untereinander. Dazu hat nicht zuletzt auch ein deutlicher Fortschritt in der Röntgenologie der Gelenkkrankheiten beigetragen.

Als Gemeinsamkeiten fielen auf:

- fehlende Symmetrie des Gelenkbefalls,
- Bevorzugung des männlichen Geschlechts (im Gegensatz zur chronischen Polyarthritis),
- geringere allgemeine Krankheitszeichen,
- Sakroiliakalgelenk- und Wirbelsäulenbefall,
- Befall von Sehnenansätzen (Enthesiopathien),
- familiäres Vorkommen.

In diese Phase des Studiums der Nosologie der Arthritiskrankheiten fallen auch die psychosomatischen Arbeiten Zanders (1976, 1981) über die Arthritis psoriatica, den M. Reiter und die Spondylitis ankylosans. Zander hat auch den sog. palindromen Rheumatismus, der auch heute noch nicht richtig einzuordnen ist, untersucht. Gegenüber der chronischen Polyarthritis unterscheiden sich diese Krankheitsbilder auch psychosomatisch in wesentlichen Punkten. Es sind aber auch Gemeinsamkeiten dieser 3 Krankheitsbilder miteinander festzustellen. Die psychosomatischen Untersuchungen Zanders gehören sicher zu den ersten, die sich mit der Nosologie der seronegativen Arthritiden befassen. Sie haben das klinische Verständnis dieser Arthritisformen bereichert.

Im Jahre 1971 wurde von Wright der Begriff der *seronegativen Spondarthritis* geprägt, der die Krankheitsbilder Arthritis psoriatica, Spondylitis ankylosans, M. Reiter, juvenile chronische Polyarthritis und einige andere umfaßt, welche sich neben der Seronegativität durch Befall sowohl peripherer Gelenke als auch der Wirbelsäule auszeichnen. Dieser Begriff ist inzwischen international akzeptiert.

Die Kennzeichen der seronegativen Spondarthritiden oder Spondarthropathien sind in folgender Übersicht zusammengefaßt (nach Schattenkirchner 1983):

1. Überwiegen des männlichen Geschlechts und früher bis mittlerer Altersstufen;
2. Asymmetrische periphere Arthritis (meist Oligoarthritis) der unteren Extremitäten;
3. Hinweise auf Sakroiliitis und/oder Spondylitis;
4. Häufiges Vorkommen von Enthesiopathien;
5. Gelegentlicher Befund von (bzw. anamnestischer Hinweis auf):
   Urethritis, Zervizitis, Balanitis, Enteritis, Kolitis, Keratoderma blennorrhagicum, Psoriasis der Haut oder Nägel, Erythema nodosum, passagere Konjunktivitis, (rezidivierende) Iritis;
6. Hinweise auf eine hereditäre Basis der Erkrankung:
   a) familiäres Vorkommen von Arthritis, Spondylitis ankylosans, Iritis, Psoriasis, Kolitis,
   b) Nachweis von HLA-B27;
7. Fehlender Nachweis des Rheumafaktors und der antinukleären Faktoren.

Die Entdeckung der Assoziation von HLA-B27 mit der Spondylitis ankylosans

Ein Markstein in der Geschichte der nosologischen Erforschung der rheumatischen Krankheiten ist die im Jahre 1973 gleichzeitig und unabhängig von 3 Gruppen (Brewerton et al. 1973; Schlosstein et al. 1973; Schattenkirchner et al. 1974) entdeckte hohe Assoziation des Histokompatibilitätsantigens B27 mit der Spondylitis ankylosans. Es bot sich an, die gesamte Gruppe der seronegativen Spondarthropathien auf ihre Assoziation zum HLA-System bzw. zu B27 zu untersuchen. Es zeigte sich, daß außer der Spondylitis ankylosans auch der M. Reiter und die reaktiven Arthritiden in der Folge von enteritischen Infekten und einige andere seronegative Arthritisformen eine hohe Assoziation mit B27 aufweisen. Dies zeigt folgende Übersicht (Häufigkeit in %; nach Schattenkirchner et al. 1976):

Spondylitis ankylosans	94,6 *	
M. Reiter	80 *	
Arthritis psoriatica (gesamt)	26 *	(13 von 50)
Arthritis psoriatica mit Sakroiliitis	67 *	(8 von 12)
Arthritis psoriatica ohne Sakroiliitis	15 *	(5 von 33)
Juvenile chronische Polyarthritis	25	
Spondylitis bei chronisch-entzündlichen Darmerkrankungen	67	
Periphere Arthritiden bei chronisch-entzündlichen Darmerkrankungen nicht vermehrt		
Akute Uveitis anterior (gesamt)	55	
Akute Uveitis anterior mit assoziierten Krankheiten	88	
Akute Uveitis anterior ohne rheumatische Symptome	43	
Chronische Polyarthritis (gesamt)	9 *	
– rheumafaktorpositiv	10 *	
– rheumafaktornegativ	7 *	
Degenerativer Rheumatismus	5 *	
Spondylitis hyperostotica	5,5	
Gesunde Bevölkerung	6,9	

* eigene Untersuchungen

Die Assoziation von negativen Arthritisformen mit B27 weist auf 2 Phänomene hin:

1. auf einen urethralen oder enteritischen Infekt bei einer *akuten* peripheren Arthritis;
2. auf eine Beteiligung der Sakroiliakalgelenke und/oder der Wirbelsäule im Sinne einer ankylosierenden Spondylitis bei einer *chronischen* rheumatischen Krankheit.

Die Beziehungen zum HLA-System sind sicher im Bereich der seronegativen Arthritisformen am deutlichsten. Untersuchungen des HLA-Systems haben aber auch bei anderen rheumatischen Krankheiten, z.B. der chronischen Polyarthritis, dem Lupus erythematodes disseminatus, der Sklerodermie, beim Sjögren-Syndrom und anderen in der Rheumatologie wichtigen Krankheiten, z.B. der Psoriasis vulgaris, interessante Ergebnisse gebracht.

Heutiger Stand der Ätiopathogeneseforschung der Arthritiskrankheiten

Die Ergebnisse der HLA-Forschung in der Rheumatologie haben dazu geführt, in der Ätiopathogenese der Arthritiskrankheiten immer von 2 Ursachen auszugehen: einer hereditären bzw. endogenen und einer exogenen. Die hereditäre Basis ist in der Gruppe der seronegativen Arthritiden sehr deutlich durch das Vorhandensein von B27 markiert.

Bei den *postenteritischen reaktiven Arthritiden* kennen wir neben der Tatsache einer hereditären Basis sogar einzelne definierte „arthritogene" Erreger, wie z.B. einige Yersinien-Stämme, Salmonellen- oder Shigellen-Stämme sowie Campylobacter jejuni.

Auch bei den *posturethritischen reaktiven Arthritiden*, z.B. dem M. Reiter, ist eine sehr ähnliche Ätiopathogenese zu postulieren. Der Erreger des M. Reiter ist noch nicht identifiziert. Es wird heute eine Chlamydien-Art diskutiert.

In der Ätiologie dieser reaktiven Arthritisformen, die im Anschluß an eine Infektion nach einer Latenzzeit, sozusagen als Zweitkrankheit, auftreten, kommt es zu einer wohl genetisch bedingten besonderen immunologischen Reaktion auf bestimmte Erreger. Es wird, ähnlich wie beim rheumatischen Fieber, das ja auch als reaktive Arthritis aufzufassen ist, die Ausbildung kreuzreagierender Antikörper diskutiert. Eine evtl. ebenfalls von der Eigenschaft B27 angezeigte weitere immungenetische Besonderheit kann evtl. später auch eine Chronifizierung mit Autoantikörpern nach sich ziehen. Der Zusammenhang mit B27 und einer besonderen immunologischen Reaktionsweise wird heute meist mit der Hypothese der Kopplung des Gens für B27 mit einem defekten Immunantwortgen, das für die Arthritisentstehung verantwortlich ist, erklärt. Defektes Immunantwortgen und Gen für B27 sind sehr eng miteinander aufgrund eines Kopplungsungleichgewichtes verbunden.

Es gibt auch eine Hypothese, nach der die biochemische Struktur des Antigens B27 in der Membran der Zellen den antigenen Proteinen bestimmter Erreger gleicht, so daß gegen den Erreger keine immunologische Abwehr aufgebaut wird (molekulares Mimikry). Ein Schema der Ätiopathogenese reaktiver Arthritiden bzw. des M. Reiter ist in Abb. 1 dargestellt.

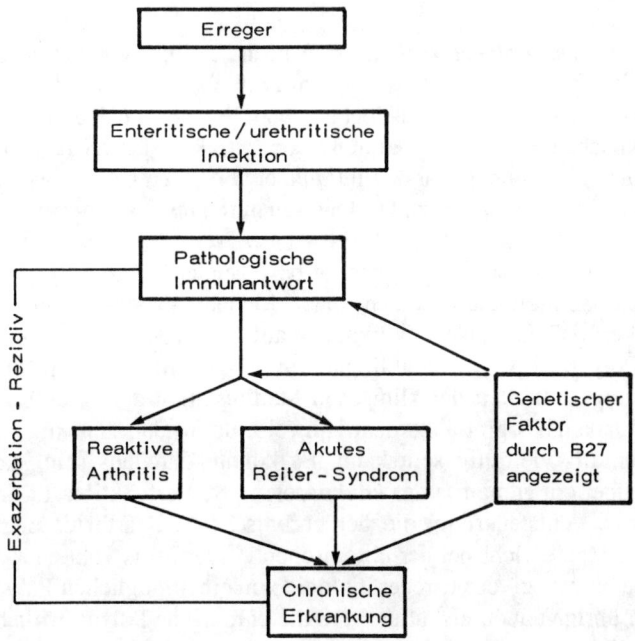

Abb. 1. Schema der Pathogenese der reaktiven Arthritis und des Reiter-Syndroms. (Nach Krüger u. Schattenkirchner 1983)

Für die *Spondylitis ankylosans* nimmt man eine ähnliche Ätiopathogenese an. Eine immungenetische Voraussetzung wird durch B27 angezeigt. Vermutlich ist es auch hier nicht B27 selbst, sondern ein mit dem Gen für B27 gekoppeltes krankmachendes Immunantwortgen ist für Krankheitsentstehung verantwortlich. Ein exogenes mikrobielles Agens ist auch bei der Entstehung der Spondylitis ankylosans wahrscheinlich. Nach Ebringer et al. (1977) könnte es eine spezielle Klebsiellen-Art sein.

Bei der *Arthritis psoriatica* kennt man eine Assoziation der Hautaffektion Psoriasis vulgaris zu bestimmten HLA-Antigenen (B13, B17, Cw6, DR7). Es besteht auch eine Assoziation der peripheren Arthritis bei der Arthritis psoriatica zum HLA-Antigen B38 und B39. Sehr stark ist auch die Assoziation des Achsenskelettbefalles der Arthritis psoriatica mit B27. Es sind also bei der Arthritis psoriatica genetische Grundlagen für die verschiedenen klinischen Phänomene, nämlich die Hauterkrankung, die Erkrankung der peripheren Gelenke und der Wirbelsäule zu vermuten. Wie Familienuntersuchungen nahelegen, besteht zwischen den einzelnen genetischen Anlagen wiederum eine starke Neigung zur Assoziation. Man findet in Sippen mit Psoriasis der Haut gehäuft Patienten mit seronegativer Arthritis, mit Spondylitis ankylosans, mit Arthritis psoriatica, mit M. Reiter, übrigens auch mit Colitis ulcerosa und der mit dieser Krankheit assoziierten seronegativen Arthritis. Wir kennen auch Patienten, welche zunächst das Bild eines M. Reiter bieten, später einer Spondylitis ankylosans und schließlich noch eine Psoriasis vulgaris zeigen, und deren endgültige Krankheit nach jahrelangem Verlauf als Arthritis psoriatica klassifiziert werden kann.

Für die *chronische Polyarthritis* hat sich in der Ätiopathogeneseforschung der letzten Jahre ebenfalls eine Hypothese eines mikrobiellen Auslösers bei entsprechender hereditärer Veranlagung als plausibel ergeben. Es bestehen deutliche Assoziationen der chronischen Polyarthritis zum D-Locus (DR4) des HLA-Systems, einer Region, die enge Beziehungen zu den Immunantwortgenen hat. Es lassen sich auch Unterschiede in der Assoziation zu DR4 zwischen rheumafaktornegativer und rheumafaktorpositiver chronischer Polyarthritis nachweisen sowie Beziehungen von Antigenen des D-Locus zu einem gleichzeitig bestehenden Sjögren-Syndrom oder zu Rheumaknoten. Schließlich bestehen sogar Beziehungen zwischen dem HLA-System und den Risiken zu Nebenwirkungen auf Gold oder D-Penicillamin bei der chronischen Polyarthritis. Die Vielfältigkeit in der genetischen Disposition scheint sich in der Vielgestaltigkeit der klinischen Manifestation der chronischen Polyarthritis auszudrücken. Es gibt außerdem Hinweise dafür, daß die exogene Seite der Ätiologie ebenfalls vielfältig sein kann. Es könnte durchaus sein, daß mehrere Erreger, z.B. über ein gemeinsames Glykoprotein, Starterfunktion für die spezielle immunologische Fehlsteuerung, die der chronischen Polyarthritis zugrundeliegt, haben können. Man spricht bei der chronischen Polyarthritis von einer multifaktoriellen Genese bzw. bzgl. der Erregerätiologie von einer möglichen Polyätiologie.

Es wird im übrigen auch diskutiert, daß die chronische Polyarthritis bei näherer Kenntnis aller ätiopathogenetischer Zusammenhänge in Zukunft in mehrere Subentitäten zu unterteilen sein wird.

Zusammenfassend kann jedoch gesagt werden, daß man heute weiß, daß in der Ätiopathogenese der verschiedenen Arthritiskrankheiten jeweils eine genetische Disposition eine wichtige Rolle spielt und daß äußere Faktoren wie mikrobielle Agentien eine Starterfunktion haben können. Grundlage für diese Erkenntnisse bilden gründliche Studien der klinischen Nosologie der einzelnen Arthritiskrankheiten. Die psychosomatischen Aspekte der einzelnen Arthritiskrankheiten, welche in den Arbeiten von Zander (1976, 1981) schon frühzeitig dargelegt sind, vervollständigen die Nosologie dieser Krankheiten zu dem heute gültigen Bild.

b) Zur Psychodynamik seronegativer Arthritiden: palindromer Rheumatismus, M. Reiter, Arthritis psoriatica

W. Zander

Trotz eingehender klinischer Forschungen und zunehmender Kenntnisse auf dem Gebiet der Pathophysiologie ist die Ätiopathogenese der chronisch rheumatischen Polyarthritiden ebensowenig restlos geklärt wie diejenige einiger spezieller seronegativer Arthritisformen: dem M. Reiter, der Arthritis psoriatica, der Spondylitis ankylosans. Letztere sah man – wie auch Schattenkirchner (s. S. 80) ausführt – von organischer Seite lange als besondere Verlaufsform der chronisch rheumatischen Polyarthritis an.

Bei solcher Sachlage ist es legitim, daß sich die tiefenpsychologische Forschung dieses Fragenkomplexes annimmt. Schon als die von Schattenkirchner ausführlich dargestellten somatischen Zusammenhänge noch weitgehend unbekannt waren, haben Halliday (1942), Alexander (1951) u.v.a. die Rolle emotionaler Faktoren bei der chronischen Polyarthritis hoch eingeschätzt. Die Angaben in der Literatur über die entsprechende Psychodynamik bzw. „den Typ" des Rheumatikers sind allerdings nicht immer übereinstimmend, so daß man es keinem Kliniker verdenken kann, wenn er diesen Forschungsweg für unbefriedigend hält. Möglicherweise kommen die Widersprüche dadurch zustande, daß aus dem großen Sammeltopf „Polyarthritis" uneinheitliche Krankheitsbilder ausgewählt und untersucht worden sind. Nichtveröffentlichte Forschungen an der Medizinischen Universitätspoliklinik München sprechen dafür, daß die tiefenpsychologischen Konstellationen schon bei den rheumafaktorpositiven gegenüber den rheumafaktornegativen chronischen Polyarthritikern unterschiedlich sind.

Aus der Literatur (Antonelli 1957; Medelenyi u. Marton 1963; Beck 1971) können wir entnehmen, daß die Mütter von Patienten mit chronischer Polyarthritis teils als streng und emotional kalt, andererseits aber als aufopfernd, z.T. sogar als „fressend" überfürsorglich dargestellt werden, oft mit einer starken religiösen Ideologiebildung. Infolge harter Strafen oder einer übermoralisch-märtyrerhaften Opferhaltung mancher Mütter entwickelten die Kinder Angst- und Schuldgefühle den eigenen motorisch-aggressiven Impulsen gegenüber. Sie könnten dann nur noch eine masochistisch-dienende Haltung einnehmen.

Die Väter werden als ihren Frauen unterlegen geschildert, als anlehnungsbedürftig und weich, z.T. zu aggressiven Durchbrüchen neigend, so daß die Kinder an ihnen keinen Halt fänden. Besonders wegen einer ständigen latenten Abwertung durch ihre Frauen könnten diese Väter auch kaum als positive Identifikationsfiguren dienen.

Die späteren Patienten seien dann als Erwachsene nur zu einem „Pseudokontakt" fähig, bei dem moralische Vorbildlichkeit, Sauberkeit und Dienst am Nächsten mit einer masochistischen Opferhaltung einhergehe. Die Sexualität werde oft als etwas Schmutziges abgelehnt, oder sie sei mit Schwängerungs- und Vergewaltigungsängsten durchsetzt.

Im Erscheinungsbild der Rheumatiker fielen, besonders nach den Aussagen amerikanischer Autoren, vor allem 2 Merkmale auf:

1) ein zwanghafter Zug mit Übergewissenhaftigkeit, Perfektionismus und scheinbarer Gefügigkeit, verbunden mit der Neigung, alle Aggressionen und feindseligen Gefühle wie Ärger und Wut zu unterdrücken;
2) ein masochistisch-depressiver Zug mit dem starken Bedürfnis zur Selbstaufopferung und zu übertriebenem Helferwillen.

Beck (1971) zitiert in diesem Zusammenhang Bondys Wort von der „bösen Demut", die „liebevolle Tyrannei" von Cremerius bzw. den „latenten Amokläufer" von Hau.

Einigkeit besteht bei den meisten Psychoanalytikern darüber, daß der verstärkte Muskeltonus bei allen arthritischen Erkrankungen eine wesentliche pathogene Rolle spielt. Dieser sei von speziellen psychodynamischen Zuständen abhängig. *Daß* der Muskeltonus bei Arthritikern verändert ist, wurde bereits von rheumatologischer Seite beschrieben, und zwar ist hier in gelenknahen Muskelpartien eine *primär* vorhandene verstärkte Muskelspannung gefunden worden. Besonders eindrucksvoll sind die Beobachtungen von Morrison et al. (1953), die bei ca. 50% ihrer elektromyographisch untersuchten rheumatischen Patienten einen gesteigerten Muskeltonus sowie eine vermehrte Irradiation fanden.

Von neurophysiologischer Seite wird betont, daß der Zusammenhang zwischen Affekt und Muskelspannung eine allbekannte Tatsache sei. Tschabitscher u. Czervenka (1964) weisen aber darauf hin, daß es nur dann zu einer generellen Erhöhung der Muskelspannung kommen könne, wenn die Affekte durch ein pathologisches Geschehen im „seelischen Apparat" nicht zur „Abfuhr" gelangten, also eine Affektspannung entstünde. Die Messung der Mikrovibration in der Muskulatur könne als Indikator für psychische Spannungszustände verwendet werden.

Nach Cannon (1931) und Papez (1937) gilt es als gesichert, daß das sog. pallidothalamische System die zentrale Repräsentanz der Muskelspannung darstellt. Eine Störung des sehr feinen Wechselspiels zwischen Thalamus, limbischem System und Kortex in Form von Echowirkungen sei bei Spannungszuständen von entscheidender Bedeutung. Die Autoren differenzieren dann weiter zwischen willkürlich-bewußter bzw. unbewußt-affektbesetzter Innerveration auf der einen Seite und spinalen bzw. zerebralen Reflexinnervationen infolge organischer Erkrankungen auf der anderen Seite. Hier liegen möglicherweise *zusätzliche* Ansatzpunkte für die Klärung der Frage vor, warum es bei organischen Zuständen von Muskelspastik nicht zu Gelenkerscheinungen ähnlich der Polyarthritis kommt.

Ausgehend von neurosenpsychologischen Vorstellungen liegt es nahe, im erhöhten Muskeltonus ein Korrelat zu dem ständigen „In-Spannung-gehalten-Sein" von Impuls und Gegenimpuls zu sehen. So meinte bereits Fenichel im Jahre 1927 (zit. nach Weintraub 1973), daß der sehr unterschiedliche Muskeltonus in den verschiedenen Muskelgruppen bei Neurotikern den Verdrängungskampf zwischen „Trieb und Triebabwehr" spiegle, was unmittelbar den Vorstellungen von Tschabitscher u. Czervenka entspricht.

Ein für die Psychodynamik wichtiger Punkt wurde weiterhin von Dührssen (1951) herausgestellt. Beim Rheumatiker läge nicht nur eine Hemmung der motorisch-aggressiven, sondern auch der passiv-hingebenden Antriebsimpulse vor. Dadurch würde das normalerweise in der quergestreiften Muskulatur stattfindende ständige Nacheinander aktiver und passiver Impulse zu diesem eben schon erwähnten starren, gleichzeitigen „In-Spannung-Halten". Die Patienten könnten weder angreifen noch sich fallen lassen.

Die Muskelfunktionen sind also wesentliche Körperkorrelate für aggressive Regungen. (Siehe u.a. die Ausführungen über die motorisch-aggressive Entwicklungsphase, S. 30). Zur weiteren Differenzierung hilft hier das Vorstellungsmodell von Elhardt (1974). Er betont, daß sich die aggressiven Impulse „verschiedener somatischer Austragsebenen bedienen", entsprechend der jeweiligen Entwicklungsphase. Wird der Impuls bei seiner „handgreiflichen" Aktion blockiert, so wird sich diese Hemmung korrelativ direkt im Bereich der Muskulatur auswirken und so zu einer Muskeltonussteigerung führen. Elhardt sagt: „Eine spezielle Blockierungsstelle bei den rheumatischen Krankheiten ist die Unterbrechung der vollen aggressiven Handlung in der Muskulatur."

Die experimentellen Untersuchungen von Holmes u. Wolff (1952) scheinen ein Beleg in dieser Richtung zu sein. Konfliktberührende Gespräche verstärkten sowohl den Schmerz als auch die Muskelaktionsströme des Rheumatikers. Für eine affektive Dauerspannung sprechen weiter die Befunde von Strotzka (1975), Morrison et al. (1953) und Jores (1960), die eine solche auch in Ruhelage nachweisen konnten. Cremerius (1954/55) sieht Anzeichen für die gesteigerte Gespanntheit der Rheumatiker u.a. in nächtlich gehäuftem Zähneknirschen und morgendlichen Nägelmalen in der Hohlhand. Er gebraucht für die angstvoll-gespannte Haltung des Polyarthritikers das Bild des Boxers vor einem zu erwartenden Angriff.

Um hier zu einer weiteren Klärung zu kommen, erschien es uns ratsam, sich dem Problem durch tiefenpsychologische Untersuchungen von Patientengruppen zu nähern, die nach klar definierten klinischen Kriterien diagnostiziert worden waren. Dabei schien es lohnend, sich erst einmal rheumafaktornegativen Erkrankungen zuzuwenden. Es handelt sich hier also um eine Beschränkung auf die Frage, ob man von psychsomatischer Seite etwas zu deren Ätiopathogenese beitragen könne.

Aus dem Kreis der rheumafaktornegativen polyarthritischen Erkrankungen haben wir zunächst folgende 3 Krankheitsbilder ausgewählt:

1) den palindromen Rheumatismus (p. R.),
2) die Reiter-Erkrankung (R. E.),
3) die Arthritis psoriatica (A. p.).

Es war für unsere Untersuchung nicht von Belang, ob sich die 3 Erkrankungen evtl. im weiteren Verlauf klinisch verändern könnten, analog der Einmündung eines HHS in eine Hypertonie. Es ging lediglich um die Frage, ob wir zu dem augenblicklichen somatischen Bild ein korrelatives psychisches Geschehen, einen spezifischen psychischen Ambivalenzkonflikt zwischen Impuls und Gegenimpuls nachweisen könnten. Auch bei einem Ambivalenzkonflikt läßt sich ja dessen Weiterentwicklung nicht mit Sicherheit voraussagen. Er kann gelöst werden, er kann bestehen bleiben oder sich wandeln. Entsprechend muß sich dann auch das somatische Bild verändern. Möglicherweise sind es gerade die von der jeweiligen Psychodynamik her untypischen Fälle, die für eine klinische Veränderung prädestiniert sind. Vielleicht lassen sich sogar eines Tages hier von psychologischer Seite Vorhersagen machen.

Zunächst seien Patienten mit *palindromen Rheumatismus* beschrieben. Es handelt sich bei ihnen um eine relativ leichte, flüchtige Erkrankung, die recht selten ist. Selbst von den Entdeckern Hench u. Rosenberg (1941) wurde sie im Laufe von 12 Jahren lediglich bei 34 Patienten diagnostiziert.

Ohne Prodromalerscheinungen treten entzündliche Attacken im Bereich eines Gelenks unter Mitbeteiligung des peri- und paraartikulären Gewebes auf; Bewegungseinschränkungen und schmerzhafte Schwellungen erreichen innerhalb einer einzigen bzw. innerhalb weniger Stunden ihren Höhepunkt und klingen schnell wieder ab, ohne Residuen zu hinterlassen. Von Anfall zu Anfall kann die Affektion von einem Gelenk auf ein anderes überwechseln, so daß nacheinander alle Gelenke befallen werden können. Bevorzugt sind allerdings die großen Gelenke. Die Begleiterscheinungen sind gering. Es kommt nur zu leichter Leukozytose, zu mäßig beschleunigter BSG und subfebrilen Temperaturen. Während die einzelne Attacke nur kurze Zeit dauert, kann sich die Erkrankung selbst über Jahre hinziehen. Sie kommt und geht – wie schon der Name „palindrom" (griech. = periodisch wiederkehrend) andeutet.

Sämtliche in einem bestimmten Zeitabschnitt in der Rheuma-Ambulanz der Universitäts-Poliklinik München eindeutig diagnostizierten Fälle wurden von uns tiefenpsychologisch untersucht; insgesamt 9 Frauen und 3 Männer. (Also auch in dieser Studie handelt es sich um ein unausgesuchtes Patientenkollektiv). Zur Illustration zunächst eine Lebensgeschichte, simplifizierend auf die zentrale Problematik hin dargestellt:

Die 27jährige, unkomplizierte offene Patientin war als einzige Tochter eines als elegant und gut aussehend geschilderten österreichischen Offiziers, der die Freuden des Lebens zu genießen verstand, aufgewachsen. Er liebte seine Tochter sehr und ließ ihr nach außen hin volle Freiheit; nur ihm mußte sie gehorchen. Als er frühzeitig starb, übernahm die Mutter die Erziehung. Sie zog die Zügel zwar etwas fester an als der großzügigere Vater, war dem Mädchen aber sehr zugewandt und wurde allmählich zu dessen verstehender Freundin.

So konnte das von klein auf motorisch-vitale Kind zwar nicht völlig ungehindert, aber doch freiheitlich aufwachsen und es zu einer recht aktiven Lebensgestaltung bringen. In sportlichen Betätigungen tobte sie ihre Kräfte geradezu aus. Sie verbrachte als Schülerin wöchentlich viele Stunden im Leichtathletiktraining und errang nicht unbedeutende Siege im Hochsprung. Da sie sich für die nach dem Tode des Vaters pekuniär schlecht gestellte Mutter verantwortlich fühlte, gab sie ihren Studienplan auf und stellte sich nach einer kaufmännischen Lehre frühzeitig auf eigene Füße. Durch besonderes Engagement brachte sie es in jungen Jahren schon bis zur Leiterin einer großen Fremdenpension. Sie wurde anerkannte Herrin des gesamten Betriebes. 25jährig verliebte sie sich in einen sehr gut aussehenden älteren Architekten, bei dem sie die Wiederholung glücklicher Tochterzeiten erhoffte. So großzügig dieser Architekt aber nach außen hin erschien, so pedantisch, geizig und herrschsüchtig erwies er sich in der Ehe bzw. schon kurz vorher. Unsere Patientin kam also plötzlich aus einer heiteren, selbständigen Berufssituation, in der sie ihre Vitalität leben konnte, in eine Eheabhängigkeit, die ihr infolge des Geizes und der Eifersucht des Mannes kaum Bewegungsfreiheit ließ. Arbeitsmäßig blieb aber ihre Belastung dieselbe. Wegen der am Vater erworbenen sehr partiellen Aggressionsgehemmtheit konnte sie sich aus den Fesseln nicht befreien. Charakteristischerweise kam es einen Tag vor der Eheschließung zu einer ersten Attacke ihres p.R. Da ihr Mann aber geschäftlich viel unterwegs war, traten die akuten Konfliktsituationen für sie immer nur plötzlich und kurzfristig auf; wie die Anamnese ergab, wurden sie immer von ebenso heftigen wie flüchtigen Attacken ihres p.R. begleitet.

Die hier geschilderte Lebensproblematik bzw. die dahinterstehende Psychodynamik erwies sich nach Untersuchung aller 12 Patienten als doch sehr charakteristisch:
Schon beim ersten Kontakt fiel das für Patienten in einer psychosomatischen Ambulanz ungewöhnlich lockere, freundlich-offene Verhalten auf. Bei näherer Untersuchung handelte es sich auch überwiegend um leichte Neurosen (8 von 12 Fällen).

Ebenso wie unsere Patientin waren insgesamt 9 der 12 Patienten als geliebte Einzelkinder bzw. potentielle Einzelkinder (Nachkömmlinge etc.) aufgewachsen; sie beschrieben den Vater als dominierend. Er wurde als überlegener, ruhender Pol geschildert, der aber gelegentlich zu explosiven Ausbrüchen neigen konnte. In jedem Falle aber wurde er respektiert, nicht eigentlich gefürchtet. Oft hatte er verwöhnende Züge und gab dem Kind Stütze und das Gefühl einer Besonderheit. Die überwiegend depressiv strukturierten Mütter gingen zwar emotional auf die Kinder ein, stellten aber – wenn auch nicht direkt – später Anforderungen in bezug auf Unterstützung und Hilfe. Die Erziehung war überwiegend locker und freiheitlich. Die betont lebhaften bis wilden Kinder konnten sich zu eigenwilligen Menschen entwickeln. Ihre Durchsetzungskraft in der Außenwelt wurde eher noch gefördert. Einem Elternteil, meist dem Vater, gegenüber wurde jedoch absoluter Gehorsam gefordert; hier herrschte also eine partielle „Härte" in der Erziehung vor. Dunkelangst war in der Regel die einzige Primordialsymptomatik.

Wie unsere Offizierstochter haben die Patienten mit p.R. überwiegend (9 von 12) ihre vital-expansiven Tendenzen in sportlicher Betätigung ausgelebt, und zwar mit jahrelangem Training als Leistungssportler. Wir fanden u.a. einen Hochsprungwettkämpfer, einen Tennisturnierspieler, einen Radrennfahrer, aktive Fußballer und einen Turniertänzer (Zander 1972).

In der beruflichen Lebensgestaltung stehen ehrgeizige Ziele im Vordergrund und die Tendenz, in leitende, herausragende Positionen zu kommen. Dabei können alle Patienten durchaus aggressiv sein, wenn auch ab und an erst nach einer gewissen „Anlaufzeit". Charakteristisch sind die dafür gewählten Formulierungen: „.... dann kann ich hochgehen", „... dann explodiere ich", „... dann knallt's", „... dann zerreißt es mich".

Auffällig war weiterhin, daß mit einer Ausnahme alle Patienten von einer beruflichen Doppelbelastung sprachen, etwa daß sie neben ihrem Beruf ausgedehnte Hausarbeit verrichteten oder sich auf ein zusätzliches Examen vorbereiteten o.ä. Ebenso fiel auf, daß sich diese Patienten – die sich sonst im Leben gut durchzusetzen verstanden – von einem Chef oder dem Ehemann ausnutzen ließen. Diesem zuliebe wurde dann auch häufig auf die Ausübung des Sports verzichtet, damit mehr Zeit für Beruf oder Haushalt zur Verfügung stand. Bei der Doppelbelastung scheint nicht die körperliche Überanstrengung das pathogene Moment gewesen zu sein, sondern im Gegenteil eher die Tatsache, daß dadurch die Expansionsbedürfnisse der Patienten eingeengt wurden. Es handelte sich nämlich vielfach um sitzende berufliche Tätigkeiten, die dann im Zusammenhang mit der Aufgabe des Sportes für die Patienten eine Situation schufen, in der sie „an sich halten" mußten. Dies vermag ein erster Ansatzpunkt für eine vermehrte korrelative Muskelspannung sein, also für relevante Strainelemente.

Sucht man nach einem Bild für diese Patienten, so könnte man sagen, es handle sich bei ihnen um „Kronprinzessinnen" und „Kronprinzen", die lediglich *einen* Herrscher über sich anerkennen, dem sie sich unterwerfen, während sie aber sonst im Leben selbst nach Herrscherpositionen streben, die sie sich auch zu erkämpfen verstehen. Nur gegen *einen* bestimmten Menschen, meist eine Vaterfigur, bleiben sie aggressiv gehemmt, ihm gegenüber müssen sie „an sich halten": Für diesen „König" verausgaben sich die Patienten, ihm unterwerfen sie sich. Erweist er sich dann aber nicht als so königlich zugewandt wie einst der Vater, kommen sie in eine psychodynamische Spannungssituation, in der die Bedürfnisse zu herrschen mit den Unterwerfungstendenzen, mit Hingabetendenzen kämpfen. Aggressive Impulse drohen durchzubrechen und werden im Rahmen dieses Spannungsfeldes am Vollzugsorgan, dem Bewegungsapparat, gebremst. Die Symptomatik bricht aus. (In einigen wenigen Fällen ist das dynamische Spannungsfeld nicht von Hingabe- und Herrschertendezen bestimmt, sondern von Expansionswünschen und Verpflichtungsgefühlen; letzteres Spannungsfeld wurde in der Regel an den Müttern erworben).

Neurosenstrukturell fanden sich entsprechend diesem Sachverhalt bei allen Patienten zwangsneurotische Strukturbestandteile bei überwiegend hysterischer Struktur; in 2 Fällen lag eine zwangsneurotisch-depressive Struktur vor. Schizoide Anteile konnten nur bei einem Patienten gefunden werden.

Fassen wir noch einmal zusammen, so ergibt sich beim palindromen Rheumatismus, daß hier „Kronprinzen" oder „Kronprinzessinnen" in Situationen erkranken, die durch folgende Trias gekennzeichnet sind:

1. plötzliches Sistieren einer überdurchschnittlichen sportlichen Betätigung;
2. berufliche Doppelbelastung bei Verausgabungstendenzen. Diese beiden Bedingungen schaffen den Boden für
3. die drohende Gefahr des aggressiven Durchbruchs gegen jenen „Herrscher", der die Erwartungen nicht erfüllt.

Bei dieser Trias scheint es sich um ein Gefüge zu handeln, d.h. die einzelnen Bestandteile können sich z.T. ersetzen. Fehlt z.B. bei einem Patienten die spezielle sportliche Betätigung, ist dafür die Doppelbelastung besonders gravierend oder umgekehrt.

Für das 2. seronegative Krankheitsbild, die *Reiter-Erkrankung* (R.E.), konnte bei der tiefenpsychologischen Untersuchung ein deutlich anderer psychischer Hintergrund gefunden werden. Von Reiter wurde 1916 folgende phänomenologische Trias herausgestellt: Arthritis, Konjunktivitis, Urethritis. Reiter glaubte, eine bislang unbekannte Spirochäte gefunden zu haben, welcher er den Namen „Sp. forans" gab und von der er mitteilte, daß sie nicht auf Salvarsan reagiere. Trotzdem taucht im Schrifttum immer wieder die Meinung auf, daß eine venerische Infektion der Reiter-Erkrankung vorausgehe. (In bezug auf den heutigen Stand der Forschung sei auf die Arbeit von Schattenkirchner (s. S. 79) verwiesen.)

Klinisch kann evtl. die Urethritis oder die Konjunktivitis fehlen bzw. so flüchtig sein, daß die Patienten sie nur auf intensives Befragen mitteilen. Die Arthritis spielt sich bevorzugt an den Knie- und Sprunggelenken ab, aber auch an den Finger- und Zehengelenken. Ebenfalls können die Iliosakralgelenke mitbetroffen sein. Als typisch wird in Abhebung zur chronischen Polyarthritis der asymmetrische Befall der Gelenke angesehen. Die entzündlichen Erscheinungen, insbesondere die Gelenkergüsse, dauern im Gegensatz zum p.R. Wochen und Monate, führen aber nicht sehr häufig zu Dauerschäden. Erkranken an primär chronischer Polyarthritis sowie an p.R. bevorzugt Frauen, so erkranken an der R.E. vorwiegend Männer. Dies läßt an erbgenetische Faktoren denken. Neurosenpsychologische Erklärungen böten sich zwar an, auf sie soll jedoch wegen des stark hypothetischen Charakters nicht näher eingegangen werden.

Gesicherte Aussagen scheinen uns dagegen sonst über die Psychodynamik möglich. Wie beim p.R. ließ sich auch bei der R.E. ein typisches Syndrom finden.

Wir untersuchten alle postalisch noch erreichbaren Reiter-Patienten unserer Rheuma-Ambulanz, hatten also auch hier eine nicht ausgesuchte Gruppe. Entsprechend der Seltenheit dieser Erkrankung konnten bisher nur 12 Männer untersucht werden. Sie wirkten nicht nur äußerlich leger und unkonventionell, sie waren es auch in ihrer Lebensführung. Sie liebten Unabhängigkeit, neugierige Welteroberung bzw. Freiheit. Im Gegensatz zu den Patienten mit p.R. hatten sie jedoch keinerlei Herrschertendenzen. Gehäuft fanden sich Äußerungen wie die folgenden: „Ich glaube, ich brauche sehr viel Freiheit für mich"; „Wenn ich ständig mit einem Menschen zusammenlebe und ein geregeltes Leben führe, dann fühle ich mich eingezwängt"; „Ich lebe eigentlich nicht so, wie ich möchte. Man muß sich immer mehr einengen, je zivilisierter unsere Welt wird. Ich möchte freier leben"; „Wenn ich Beamter geworden wäre, dann wäre mein Leben abgeschlossen für mich".

Die Expansionstendenzen dieser Patienten zeigten sich schon darin, daß die meisten von ihnen ausgedehnte Reisen gemacht hatten, fast über die ganze Erde. Manche fuhren plötzlich, einem spontanen Impuls folgend, einfach „irgendwohin", übernachteten dort und kehrten am nächsten Tag zurück. Die entsprechende innere Dynamik mag der Traum eines Patienten illustrieren, auch wenn er selbstverständlich noch andere Deutungsmöglichkeiten zuläßt.

> Das war auf einem Flugplatz. Ich bekam eine Bordkarte, wußte nicht, wohin ich fliegen wollte. Dann war Paßkontrolle. Da hat sich alles gestaut. Es ging nicht mehr vorwärts. Ich habe gerufen: ‚Verdammt, laßt mich endlich durch, ich muß zu meiner Maschine! Aber ich kann nicht sagen, wohin ich flog.

Wenn wir bei den Patienten mit p.R. von „Kronprinzen" gesprochen hatten, so drängt sich bei diesen Patienten ein anderes Bild auf, das des „Zugvogels".

Auch in der Jugend sind bei ihnen schon Zeichen eines besonderen Expansionsdrangs bei relativer menschlicher Unbezogenheit nachweisbar. Ähnlich wie beim p.R. sind zwar die meisten Patienten auch Sporttreibende, aber die Betonung liegt nicht auf dem Leistungssport. Die Aktivitäten haben – und hatten dies auch in der Jugend – mehr den Charakter, die personale Unbezogenheit zu kompensieren. Mit einer Ausnahme berichteten alle, daß sie als Kinder viel allein oder nur in Begleitung eines Hundes durch die Wälder gestreift seien. Dazu paßt, daß 11 von den 12 Vätern für die Familie wenig existente Menschen waren, die aber im Leben Erfolg hatten bzw. „etwas darstellten".

Bei diesen Tatbeständen verwundert es nicht, daß bei den Patienten vermehrt schizoide Strukturanteile zu finden sind. Man wird oft an diejenigen Persönlichkeiten erinnert, die Balint als „Philobaten" bezeichnet hat. Solange den Freiheitstendenzen der Patienten keine Grenzen gesetzt werden, verläuft die Entwicklung relativ ungestört. Dafür spricht auch, daß nur selten eine Primordialsymptomatik vorliegt.

Es erhebt sich aber die Frage, warum es diesen Menschen nicht auf die Dauer gelingt, sich das ihnen notwendig erscheinende Ausmaß an Expansionsmöglichkeiten zu verschaffen.

Hier stößt man auf eine andere Seite der Persönlichkeitsentwicklung. Die freiheitliche Ungebundenheit – meist am Vater erworben – ist kein ganz durchgängiges Phänomen. Die auch hier eher depressiv strukturierten Mütter vereinnahmen die Patienten nicht offen oder direkt. Aber durch Besorgnis, Verwöhnung oder auch nur durch

„traurige Augen" setzten sie doch sehr spezielle Grenzen. Für die Kinder mußte dies heißen: Jeder engere Kontakt bedeutet Eingeengtsein, Rücksichtnahme auf die Wünsche der Mutter.

Die so aufgewachsenen Patienten sind als Erwachsene zwar nicht ängstlich aggressionsgehemmt, aber sie halten sich aus Rücksichtnahme zurück. Sie mögen keinen Streit, wollen ungern jemandem wehtun, und nur in sehr zugespitzten Situationen setzen sie sich frontal durch, aber auch hier ohne brutal zu werden. Im übrigen ziehen sie es vor, auszuweichen.

Es erstaunt daher nicht, daß sich bei den auslösenden Situationen in sämtlichen Fällen Bindungsprobleme finden ließen. In diesem Zusammenhang sei betont, daß bei einigen Patienten das Expansionsbedürfnis so extrem zu sein scheint, daß ihnen schon ein *objektiv* keineswegs eingeengtes Leben als „zu eng" erscheint. Es wäre zu überlegen, ob hier nicht möglicherweise auch eine Anlagevariante im Sinne einer Hypermotorik eine ursächliche Rolle spielen könnte.

Durchgängig handelt es sich, wie gesagt, um drohende oder gerade vollzogene engere Bindungen, die zeitlich vor dem Auftreten der ersten Symptomatik nachweisbar waren. Bei mehreren Patienten war es die Heirat, bei anderen die notwendig werdende Rücksichtnahme auf chronisch kranke nähere Angehörige, in einem weiteren Fall die körperbehinderte Freundin. Den Patienten war es dadurch nicht möglich, ihre frühere freie Lebensgestaltung fortzuführen. Sie fühlten sich alle subjektiv eingeengt, 8 der 12 Patienten auch sexuell frustriert. Um das ihnen gemäße ersehnte Ausmaß an Freiheit wieder zu gewinnen, hätten sie rücksichtslos werden müssen. Da sie dies aber wegen des an der Mutter erworbenen Verantwortungsgefühls nicht konnten, mußten sie „an sich halten". Damit kommen wir wieder zu den typischen Strainelementen im Bereich der Muskulatur. Zur Illustration dieser Konstellation kurz die Lebensgeschichte eines dieser Patienten:

Der 34jährige Herr M. war in begüterter Familie unbehindert, aber auch ohne besonderen personalen Bezug aufgewachsen. Die Eltern hatten viele gesellschaftliche Verpflichtungen, die Erziehung der Kinder bestand in einem „laissez faire". Die depressive Mutter war unserem Patienten (ihrem jüngsten Kind) jedoch recht zugetan, weil es sehr musikalisch zu werden versprach und sie selbst musische Interessen hatte. Der Patient lernte, seiner Mutter mit seinem Talent Freude und „die traurigen Augen" fröhlich zu machen. Auf ausgesprochene Zärtlichkeiten wurde nicht viel Wert gelegt, dagegen gab es viel unverbindliche Geselligkeit. Schon früh wurde der Patient in verschiedenen teuren Internaten untergebracht, die der Vater, ein Erfolgsmann, für wichtig hielt. Das musikalische Talent wurde berufsbestimmend. Der Patient studierte Musik, war auch in einer Reihe von Konzerten erfolgreich, aber der ganz große Durchbruch gelang ihm nicht. Er durchreiste, teils beruflich, teils privat, fast ganz Europa, war auch in Ostasien und Südamerika. Seine Partnerbeziehungen waren zahlreich, wurden aber meist nur geschlossen, wenn die Frauen auf ihn zukamen. Sie wurden von ihm bald wieder aufgegeben, wobei ihm seine schizoiden Strukturanteile entgegenkamen.
Als der Patient sich selbst seines Talentes unsicher wurde, machte er eine zusätzliche Ausbildung als Toningenieur, wodurch er bereits beruflich in eine eingeschränkte Lebenssituation geriet. „Ich habe mich sehr umstellen müssen. In den Jahren davor habe ich immer mehrere Monate im Süden verbracht." Er lernte dann eine sehr temperamentvolle, ihm emotional entgegenkommende Italienerin kennen, die es fertigbrachte, ihn zur Ehe zu bewegen. Typischerweise trat kurz vor der Hochzeit ein erster Schub seiner Erkrankung auf. Aus Verpflichtungsgefühlen, und weil er der Frau nicht wehtun wollte, heiratete er. In der Folge kam es zu heftigen Auseinandersetzungen, in denen er versuchte, sich freizumachen. Aber der „Zugvogel" war im „Käfig".

Zusammenfassend läßt sich sagen, daß bei den Patienten mit R.E. durchgängig ein Ambivalenzkonflikt besteht zwischen dem Bedürfnis nach neugieriger Welteroberung und expansiver Ungebundenheit auf der einen Seite und Schonungstendenzen bzw. Verantwortungsgefühlen einem Partner gegenüber auf der anderen. Bei einer Reihe dieser ausschließlich männlichen Patienten ließ die genaue Schilderung ihrer Lebenssituation auf das Vorhandensein stärkerer latenter homosexueller Tendenzen schließen, wobei die Unverbindlichkeit und Freiheitlichkeit derartiger Beziehungen von besonderer Bedeutung zu sein schien. Psychogenetisch wären solche Tendenzen u.a. durch das betonte Verpflichtungsgefühl den Müttern gegenüber und durch die Bewunderung für die fernen erfolgreichen Väter verständlich.

Weitere Fragen müssen offen bleiben. Sind z.B. die gehäuften Urethritiden eine Symptomatik im Rahmen einer nicht voll befriedigenden Sexualität – oder haben sie evtl. Beziehung zu einer Geltungsproblematik, wie wir dies von anderen Patienten mit Urethritis kennen? Nehmen die Patienten Versuchungssituationen nicht wahr und hat dies korrelativ etwas mit der Augensymptomatik zu tun?

Aus den tiefenpsychologischen Explorationen allein waren diese Fragen bei einem zahlenmäßig so kleinen Krankengut nicht zu klären.

Konnte sowohl beim p.R. als auch bei der R.E. jeweils ein fest umrissener psychischer Hintergrund dargestellt werden, so erscheinen die Konturen bei der jetzt zu schildernden Erkrankung, der sog. *Arthritis psoriatica* (A.p.), weniger deutlich. Es muß dabei vorläufig noch offen bleiben, ob sich dies als spezielles Charakteristikum der Erkrankung selbst herausstellen wird oder ob dieser Eindruck durch die ebenfalls kleine Zahl der untersuchten Fälle (11) bedingt ist.

An dieser rheumatischen Krankheit leiden lt. Literatur (Mathies 1974; Miehlke 1974; Boyle u. Watson Buchanan 1971; Golding 1967; Frauen zwar häufiger als Männer, jedoch weist das Geschlechterverhältnis gegenüber der chronischen Polyarthritis eine leichte Androtropie auf (S. 81). Obwohl die Psoriasis in der Regel Jahre vor den rheumatischen Erscheinungen auftreten kann, sind die klinischen und radiologischen Kriterien an den Gelenken so spezifisch, daß die A.p. als eigenes Krankheitsbild von einem etwa zufälligen Zusammentreffen von Psoriasis und chronischer Polyarthritis abzugrenzen ist. Als charakteristisch angesehen werden: der asymmetrische, *frühe* Befall sowohl der Fingerendgelenke als auch der Zehengelenke (bei der R.E. hatten wir es mit einem bevorzugten asymmetrischen Befall der Knie- und Sprunggelenke zu tun), häufig ein strangartiger Befall von Grund-, Mittel- und Endgelenken desselben Fingers, ein früher Fersenschmerz sowie röntgenologisch nachweisbare osteolytische Vorgänge neben Knochenappositionen und eine sehr typische paraspinale Ossifikation bei Wirbelsäulenbefall.

Es liegt eine erhebliche erosive Arthritis vor. Die Rheumafaktoren sind negativ; jedoch ist der Antistreptolysintiter, besonders im Anfangsstadium, positiv, wie Schattenkirchner (1970) nachwies. Ätiologie und Pathogenese sind aber auch hier nicht völlig geklärt, was uns wiederum den Anreiz gab, nach psychischen Fakten zu suchen. Nachdenkenswert erscheint dabei die Tatsache, daß es in den meisten Fällen zunächst zum Auftreten der Psoriasis kommt und erst später zu den arthritischen Veränderungen. Auch wir konnten bei unserer kleinen Untersuchungsgruppe bevorzugt (in 8 von 11 Fällen) ein verhältnismäßig frühes erstes Auftreten der Psoriasis, nämlich zwischen dem 12. und 20. Lebensjahr, feststellen, während die arthritischen Erscheinungen im Durchschnitt erst etwa 12 Jahre später manifest wurden.

Es erhebt sich angesichts dieses Befundes die Frage, ob hier nicht vielleicht eine besondere Form einer „zweiten Krankheit" im Sinne von Hamperl (1967) vorliegt. Danach müßte sich finden lassen, daß die psychischen Seiten der Psoriasis den Boden darstellen für die späteren auslösenden Situationen der Arthritis.

Pathophysiologisch handelt es sich bei der Psoriasis um eine enorme Steigerung der Regenerationsrate der Haut. Während normalerweise eine Zelle für den Weg der Durchwanderung der Epidermis, von ihrer Entstehung durch Zellteilung in der untersten Schicht bis zur Abstoßung als Hornzelle an der Oberfläche, 14 Tage braucht, läuft dieser Vorgang bei der Psoriasis in 2–4 Tagen ab. Das führt klinisch zu einer Volumenzunahme der Haut bis auf das 23fache. Makroskopisch treten erythematosquamöse Herde mit nicht fest haftenden Schuppen auf (Vogel 1975).

Hier handelt es sich also um eine Verdickung der Haut, jenes Organs, das die Grenze zwischen außen und innen darstellt und das mit zahlreichen feinen Rezeptoren ausgestattet ist. Wie in den theoretischen Ausführungen dargestellt, spielt die Haut im zwischenmenschlichen Bereich, insbesondere auch beim Austausch von Zärtlichkeiten, eine große Rolle. Wie sehr sie bei seelischen Erlebnissen – gerade bei Zärtlichkeits- bzw Kontaktproblemen – mitreagiert, ist allgemein bekannt. Wir schwitzen, erröten, erblassen, bekommen eine Gänsehaut und dgl. mehr. Von dermatologischer Seite wird ein möglicher Einfluß von Nervensystem bzw. Psyche beim Auftreten der Psoriasis des öfteren diskutiert. Ehe wir aber weitere Überlegungen anstellen, sei die Lebensgeschichte einer Patientin geschildert:

Die 35 Jahre alte, etwas korpulente, breitschultrige Patientin wirkte zunächst gestaut, wie unter innerem Druck stehend und vorwurfsvoll hadernd mit ihrem Schicksal. Es fielen ihre deutlich unterschiedlichen Reaktionen auf die verschiedenen Mitarbeiter unserer Beratungsstelle auf. Während sie den weiblichen Personen gegenüber mißtrauisch und mürrisch war, taute sie jedoch dem Referenten gegenüber in kurzer Zeit auf. Sie redete bereitwillig, fast gefügig, war dahinter voller Erwartung.
Die Psoriasis brach bei ihr im 12. Lebensjahr aus, und zwar unmittelbar nach dem Tode ihres Vaters. Diesen hatte sie sehr ins Herz geschlossen: „Er war mein Allerliebstes". Sie hatte ihn selten zu Gesicht bekommen, da er außerhalb arbeitete und lediglich einmal monatlich nach Hause kam. Dann aber brachte er reichlich Geschenke mit, war freundlich, liebevoll und zärtlich. Durch das Fehlen eines ständigen Kontakts mit ihm war der Boden geschaffen für uferlose, unrealistische Riesenerwartungen der Patientin: die Erwartung auf einen liebevollen, spendenden Vater, der eines Tages ganz zu ihr kommen würde. In diese ihre Märchenwelt flüchtete sie sich um so mehr, als ihre Kindheit im übrigen recht trostlos war. „Wir waren 7 Geschwister, es war Krieg, eine schlechte Zeit, und wir hatten kein Geld... Wir haben zu 9 Personen 10 Jahre lang in einem einzigen Zimmer gelebt... Für Zärtlichkeiten hatte Mutti keine Zeit. Wir haben überall mitarbeiten müssen... Trotz war gar nicht möglich."
Die im stillen genährte Hoffnung auf den eines Tages kommenden Märchen-Vater wurde dadurch zunichte, daß dieser unerwartet an einem Gehirntumor starb, als die Patientin 12 Jahre alt war. Unmittelbar nach seinem Tode brach – wie bereits erwähnt – bei ihr die Psoriasis aus. Man wäre fast in Versuchung, ein Bild zu gebrauchen und zu sagen: Die Patientin mußte sich nun ein „dickes Fell" zulegen, um sich gegen die rauhe Wirklichkeit zu schützen, aber auch um sich gegen die aus ihrem Innersten andrängenden Zärtlichkeitssehnsüchte zu wehren.
Im weiteren Verlauf ihres Lebens konstellierte die Patientin nun immer wieder ähnliche Lebensumstände: Sie kam häufig in berufliche Situationen, in denen sie arbeitsmäßig überlastet war – wie früher bei der Mutter. Die Psoriasis stellte sie unbewußt in den Dienst, intime Partnerkontakte von vornherein zu vermeiden, um dem geliebten Vater treu zu bleiben. Schließlich heiratete sie, 27jährig, einen sehr viel älteren Mann, also eine Vaterfigur. Dieser Mann sorgte zwar väterlich für sie, erfüllte aber ihre geheime Sehnsucht nach Zärtlichkeit in keiner Weise. Wegen der Psoriasis blieb er ihr körperlich fern und ließ auch von ihrer Seite keine aktiven Zärtlichkeiten zu. In dieser Situation brach die Arthritis aus. Man könnte sagen: Einerseits durfte sie ihren Mann nicht anfassen, andererseits hätte sie „um sich schlagen" mögen. Aber da sie an keinerlei aggressive Auseinandersetzungen gewöhnt war, beherrschte sie sich,

nahm das ihr unabwendbar Erscheinende hin – und „hielt an sich". Damit sind wieder die geläufigen Strainelemente für die Gelenkaffektionen beschrieben.

Die ungestillten, geheimen Zärtlichkeitsbedürfnisse der Patientin wurden in der Exploration offenkundig: Sie äußerte immer wieder den Wunsch nach einem Kind. Eigene Kinder hatte sie nicht, weil sich ihr Mann wegen der Hauterkrankung sexuell von ihr fernhielt. Eine Adoption lehnte er ab.

Für die Wahrscheinlichkeit der hier dargelegten These spricht, daß es der Patientin sowohl hinsichtlich der Psoriasis als auch der Arthritis in den letzten beiden Jahren bedeutend besser ging. In dieser Zeit hatte sie die Pflege eines Kindes einer Freundin übernommen. Ihm konnte sie geben, was sie sonst an Gefühlen zurückhalten mußte. Damit war auch der Anreiz zu ständigen Aggressionen geringer geworden.

Die in dieser Lebensgeschichte typischen Kriterien für die psychologischen Hintergründe der Arthritis psoriatica werden durch unsere übrigen Befunde erhärtet: In fast allen Fällen (10 von 11) fanden wir einen Vater, der – ebenso wie bei den Patienten mit R.E. – selten anwesend war oder zurückgezogen lebte. Er war aber keineswegs autark und erfolgreich, sondern eher schwach, dabei emotional entgegenkommend und meist zärtlich. Die Mütter waren durchgängig dominierend, aber dennoch nicht kalt, wie in der Literatur bei der chronischen Polyarthritis (Beck 1971) beschrieben. Sie waren zwar nicht zärtlich, aber sorgend und schützend, im ganzen durch Arbeitsüberlastung nervös und verhärmt. In diesem Milieu wurden die Patienten als Kinder still und gefügig, aggressionsgehemmt. Die Trotzphase unterblieb. Viele von ihnen ließen sich ohne jede Gegenwehr von Kameraden verprügeln. Primordialsymptomatik fand sich häufiger als bei den beiden anderen Patientengruppen.

Die früh einsetzende Psoriasis brach bei den weiblichen Patienten in 7 von 8 Fällen kurz nach dem Verlust des Vaters oder eines zärtlichen Freundes aus, wobei es gelegentlich ausreichte, daß sich diese Beziehungsperson der Pubertierenden gegenüber zurückzog. Fast alle Patientinnen ließen sich beruflich ausnutzen bei allgemeiner aggressiver Gehemmtheit und Schwierigkeit im Nahkontakt. Eine ungestillte Sehnsucht nach Zärtlichkeit blieb als Riesenerwartung erhalten. In den meisten Fällen brach die Arthritis aus, nachdem die Patientinnen in bezug auf diese Zärtlichkeitssehnsüchte frustriert und dadurch unbewußte Aggressionen bei ihnen mobilisiert wurden.

Etwas anders in ihrem Erleben und Verhalten waren die 3 männlichen Patienten. Diese fielen auch klinisch insofern aus dem Rahmen, als bei ihnen überwiegend die Arthritis vor der Psoriasis ausbrach. Ob es sich hierbei um einen Zufall handelt, muß offengelassen werden. Die Männer verhielten sich in der Exploration gedeckter als die Frauen und waren um die Darstellung eines Männlichkeitsideals bemüht. Dahinter wurden auch bei ihnen, wie bei den Patienten mit M. Reiter latent homosexuelle Züge sichtbar, welche aber stark abgewehrt wurden. Die Psoriasis spielt in diesem Abwehrkampf sicher eine nicht unwesentliche Rolle. Die Beziehung zu Männern war dadurch charakterisiert, daß sie sich Freundschaft durch Verausgabung erkauften und aggressive Regungen unterdrückten, um ihr gutes Verhältnis zu den Kameraden nicht zu gefährden.

Strukturell fanden sich bei den Patienten mit Arthritis psoriatica durchgängig zwangsneurotische Anteile, die sich besonders in Form von allgemeiner Aggressionsgehemmtheit und retentiver Gehemmtheit nachweisen ließen. Daneben fand sich eine isolierte Drosselung im Zärtlichkeitsstreben, aber ohne Hinweise auf schizoide Strukturanteile. Es handelt sich hier also um eine partielle Hemmung im Bereich des

Liebesstrebens. Bei einer solchen Konstellation erscheint eine geglückte Lebensgestaltung von vornherein schwierig.

Die frühe Drosselung des „adgredi" mag evtl. mit ein Grund dafür sein, daß in Abhebung von den ersten beiden Krankheitsbildern bei keinem der Patienten mit A.p. eine vorübergehende Kompensation durch sportliche Betätigung geglückt war.

Zusammenfassend läßt sich sagen, daß bei den Patienten mit Arthritis psoriatica nach dem Verlust eines ersten „Liebesobjektes" die Hauterkrankung beginnt. Die gedrosselten Zärtlichkeitsbedürfnisse entwickeln sich zu Riesenerwartungen. Werden diese in einer späteren Partnerbeziehung enttäuscht, so reagieren die Patienten infolge ihrer aggressiven Gehemmtheit nicht „tätlich"; auch sie müssen „an sich halten"; damit ist der Boden für die Arthritis gegeben. Im Gegensatz zu den „Kronprinzen" und „Zugvögeln" haben wir es hier mit Patienten zu tun, die sich selbst eher wie „räudige Hunde" fühlen.

Mit diesen Darlegungen hoffen wir gezeigt zu haben, daß sich bei den hier beschriebenen Krankheitsbildern unterschiedliche tiefenpsychologische Befunde ergeben. Am wenigsten neurotisch waren die Patienten mit palindromen Rheumatismus. Ihre Väter waren vorwiegend dominierende, fest im Leben stehende, oft erfolgreiche Männer; die Mütter mehr depressiv sich unterordnend, aber größtenteils ihren Kindern zugewandt, gelegentlich verwöhnend. Die sehr partiellen aggressiven Gehemmtheiten wurden lediglich in ganz bestimmten, oft kurzfristigen Situationen einem einzigen Menschen gegenüber symptombildend. Es handelt sich hier um eine Patientengruppe, die am wenigsten Gemeinsamkeiten mit den übrigen Arthritispatienten hat. Dies korrespondiert also durchaus mit den heutigen Anschauungen, wonach die klinische Zuordnung des palindromen Rheumatismus noch nicht eindeutig ist, wie Schattenkirchner ausführte.

Bei der Reiter-Erkrankung kommt es zur Hemmung der Expansivität und auch der Möglichkeit zur aggressiven Auseinandersetzung ebenfalls nur bei bestimmten Partnerkonstellationen; diese haben aber nicht flüchtigen Charakter, sondern werden als Dauerbeeinträchtigung empfunden.

Den in der Literatur für die chronische Polyarthritis beschriebenen psychogenetischen Auffälligkeiten am ähnlichsten waren unsere Befunde bei der Arthritis psoriatica. Bei diesen Patienten konnten wir auch die am häufigsten beschriebene Elternkonstellation: schwacher Vater – dominierende Mutter nachweisen. Entsprechend fanden wir bei diesem Krankheitsbild auch die am stärksten seelisch gestörten Persönlichkeiten. Bei der Arthritis psoriatica ist jedoch insofern eine Sondersituation gegeben, weil wir es mit einem doppelten Ansatz zu tun haben. Die bei den Arthritikern allgemein sich ausbildende Aggressionsgehemmtheit trifft hier auf Patienten, denen bereits wegen ihrer isolierten, sehr frühen Störung im Zärtlichkeitsstreben kein ungehindertes adgredi an andere Menschen mehr möglich ist. Wir konnten zeigen, daß sich die Zärtlichkeitsstrebung aufgrund der bekannten tiefenpsychologischen Bedingungen (*partielle* frühkindliche *Bestätigung* der Zärtlichkeitswünsche) zu Riesenerwartungen entwickelte. Wird diese Sehnsucht nun vom Partner ständig frustriert, drängen ebenso ständig aggressive Impulse an, die nicht aktiv umgesetzt werden können.

Allen 3 Erkrankungen gemeinsam ist also eine ganz charakteristische Aggressionshemmung. Aggressive *Gefühle* werden fast durchgängig erlebt, jedoch ist aggressive *„Tätlichkeit"* nicht möglich.

Generell bei allen Patienten standen sich egoistische und altruistische Tendenzen gegenüber. In den theoretischen Überlegungen hatten wir ausgeführt, daß sich solche Ambivalenzen oft auf dem Boden von neurotischen Mischstrukturen konstellieren. Auch bei den hier dargestellten 3 Krankheitsbildern ist die *eine* Seite des Ambivalenzkonfliktes jeweils charakterisiert durch deutliche Kommunikationstendenzen: „dem anderen zulieb", „um dem anderen nicht wehe zu tun", „weil ich mich verantwortlich fühle" oder weil immer noch Zärtlichkeiten vom anderen ersehnt werden. Die *andere,* die „egoistisch" expansive Seite hatte jeweils verschiedene Inhalte.

Es ist unsere Hoffnung, daß auch diese Untersuchung fest umrissener Krankheitsbilder dazu beitragen möge, zu immer genaueren Modellvorstellungen innerhalb der psychosomatischen Medizin zu gelangen. Wir sind der Meinung, daß sich dadurch vermutlich Ansatzpunkte für gezieltere psychotherapeutische Maßnahmen im Sinne der Fokal- oder Kurztherapie (Beck 1968; Malan 1965) bzw. der Dynamischen Psychotherapie (Dührssen 1972) finden lassen.

c) Zur Psychodynamik des M. Bechterew (Spondylitis ankylosans)

W. Zander

Beim M. Bechterew handelt es sich um eine seronegative Arthritis, die häufiger auftritt als der palindrome Rheumatismus, die Reiter-Erkrankung und die Arthritis psoriatica, und die daher auch häufiger im Brennpunkt des wissenschaftlichen Interesses steht.

Da es beim palindromen Rheumatismus, dem M. Reiter und der Arthritis psoriatica gelungen war, typische psychogenetische Konstellationen herauszuarbeiten, war es naheliegend, auch Patienten mit einer weiteren rheumafaktornegativen Krankheit – dem M. Bechterew – tiefenpsychologisch zu untersuchen.

Es galt, folgende Fragen zu beantworten:

1. Lassen sich auch bei M. Bechterew eindeutige, neurosenpsychologisch überzeugende Fakten in der Ätiopathogenese finden?
2. Wo sind ggf. Übereinstimmungen, wo Divergenzen dieser Merkmale zu denen vorher genannten rheumatischen Krankheiten nachzuweisen?
3. Besteht die Möglichkeit einer deutlichen Abgrenzung gegenüber den in der Literatur beschriebenen Charakteristika der Patienten mit primär chronischer Polyarthritis?

Kurz sei eine Zusammenfassung über die bisher bekannte Psychodynamik rheumatischer Krankheiten vorangestellt. Viele Autoren, die sich mit diesem Problem beschäftigt haben, sind der Auffassung, daß der auf somatischer Seite vorhandene primär erhöhte Muskeltonus durch ein ständiges „In-Spannung-gehalten-Sein" vom Impuls und Gegenimpuls auf der seelischen Seite bewirkt werde bzw. durch einen Verdrängungskampf zwischen „Trieb und Triebabwehr" (Weintraub 1973). Dieser Kampf spiele sich bevorzugt auf dem Felde der Aggressionsverarbeitung ab, wobei eine spezielle Blockierungsstelle in der Unterbrechung der vollen aggressiven Handlung in der Muskulatur bestehe (Dührssen 1951, Elhardt 1974).

Der M. Bechterew, auch Spondylitis ankylosans (oder ankylopoetica) genannt, wurde nach kurzen Mitteilungen anderer Autoren erstmalig ausführlicher von Rokitansky (1855) dargestellt. Im deutschen Sprachraum beschrieb Strümpell (1897) die Erscheinungen dieses Krankheitsbildes im Rahmen eines Kapitels über den chronischen Gelenkrheumatismus. Die Erkrankung wird häufig nach dem russischen Neurologen Wladimir von Bechterew (1893, 1899) benannt, nachdem dieser 5 Fälle beschrieben hatte, die klinisch übereinstimmend durch eine völlige Versteifung der Wirbelsäule aufgefallen waren. Besonders durch die technischen Fortschritte in der Röntgenologie in der ersten Hälfte dieses Jahrhunderts konnten weitere Differenzierungen dieses Krankheitsbildes erzielt werden.

Es handelt sich bei dem M. Bechterew um eine entzündliche Erkrankung der Wirbelsäule, in deren Folge es zur Versteifung durch knöcherne Überbrückung der Wirbel kommen kann, zu Verkalkungen der Bandscheiben und zu Versteifungen der

Wirbelgelenke. In bezug auf den heutigen Stand der Rheumaforschung sei auf die Arbeit von Schattenkirchner (s. S. 79f.) verwiesen.

Die Krankheit tritt bei Männern häufiger auf, früher sogar mit einer Androtropie bis 10:1. In letzter Zeit werden die Erkrankungen zunehmend auch bei Frauen beschrieben (Müller-Fassbender 1977). So wird heute eine Androtropie von 5:1 angenommen. Der Krankheitsbeginn liegt bevorzugt im jüngeren Lebensalter, die Erstmanifestationen fallen in das 2. und 3. Lebensjahrzehnt.

Das klinische Bild ist am häufigsten gekennzeichnet durch einen Beginn der Beschwerden in der Gegend der Gelenke zwischen Kreuzbein und Darmbein oder am Übergang vom untersten Lendenwirbel zum Kreuzbein. Charakteristisch ist das Auftreten eines frühmorgendlichen „Ruheschmerzes". Dieser Schmerz ist Ausdruck der entzündlichen Vorgänge der Gelenke zwischen den Wirbeln und zwischen Kreuz- und Darmbein.

Verhältnismäßig früh kann es ebenfalls zu einer Mitbeteiligung der Wirbel-Rippen-Gelenke kommen, was zu sehr charakteristischen Schmerzen beim Atmen, Niesen und Husten führt. Ohne Behandlung versteift in der Regel die ganze Wirbelsäule. Die Versteifung im Bereich der Brustwirbelsäule bedingt dann eine starke Behinderung bis Aufhebung der Brustatmung.

Das ausgeprägte typische Bild des Bechterew-Kranken mit starker Kyphose, Beugehaltung des Kopfes und Hüftkontraktionen ist also Ausdruck eines Spätstadiums, bei dem meist auch die angrenzenden Gelenke der Wirbelsäule mit versteift sind. Jedoch tritt dieses Stadium nur noch in einem sehr geringen Prozentsatz der Fälle auf.

Die nicht voll geklärte Ätiopathogenese und die oft nur ungenügenden therapeutischen Möglichkeiten lassen auch hier die Frage nach zusätzlichen psychischen Faktoren nicht nur berechtigt, sondern sogar notwendig erscheinen.

Im folgenden sei über die Ergebnisse ausgedehnter tiefenpsychologischer Anamneseerhebungen bei 12 Patienten mit M. Bechterew berichtet.[1]

Es handelt sich um 10 männliche und 2 weibliche Patienten mit einem Durchschnittsalter von 35,8 Jahren und einer durchschnittlichen Erkrankungsdauer von 11,7 Jahren. Sämtliche Erkrankungen hatten im Bereich der unteren Lendenwirbelsäule, des Kreuzbeins bzw. der Hüftgelenke begonnen. Das Durchschnittsalter für den Beginn der Erkrankung lag bei 22,1 Jahren. Diese äußeren Daten weisen also keine Abweichungen gegenüber den Veröffentlichungen von rheumatologischer Seite auf. So waren auch alle Erkrankungen aufsteigend verlaufen, hatten sich jedoch in den letzten Jahren infolge intensiver sowohl medikamentöser wie physikalischer Behandlungsmaßnahmen gebessert. Fast alle Patienten gaben Linderung der Beschwerden nach Bewegung an.

2 weitere allgemeine Fakten sind vielleicht erwähnenswert: 8 der 12 Patienten waren verheiratet, aber nur 3 Patienten hatten eigene Kinder. Bei der Berufswahl fiel das völlige Fehlen freier Berufe auf. 9 Patienten waren Angestellte, 2 Beamte, 1 Patient arbeitete in abhängiger Position beim Vater.

Ehe auf Persönlichkeitsstruktur und Frühgenese eingegangen werden soll, sei 1 Lebenslauf vorangestellt, der ein typisches Bild gibt.

---

[1] Die Patienten wurden mir freundlicherweise vorwiegend von dem Leiter der Rheumatologischen Abteilung der Med. Poliklinik der Universität München, Herrn Prof. Dr. med. Schattenkirchner, überwiesen.

Empirische Untersuchungen

Bei dieser Biographie handelt es sich um diejenige eines 28jährigen Bankkaufmanns – Herrn O. –, dessen Bechterew-Erkrankung mit 22 Jahren im Bereich des Kreuzbeins begann und einen langsam aufsteigenden Verlauf bis zum Nacken nahm. Dem Beginn der Erkrankung gingen einige Knieverletzungen voraus, welche die sportlichen Betätigungsmöglichkeiten des Patienten wesentlich einschränkten. Nach mehreren wenig wirksamen Kuren kam es zu einem deutlichen Erfolg erst durch eine systematische medikamentöse Behandlung und eine konsequente Bewegungstherapie. Die Beschwerden traten seitdem in wechselnder Stärke auf, hielten sich jedoch in Grenzen.

Herr O. ist als jüngster, körperlich kräftiger Sohn eines hart arbeitenden Vaters und einer nur im Hause beschäftigten, sehr besorgten Mutter aufgewachsen. Seine Tendenzen, sich überall beliebt zu machen, wurden durch den Umstand begünstigt, daß er eindeutig der Liebling des Vaters gewesen war (allerdings als Mädchen erwünscht). Die Mutter entfachte seinen Ehrgeiz, indem sie ihn in allen schulischen und später in beruflichen Bereichen zu besonderen Leistungen anstachelte. Die 3 wesentlich älteren Brüder hatten sich zu recht begabten Menschen entwickelt, besonders der vorletzte Sohn fiel durch hervorragende künstlerische Leistungen auf. Alle 3 waren allein schon durch den Altersvorsprung vom Patienten nie „einzuholen"; es dennoch zu versuchen, war sein geheimer Anreiz. Da er aber als jüngster von den Brüdern liebevoll und mit Rücksicht behandelt wurde, kam es nie zu ernsteren Auseinandersetzungen oder zu offenen Konkurrenzkämpfen mit den Geschwistern.
Unter Gleichaltrigen war der motorisch lebhafte, kräftige Junge der Führer, „ich war immer der Erste". Er erdachte allerlei Unsinn und führte diesen dann auch mit seiner Clique aus. Dies genügte ihm jedoch nicht, er strebte weiter nach oben. Bedauerlicherweise fehlte ihm aber zum schulischen wie beruflichen Aufstieg die notwendige Begabung. So verlegte er seine ehrgeizigen Bestrebungen auf den Sport. Er verschrieb sich völlig dem Fußball und drängte hier sehr bald nach oben in die Reihe der Profis. „Ich hatte im Fußball immer furchtbare Rosinen im Kopf". Entsprechend der Bruderproblematik wollte er unbedingt erreichen, vorzeitig in die Erwachsenenmannschaft zu kommen. Er übersah aber dabei die realen Grenzen, die ihm hier durch Jugend und fehlende Ausbildung gesetzt waren und litt ständig unter seiner „zweitrangigen Position". „Ich bin einfach nicht raufgekommen". Er verrannte sich in seine sportlichen Aktivitäten dennoch immer mehr, weil er in seinem nicht selbst gewählten Beruf als Bankkaufmann wenig Erfolg hatte. Sein eigentlicher Ehrgeiz zielte weniger auf Leistung als auf Geltung ab. So wie er sich als bejubelter Fußballstar träumte, so war sein Traumberuf auch Friseur in einem großen Salon. Da wäre er „mittendrin", beliebt und wegen seiner Künste als Figaro bewundert gewesen, meinte er.
Es gab in den folgenden Jahren eine kurze Epoche, in welcher er im privaten Leben diejenige Situation erreichte, die er sich immer ersehnt hatte. Nach kurzem Streit mit der immer besorgten und von daher einengenden Mutter zog er mit 18 Jahren vom Hause fort, nahm sich ein Appartement inmitten einer Großstadt und schaffte sich mit dem in mancherlei Nebenjobs verdienten Geld ein Auto an. Sein damaliges Leben schildert er folgendermaßen:
„Damals habe ich sehr auf die Pauke gehauen. Mein Lebenswandel war gekennzeichnet von vielen Mädchen und langen Nächten. Erst Dienst, dann Sport und dann Ausgehen: Nachtlokale, Diskotheken, Freundinnen. Ich habe es nicht so genau genommen."
Hier war unser Patient endlich in seinem Element, hier konnte er sich austoben und bekam die anerkennende Resonanz, nach der er sich gesehnt hatte. Nach einigen Jahren trat die entscheidende krankmachende Wende in seinem Leben ein.
Zunächst einmal kam es infolge des oft übermäßigen Fußballtrainings mehrfach zu erheblichen Knieverletzungen und einem schweren Muskelriß. Hierdurch wurde Herr O. nicht nur gezwungen, die körperlichen Abreaktionsmöglichkeiten seines wohl anlagemäßig sehr starken motorischen Betätigungsdranges (Hypermotorik) erheblich einzuschränken, sondern er mußte auch seine auf dieses Gebiet besonders gerichteten ehrgeizigen Pläne aufgeben. Weiterhin lernte er mit 21 Jahren seine spätere Frau kennen, die temperamentsmäßig wesentlich ruhiger und zurückhaltender war als er, die er aber sehr gern hatte. Je enger die Bindung wurde – mit 24 Jahren heiratete er – desto mehr gab er sein früheres freiheitliches Privatleben auf und konnte sich auch innerhalb der Ehe – wenigstens auf sexuellem Gebiet – nicht befriedigend ausleben. „Meiner Frau wäre es recht, wenn wir wie Bruder und Schwester zusam-

menlebten." Einen außerehelichen Ausgleich wollte er aber wiederum seiner Frau nicht zumuten. „Ich mache keine Seitensprünge, dazu habe ich meine Frau zu gern." Eine weitere Einschränkung seiner Expansionsbedürfnisse kam noch hinzu. Seine mühsam verschmerzten, nicht erfüllten Geltungsansprüche auf sportlichem Gebiet versuchte er jetzt auf dem beruflichen Sektor zu befriedigen, indem er ein Spezialstudium begann. Dies aber kostete ihn den größten Teil der noch verbleibenden Freizeit und auch seine Wochenenden. „Seitdem ich sportlich doch nicht oben bin, gibt es nur noch die Möglichkeit, im Beruf etwas zu werden. Ich möchte nicht zum großen Haufen zählen."

Wenn man die Lebensgeschichte dieses jungen Mannes allein von außen betrachtet, so kann man dabei nicht viel Auffälliges finden. Ist es nicht fast geläufig, daß frühe jugendliche sportliche Betätigungen und ein jugendliches Sich-Ausleben allmählich in die ruhigeren Bahnen von Beruf und Ehe einmünden? Um hier die geschilderte Problematik verstehen zu können, muß man die möglicherweise angeborenen überstarken motorischen Betätigungstendenzen sowie die erworbenen übermäßigen Bedürfnisse nach Bewunderung und Beliebtheit in Rechnung stellen, um nachfühlen zu können, daß hier an sich ubiquitäre Lebensumstände zu fast unerträglichen Einschränkungen werden konnten.

Es soll, wie in allen entsprechenden früheren Arbeiten, auch an dieser Stelle betont werden, daß der Lebenslauf des Patienten natürlich auf die für den M. Bechterew charakteristischen Merkmale hin stark *simplifizierend* dargestellt worden ist. Daß bei Herrn O. z.B. die Tatsache, vom Vater als Mädchen erwünscht worden zu sein, nicht ohne Belang war (z.B. für die Wahl seiner Partnerin, die Art seiner Ehe usw.), sei nur als *ein* Faktum für viele andere stellvertretend erwähnt. Es kam hier lediglich auf das an, was über die jeweilige individuelle Psychodynamik hinaus sich bei allen Patienten als gemeinsam herausarbeiten ließ.

Ehe wir auf die aus dieser Schilderung vielleicht schon deutlich gewordene zentrale Problematik eingehen, seien die wichtigsten Befunde der tiefenpsychologischen Exploration aller 12 untersuchten Patienten mitgeteilt. Von der Persönlichkeitsstruktur her finden sich bei 11 der 12 Patienten deutlich depressive und 10mal hysterische Anteile, 8mal zwangsneurotische, einmal schizoide. Am häufigsten findet sich eine hysterisch-depressive Mischstruktur. Die Patienten wirken insgesamt freundlich, aufgeschlossen, sehr kooperativ und locker. Sie können in der Regel leicht Kontakte schließen, es erscheint glaubhaft, daß sie viele Freunde haben und überall gern gesehen sind. Ihre aggressiven Gehemmtheiten sind leichterer Natur, meist können sie sich fremden Menschen gegenüber ausreichend durchsetzen. Die Schwierigkeiten fangen bei guten Bekannten an, von denen sie – wie einst in der Primärfamilie – Zuwendung und Anerkennung erwarten. Ihnen gegenüber sind sie betont hilfsbereit, bis an die Grenze der Verausgabung. Die motorischen Bedürfnisse werden zunächst häufig im Sport befriedigt. Es verwundert aber nach dem Vorhergesagten nicht, daß hierbei Gruppensport bevorzugt wird. Die Patienten halten sich gern in Sportvereinen auf und übernehmen dort Ämter. Auch bei anderen Hobbies fällt die Kombination mit geselligem Zusammensein auf: Kartenspielen, Herrenabende und Chorsingen.

Ihre Expansionstendenzen äußern sich weiter in einem Hang zum Reisen. Hier werden große Reisen bevorzugt (in 8 von 12 Fällen) aber meist im konventionellen, gut vorgeplanten Rahmen von Gesellschaftsreisen und nicht in Form eines „Einfach-in-die-Welt-Hineinfahrens", wie wir das bei Patienten mit Reiter-Krankheit finden. Risikofreudig sind die Patienten mit M. Bechterew nicht. So erstaunt dann auch nicht, daß sie bei der Frage nach eigenen Wünschen sehr häufig Bedürfnisse nach Sicherheit zum Ausdruck bringen. In diesem Zusammenhang ist vermutlich auch der anfänglich mitgeteilte Befund einzuordnen, daß sich von den 12 untersuchten Patienten 9 im Angestelltenverhältnis, 2 in Beamtensituationen und ein weiterer in abhängiger Stellung beim Vater befand, daß also kein einziger Patient eine freie selbstverantwortliche und damit risikoreiche Berufsarbeit gewählt hatte.

In der Frühgenese fällt auf, daß die Väter entweder durch Tod, Krieg oder Gefangenschaft ausfielen bzw. durch schwere Krankheit erheblicher Schonung bedurften (insgesamt 9mal). Waren sie präsent, wurde zwar von strenger Erziehung, aber daneben doch auch von Zuwendung in Form gemeinsamer Ausflüge, gemeinsamer Basteleien und Geschichtenerzählen berichtet. Die fast durchgehend zugewandten Mütter waren vorwiegend durch berufliche Arbeit oder Aufopferung in der Familie überlastet (9mal) und neigten zur ängstlichen Überbesorgtheit. Fast alle Patienten waren als Kinder erwünscht (10mal) und häufig als jüngstes Kind oder betonter Liebling bevorzugt (in der Regel Lieblinge der Mutter). Die Erziehung war, wie gesagt, eher streng, aber nicht erdrückend. Die Patienten schildern sich selbst als recht lebhafte Kinder (9mal), meist in Cliquen spielend (8mal), sich auch oft prügelnd. Die Hälfte aller Patienten war in ihrer Gruppe sogar deren Anführer.

Besonders aufschlußreich erscheint die Betrachtung der auslösenden Situationen, also derjenigen Versuchungs- und Versagungssituationen, die der Erkrankung unmittelbar vorausgingen. Bei den 10 männlichen Patienten trafen wir fast durchgehend Situationen an, wie sie schon in der Falldemonstration deutlich wurden.

9 der 10 Patienten hatten vor der Erkrankung eine längere Lebensepoche gehabt, in welcher sie sich ausgesprochen und in jeder Hinsicht „ausgetobt" hatten: in sportlichen Betätigungen mannigfacher Art (fast nie im einseitigen Leistungssport), in Cliquen oder großen Freundeskreisen aufgehend, mit vielen wechselnden Mädchenbeziehungen und mit unzähligen durchzechten, durchtanzten oder durchdiskutierten Nächten. In 8 von 10 Fällen kam es dann durch eine feste Partnerbeziehung oder Ehe (und nur in einem einzigen Fall durch schwere Krankheit) zu einer völligen Änderung der Lebensführung mit Aufgabe des früheren freiheitlichen Lebens und – dies scheint besonders wichtig – zu einem Aufgeben der früheren wechselnden Liebesbeziehungen. Die dafür eingetauschten Partnersituationen wurden zwar sehr betont als emotional gut geschildert, entbehrten aber meist der vorher gewohnten und gewünschten sexuellen Befriedigung.

Die tieferen psychologischen Gründe für diese an den eigenen Bedürfnissen vorbeigehende Wahl einer sexuell enttäuschenden Partnerin waren von Patient zu Patient verschieden. Auffällig aber ist, daß die meisten Patienten den Mangel nicht eigentlich verdrängen; sie sprechen offen über die Problematik und berichten auch über sexuelle Träume. Es scheint jedoch, als würde die erhebliche Relevanz des Mangels für die eigene Bedürftigkeit nicht mehr realisiert. Der Inhalt einiger der mitgeteilten Träume sowie weitere Angaben sprechen dafür, daß möglicherweise neben der Ehe auftretende sexuelle Versuchungssituationen von den Patienten weniger deutlich wahrgenommen werden.

In diese Überlegungen fügt sich mühelos ein, daß die tiefenpsychologischen Anamnesen der beiden Frauen sehr verschwommen blieben. Über starke sexuelle Bedürftigkeit, evtl. sogar Promiskuität oder entsprechende Wünsche, sprechen trotz der sexuellen Aufgeklärtheit unserer Tage während der ersten Untersuchung Männer bekanntermaßen weitaus leichter als Frauen; dies um so mehr, wenn der Interviewer ein Mann ist. Diese Beobachtung widerspricht nicht der Tatsache, daß bei Frauen heute gesellschaftlich im Rahmen der Emanzipation durchaus ebenfalls eine Zeit des „Austobens" toleriert und deshalb auch „genutzt" wird, die früher nur Männern in dieser Form „gestattet" wurde. Dies könnte u.U. – als vorsichtige Hypothese formuliert – mit ein Grund dafür sein, daß zunehmend auch Frauen am M. Bechterew erkranken.

Von geringerer Bedeutung scheint die Einschränkung der sportlichen Betätigung *vor* Ausbruch der Erkrankung. Nur bei 5 Patienten spielte stark reduzierter Sport eine ähnliche Rolle wie bei den Patienten mit palindromem Rheumatismus und M. Reiter. Durchgängiger dagegen bestanden in der erweiterten Familiensituation mit Angehörigen nicht unerhebliche aggressive Spannungen, die aber meist der Ehefrau zuliebe nicht offen ausgetragen wurden.

Zusammengefaßt: Es kommt vor Ausbruch des M. Bechterew zu einem recht typischen Ambivalenzkonflikt. Starke vitale Lebensbedürfnisse – möglicherweise angeborene hypersexuelle und hypermotorische Impulse –, die durch erworbene Geltungs- bzw. Ehrgeizhaltungen verstärkt werden, müssen wegen ebenfalls erworbener altruistischer Tendenzen dem ruhigeren Partner zuliebe aufgegeben werden. Auch die Patienten mit M. Bechterew können sich also nicht mehr austoben, sondern müssen „sich im Zaume halten".

Wenn man versucht, die hier skizzierten Hauptbefunde mit denen der im vorigen Kapitel geschilderten Patienten zu vergleichen, so fallen dabei zunächst eine Reihe von Parallelen auf. Da ist das lockere, freundlich aufgeschlossene Wesen, welches ebenfalls die Patienten mit palindromem Rheumatismus und teilweise auch die Patienten mit Reiter-Erkrankung charakterisiert. Die Patienten haben sich, abgesehen von denjenigen mit der Psoriasisarthritis, doch verhältnismäßig locker entwickeln können. Auch die so häufig zu beobachtenden Expansionstendenzen sprechen dafür, daß hier nicht nur aktive Gestaltungsbedürfnisse, sondern auch Gestaltungsmöglichkeiten zur Verfügung stehen, wenn die Patienten mit M. Bechterew diese auch nicht in der extremen weltumspannenden Weise ausleben, wie beispielsweise diejenigen mit M. Reiter. Andererseits war die emotionale Zuwendung durch die Mütter und teilweise auch durch die Väter doch wohl stärker als bei jenen, so daß wir bei M. Bechterew sehr selten deutlichere schizoide Züge finden. Auch das starke, entweder zu gering oder nur vorübergehend gestillte Zärtlichkeitsbedürfnis, welches die Patienten mit der Psoriasisarthritis auszeichnet, tritt hier nicht in Erscheinung. Die Bechterew-Kranken sind sogar häufig Lieblinge der als aufopfernd, lieb und gut geschilderten Mütter. Waren noch Väter anwesend, so waren diese oft krank und erforderten zusätzlich Schonung, zumindestens Drosselung eigener vitaler bzw. aggressiver Impulse. Die Drosselung der aggressiven Bedürfnisse erfolgt nicht total und nicht durch überstrenge Erziehung, wie beispielsweise bei den Patienten mit der Arthritis psoriatica. Hier wird eher Rücksichtnahme vorgelebt und gefordert, die später auch dem geliebten Partner gegenüber eine Rolle spielt (insofern ähnlich den Reiter-Patienten), wo sie dann von entscheidender einschränkender Bedeutung ist.

Allgemein kann gesagt werden, daß nach den vorliegenden Befunden die Patienten der hier untersuchten rheumafaktornegativen rheumatischen Krankheiten keine so schweren Neurosen aufweisen, wie sie bei primär chronischer Polyarthritis beschrieben werden. Für die verhältnismäßig leichte Neurose spricht auch die Tatsache, daß wenig Primordialsymptomatik bei M. Bechterew nachzuweisen war.

Wir hatten die Patienten mit palindromen Rheumatismus als „Kronprinzen" und „Kronprinzessinnen" bezeichnet, die sich nur einem einzigen Menschen unterordnen, sonst aber gewohnt sind zu herrschen. Für die Patienten mit M. Reiter war das Bild vom „Zugvogel" typisch, der die Weite liebt, und dem schon ganz alltägliche Lebenssituationen zu unerträglichen krankmachenden Einschränkungen werden. Die Patienten mit Arthritis psoriatica erleben sich gelegentlich selbst als „räudige Hunde", die sich nach Geborgenheit, nach einem wärmenden Platz am häuslichen Herd, und v.a. nach liebevollem Gestreicheltwerden sehnen.

Dagegen sind die Patienten mit der Bechterew-Krankheit eigentlich alle vor Ausbruch der Erkrankung in einer bestimmten Lebensphase „Hahn im Korb", „der Gockel auf dem Hühnerhof", in begrenztem Rahmen eine zentrale Rolle spielend und darin ihre Möglichkeiten und Bedürfnisse voll auskostend. Sie haben dann aber durchgehend das sog. „Pech", an eine zurückhaltende Lebensgefährtin zu geraten, der gegenüber sie die meist an der Mutter – manchmal auch an dem Vater – erworbene Rücksichtnahme ausüben „müssen". Dies wird für sie in der Regel zur entscheidenden auslösenden Situation, denn sie müssen damit das tun, was wir auch sonst bei allen Arthritiskranken als eines der zentralen Phänomene gefunden haben: „sie müssen an sich halten". Besondere Bedürftigkeit auf der einen Seite nach Austoben und besondere Einschränkung im Hinblick auf den zurückhaltenden Partner geben diesem Ereignis seine stark pathogene Brisanz. Der Gockel darf nicht mehr Herr des ganzen Hühnerhofes sein, er sitzt im Stall. Es ergibt sich die Frage, ob nicht bei der allgemeinen expansiven Einschränkung diejenige der Sexualität sogar die entscheidende sein könnte. Denn in der Regel beginnt ja der M. Bechterew in der unteren Wirbelsäule und in den Becken-Wirbelsäulen-Gelenken, also in demjenigen Bereich, dessen Beweglichkeit bei sexueller Betätigung von besonderer Bedeutung ist.

Nun ist die Einschränkung sexueller Impulse, besonders deren Verdrängung, in entsprechenden Versuchungs- und Versagungssituationen *vor* Beginn neurotischer Symptomatik keine Seltenheit. Hysterische Phänomene ebenso wie die altbekannten entsprechenden funktionellen Störungen im Genitalbereich gehören hierher. Wenn es bei den Bechterew-Patienten trotz *leichter* neurotischer Gestörtheit aber zu so gravierenden somatischen Folgen kommt, dann spielen hier mit großer Sicherheit die primär organischen Faktoren im Ursachengefüge eine sehr erhebliche, wenn nicht die zentrale Rolle. Damit steht der M. Bechterew innerhalb der 4 untersuchten Krankheitsbilder am Ende einer Ergänzungsreihe der Gewichtung von psychischen und somatischen Ursachen. Unserer Meinung nach überwiegen bei der Auslösung eines Anfalls beim palindromen Rheumatismus die neurotischen gegenüber den organischen Faktoren. Beim M. Bechterew ist es wahrscheinlich umgekehrt. Da jedoch übereinstimmende psychogenetische Faktoren bei allen Bechterew-Patienten nachweisbar waren, müssen sie von relevanter Bedeutung sein. Damit erscheint es berechtigt, auch den M. Bechterew zu den Strainkrankheiten zu rechnen. Im Ursachengefüge jedoch spielen hier nichtneurotische Faktoren eine entscheidendere Rolle. Die Psoriasisarthritis und die Reiter-Krankheit scheinen in der Mitte zu liegen.

Damit sind die erhobenen Befunde keineswegs ihres Wertes beraubt, da aus ihnen doch einige wichtige Folgerungen gezogen werden können. Für jeden Psychosomatiker muß es von Interesse sein, Charakteristika von Menschen, die an einer speziellen Erkrankung leiden, kennenzulernen, um die Palette seiner psychophysischen korrelativen Vorstellungen mehr und mehr zu erweitern und sich für spezielle Aspekte zu sensibilisieren. Abgesehen von diesem mehr allgemeinen Gewinn eröffnet die Differenzierung dem Psychosomatiker Wege, zu differenten Therapieformen zu kommen und den auf organischem Gebiet erprobten Therapieprogrammen neue Möglichkeiten hinzuzufügen. Die auch hier vorhandene erhöhte Muskelspannung, die „gleichzeitigkeitskorrelativ" besteht, wird ja von rheumatologischer Seite bereits durch ausgedehnte Bäder und bewegungstherapeutische Maßnahmen angegangen. Durch ein zusätzliches autogenes Training wäre aber sicherlich eine noch wirkungsvollere Entspannung zu erzielen bzw. durch sonstige Maßnahmen pragmatischer Psychotherapie.

Ferner sind vermutlich auch die beim M. Bechterew besonders deutlich auf der Hand liegenden Konfliktsituationen geeignet, wirkungsvoll zusätzlich aufdeckend psychotherapeutisch behandelt zu werden. (Durch gesprächstherapeutische Maßnahmen oder noch intensiver durch eine Fokaltherapie [Beck 1968; Malan 1965] bzw. dynamische Psychotherapie [Dührssen 1972], also durch Kurztherapieverfahren). Dies ließe um so positivere Auswirkungen auf den Verlauf dieser schweren Krankheit erwarten, je früher nach Diagnosestellung eine solche zusätzliche psychotherapeutische Hilfe einsetzen kann. Es ist aus den Ausführungen aber wohl deutlich geworden, daß unserer Meinung nach von einer Psychotherapie allein keine Heilung zu erwarten ist.

Zwischenbemerkung

Manche Leser werden sich gewundert haben, daß in den Fallberichten nichts über die Patient-Therapeut-Beziehung gesagt wurde. Solche Angaben sind in jedem *Einzelfall* für differenzierte prognostische und therapeutische Überlegungen, bzw. für den Umgang mit dem Patienten, *sehr* wichtig. Im Kontext mit den auf die wesentlichen Fakten hin stark simplifizierend dargestellten Krankengeschichten würden sie aber den Gedanken nahelegen, sie seien ebenfalls typisch für die jeweilige Krankheit. Es gab aber keine allgemein gültigen charakteristischen Beziehungsmuster. Diese waren vielmehr geprägt von den vielfältigen individuellen Varianten des „So-geworden-Seins" des einzelnen Patienten.

Überwiegend gilt dies auch für die Fallschilderungen im 3. Teil des Buches.

C. Experimentelle Untersuchungen zum Strain

I. Korrelationsuntersuchungen mit halbstandardisiertem Interview

W. Zander

Die Untersuchungsergebnisse, die in den folgenden 3 Kapiteln im einzelnen geschildert werden sollen, sind nicht allein mittels tiefenpsychologischer Anamneseerhebung, sondern zusätzlich mit Hilfe eines halbstandardisierten Interviews gewonnen worden. Diese Interviewtechnik wurde zunächst für Patienten mit Ulcus duodeni entwickelt. Nachdem anamnestisch die zentrale Problematik, d.h. der neurotische Ambivalenzkonflikt, geklärt worden war, interessierte es zu untersuchen, wie der Magen der Patienten sich während dieses Erlebens verhalten würde; mit anderen Worten: es interessierte, ob Strainelemente nachgewiesen werden könnten, die es verständlich machten, warum ein Patient gerade an einem Ulcus duodeni erkrankt.

Daß der Magen bei Erlebnissen mitreagiert – selbst wenn man nur an sie denkt oder über sie redet – ist eine allgemein menschliche Erfahrung. Sie hat eindrücklich in der Sprache ihren Niederschlag gefunden: „Das schlägt mir auf den Magen, wenn ich nur daran denke." – „Wenn ich mir das vorstelle, dreht sich mir der Magen um."

In den theoretischen Kapiteln war über die Annahme berichtet worden, daß es bei „oralen" Bedürfnissen selbst dann zu korrelativen Innervationen im oberen Verdauungstrakt kommt, wenn es nicht nur direkt um die Nahrung, sondern um Besitz im weitesten Sinne geht. Daß Besitzprobleme bei Ulcuspatienten eine besondere Rolle spielen, konnten auch eigene Untersuchungen bestätigen. So entstand in mir die Idee, die notwendigen Röntgenkontrolluntersuchungen von Ulcuspatienten mit einem halbstandardisierten Interview zu koppeln. *Standardisiert* war dieses Interview insofern, als es bei allen Patienten nach demselben Schema, einem 11-Punkte-Programm ablief. *Halb*standardisiert deshalb, weil der Inhalt der einzelnen Interviewpunkte natürlich von Patient zu Patient variierte. Auf spezielle Besonderheiten dieser Untersuchung, also das experimentelle setting, werde ich im Ulkuskapitel eingehen; hier soll nur das allgemeine procedere mitgeteilt werden:

Bei allen Patienten war zuvor eine ausführliche tiefenpsychologische Anamnese erhoben und für jeden Patienten die relevante auslösende Konfliktsituation fixiert worden. Ca. 2–3 Wochen später fand dann das Röntgen-Interview statt. Alle Patienten waren darüber informiert, daß ich während der Röntgendurchleuchtung mit ihnen über ihre Beschwerden und ihr Leben sprechen würde.

Im einzelnen lief das 11-Punkte-Programm dann folgendermaßen ab:

Punkt 1: Ich bat die Patienten, mir noch einmal ihre Beschwerden zu schildern. Ein solcher Beginn war in der Regel nicht konflikthaft. Er sollte den Patienten Gelegenheit geben, sich an die Situation zu gewöhnen.

Punkt 2: Ich veranlaßte die Patienten dann, darüber zu reden, ob sie leicht oder schwer Kontakte knüpften, wie sie sich bei Auseinandersetzungen verhielten, ob sie Bitten äußern könnten, sich leicht ausnützen ließen usw.

Punkt 3: Für die Patienten überraschend kam dann die Frage, welchem Menschen gegenüber oder in welcher Situation sie Neid empfänden oder ob ihnen solche Gefühle fremd seien. Diese Frage hatte ich den Patienten bei der Anamneseerhebung bewußt nicht gestellt, ebensowenig die Fragen zu Punkt 5 und 7.

Punkt 4: Ich bat die Patienten, mir ihre augenblickliche *berufliche* Situation zu schildern.

Punkt 5: Wieder überraschend stellte ich den Patienten die Frage, welchem Menschen gegenüber oder in welcher Situation sie Wut oder Ärger empfänden oder ob sie solche Gefühle nicht kennen würden.

Punkt 6: Dann brachte ich das Gespräch auf die augenblickliche *private* Lebenssituation.

Punkt 7: Wiederum überraschend fragte ich, ob es Situationen oder Menschen gäbe, vor denen die Patienten Angst hätten.

Punkt 8: Ich veranlaßte die Patienten, über ihre *intimen Partnerbeziehungen* zu sprechen.

Punkt 9: Es folgte eine Unterhaltung über allgemeine Daten aus der Genese (Ort der Kindheit, Schule usw.).

Punkt 10: Ich lenkte das Gespräch auf die *spezielle* Genese, indem ich beispielsweise sagte: „Sie berichteten mir, daß dies oder jenes in Ihrer Kindheit gar nicht leicht für Sie gewesen sei. Könnten Sie darüber noch einmal ausführlicher etwas sagen?"

Punkt 11: Am Schluß sprach ich regelmäßig aus Kontrollgründen noch einmal die auslösende Konfliktsituation an. (Bei späteren Korrelationsuntersuchungen wurde das Interviewschema um 1 bzw. 2 Punkte erweitert.)

Daß bei dieser Versuchsanordnung die relevante Ambivalenzsituation bei jedem Patienten an einer anderen Stelle – also bei einem anderen Punkt – des Interviews zur Sprache kommen kann, ist wohl unmittelbar verständlich. In der Regel kam sie entweder bei Punkt 4, 6 oder 8 ins Gespräch. Die Fragen 3, 5, 7, die auf Affekte Bezug nahmen, dienten u.a. dazu, die verschiedenen Lebenssituationen sicherer voneinander zu trennen, um also Kontaminationen zu vermeiden.

Kritiker haben gemeint, aus Gründen einer weiteren Kontrolle müßte ein Explorator die tiefenpsychologische Anamnese aufnehmen, ein anderer aber das Röntgeninterview durchführen, so daß dann die unabhängig voneinander erhobenen Befunde miteinander verglichen werden könnten. Sehr gewichtige Gründe sprechen gegen eine solche Trennung. Um Strahlenschäden zu vermeiden, muß das Röntgeninterview so kurz wie nur möglich gehalten sein. Das bedeutet, daß das Interview in äußerst komprimierter Form durchzuführen ist. Dies wiederum setzt voraus, daß der Untersucher nicht nur die Lebensumstände des Patienten bereits sehr genau kennt, sondern daß außerdem ein tragfähiger Kontakt zwischen beiden besteht. Eine abwartende Haltung, ein langsames Herantasten an die Probleme – wie bei der erweiterten Anamnese – ist hier nicht möglich. Man muß die einzelnen Punkte schnell und direkt ansprechen können. Auch ist es unter Umständen notwendig, einen Patienten rechtzeitig zu stoppen, falls er bei einem Punkt zu lange verweilt, z.B. wenn er sich in der Schilderung seiner Beschwerden verliert.

Nach denselben Gesichtspunkten wurden auch die Patienten mit Asthma bronchiale und Colitis ulcerosa bzw. M. Crohn untersucht. Bei diesen beiden Projekten verlief das Interview allerdings in Form eines Monologs des Untersuchers, da die Asthmapatienten aufgrund des Instrumentariums während der Untersuchung nicht reden konnten und bei den Kolitispatienten das Sprechen die Registrierung der Darmgeräusche erschwert hätte.

Auch gegen diese Untersuchungen ist oft kritisch eingewendet worden: Wenn Voruntersucher und Interviewer dieselbe Person seien, käme es zu unbewußter Beeinflussung der Patienten und damit zu Ergebnissen, welche vom Untersucher gewünscht seien (Rosenthal-Effekt). Abgesehen von der Tatsache, daß bei den Untersuchungen mit dem halbstandardisierten Interview nur ein kleiner Kreis von Mitarbeitern zur Verfügung stand, eine solche Forderung also nicht zu erfüllen gewesen wäre, kann man diese Kritiken auch entkräften. Beim Ulkus waren der Röntgenologe (H. Wahle) und ich über die tatsächlichen Reaktionen sehr erstaunt, da wir keine vorgefaßte Meinung über die Magenbewegungen hatten. Bei einem anderen Projekt von vergleichenden Untersuchungen multipler Körperfunktionen bei Hypertonikern und Ulkuspatienten hatte ich durchaus Erwartungen in bezug auf eine signifikante Blutdruckerhöhung bei den Hypertonikern. Diese Erwartung ging nicht in Erfüllung. Dafür zeigte sich ein anderer nicht erwarteter Befund, nämlich eine signifikante Erhöhung des Atemvolumens, während dieses bei den Ulkuspatienten erniedrigt war (Zander et al. 1981). Bei den Patienten mit Colitis ulcerosa, über die ebenfalls im Folgenden ausführlich berichtet wird, war nach der tiefenpsychologischen Anamnese die auslösende Situation recht komplex. In der Regel war die Zeit vor Ausbruch der Erkrankung dadurch gekennzeichnet, daß die Patienten mit 2 Ambivalenzkonflikten konfrontiert waren. Vor dem halbstandardisierten Interview wurde fixiert, welchem der beiden das relevantere Gewicht zuzumessen sei. Überraschenderweise ergab sich dann aber, daß jene Strainelemente, die nachweisbar waren, signifikant gehäuft bei dem für weniger relevant gehaltenen Konflikt auftraten. So bin ich überzeugt, daß tendenziöse Beeinflussungen durch den jeweiligen Untersucher nicht ausschlaggebend in diese Studien eingeflossen sind. Trotzdem wäre es wünschenswert, wenn solche Untersuchungen – allerdings *mit demselben tiefenpsychologischen Ansatz* – von anderer Seite nachgeprüft würden.

Zwischenbemerkung

Wenn in den nächsten 3 Kapiteln vor den tiefenpsychologischen Ausführungen – wie bereits bei den seronegativen Arthritiskrankheiten – jeweils ein „Organiker" zu Wort kommt, so aus folgenden Gründen:

1. Psychosomatische Theorienbildung darf keinen gesicherten Befunden auf medizinischem Gebiet widersprechen.
2. Die Notwendigkeit interdisziplinärer Forschung soll dadurch unterstrichen werden.
Wie produktiv sie sein kann, wird besonders beim Ulcus duodeni sichtbar, wo die neuesten Forschungen auf organischem Sektor und die Ergebnisse der Strainforschung sinnvoll ineinandergreifen.
Aber selbst da, wo der Schwerpunkt somatischer Forschung z.Z. mehr auf immunologischem bzw. humoralem Gebiet liegt, wie bei den Arthritis- und den entzündlichen Darmerkrankungen, kann es zu fruchtbaren Ansätzen kommen. Die „Organmediziner" könnten ihren Blickpunkt durchaus wieder zusätzlich auf die muskulären Funktionsveränderungen lenken. Die Tiefenpsychologen könnten überlegen, welche entsprechenden Korrelationsuntersuchungen unter neurosenpsychologischen Gesichtspunkten zu immunologischen Aspekten durchgeführt werden könnten. Mit andern Worten, sie könnten fragen, welche Strainelemente sich auf diesem Sektor nachweisen lassen könnten. Dies wird im Augenblick noch kaum zu verwirklichen sein, auch wenn an einer „Neuropsychoimmunologie" i. allg. heute kaum noch gezweifelt wird.
3. Es ist unser Anliegen, durch die Beiträge von „Organmedizinern" den Blick für das Ursachengefüge (s. Kap. A.I.6., Übersicht auf S. 44) einer Strainkrankheit zu schärfen. Relevante Strainelemente müssen in dieses Gefüge von Wechselwirkungen passen. Für die sich manifestierende Krankheit sind aber viele Faktoren ausschlaggebend. Die resultierende Symptomatik im einzelnen entzieht sich dann weiterer tiefenpsychologischer Deutung.

1. Ulcus ventriculi und Ulcus duodeni

a) Zur formalen Pathogenese des Magengeschwürs

W. Rau

Zander (1977) beschreibt radiologisch überprüfbare Veränderungen der Magenmotorik, die er unter definierten Bedingungen bei Patienten mit einem Ulcus duodeni reproduzieren kann. Veränderungen der Magenmotorik sind bereits sehr früh auch mit der Entstehung von Geschwüren des Magens in Verbindung gebracht worden. Im Folgenden soll ein kurzer Abriß einer neuen Theorie der Ulkusbildung gegeben werden (Rau 1983).

Historisches

Die Fragestellung, die hier behandelt wird, betrifft nicht die Causa efficiens – in diesem Zusammenhang das Strainkonzept –, sondern allein die unterste Kausalebene der Geschwürsbildung, ihre Causa formalis: die Gründe zur Ausbildung von Form und Lage des Magengeschwürs. Diese Frage wurde recht früh zum Prüfstein für Theorien der Ulkusbildung. So postulierte Ludwig Aschoff 1912 vor der Freiburger Medizinischen Gesellschaft: „Ein solcher Erklärungsversuch müßte nämlich nicht nur die erste Entstehung, auch nicht nur das Chronischwerden sondern gleichzeitig auch den Sitz und die Form des Geschwürs berücksichtigen".

Ludwig Aschoff war nicht der erste, der die grundlegende Schwäche konventioneller Ulkustheorien erkannte. Bereits 1853 formulierte Rudolf Virchow in Berlin seine Kritik an der peptischen Theorie Günzburgs, welche im wesentlichen bis heute Bestand hat.[1] Diese trifft im Kern nicht nur Günzburg, sondern jede Theorie, welche eine von der Oberfläche her wirkende Noxe als Ursache der Geschwürsbildung annimmt. Dies gilt selbst für den modernsten Ableger der Infektionshypothese, der in der Besiedlung des Geschwürs mit Campylobacter pylori dessen Ursache zu erkennen glaubt. Die menschliche Pathologie kennt keine Form des Gewebsverlustes, der nicht letztlich eine Durchblutungsstörung zugrunde läge. Auch in der formalen Pathogenese des Magengeschwürs ist die erste faßbare Veränderung eine lokale Ischämie der Schleimhaut. Virchows Vorstellung von der zugrundeliegenden Durch-

---

[1] „Die circumscripte Form des Geschwürs deutet auf eine ganz locale Ursache, und obwohl ich mit Günzburg darin übereinstimme, daß die Bedingung der weiteren Verschwärung die corrosive Wirkung des sauren Mageninhalts sei, so scheint es mir doch unerläßlich, anzunehmen, daß an der Stelle, an der die Corrosion stattfinden soll, die Magenschleimhaut schon eine Veränderung erfahren hat, daß insbesondere die Circulations-Verhältnisse an einer solchen Stelle unterbrochen oder doch arg gestört sind. Eine solche Unterbrechung kann gewiß auf mehrfache Weise geschehen, allein ich halte es für richtig, nach dem, was ich gesehen habe, daß sie meistenteils auf Erkrankungen der Magengefäße und insbesondere auf hämorrhagische Nekrosen der Schleimhaut zurückzuführen sei" (Virchow 1853).

blutungsstörung hat sich auch unter dem Einfluß seiner Persönlichkeit lange behaupten können.

Die Suche nach Erkrankungen der Magengefäße, die in seiner Vorstellung einer hämorrhagischen Nekrose zugrunde liegen sollten, ist jedoch erfolglos geblieben und dieses Defizit hat letztlich zum Niedergang der klassischen Durchblutungstheorie geführt.

Es waren v.a. anatomische Studien, die diese Entwicklung einleiteten: Nach den Arbeiten Malls (1896) und Djorups (1922) stand fest, daß die Magenstrombahn keine Endarterien enthält, sondern in Gestalt des submukösen Plexus über ein reichhaltiges System arterieller Anastomosen verfügt. Dieser Plexus gewährleistet eine luxuriöse Versorgung der Magenschleimhaut, wie sie für Drüsen charakteristisch ist. Selbst die Unterbindung extramuraler Arterienstämme, welche bald tierexperimentell (Babkin et al. 1943) und von Sommervell (1945) sogar in therapeutischer Absicht am menschlichen Magen durchgeführt wurde, hat nicht zu morphologisch faßbaren Veränderungen der Schleimhautdurchblutung, geschweige denn zur Ulkusentstehung geführt. Den endgültigen Bruch mit den Vorstellungen Virchows führte James Key 1950 herbei, als er mit Injektionsstudien nachwies, daß zwar im narbigen Grund chronischer Geschwüre Gefäßveränderungen und Rarifizierungen zu finden sind, in frischen Läsionen hingegen ein Gefäßreichtum beobachtbar ist. (Abb. 1).

Obwohl es zu keinem Zeitpunkt möglich war, durch die alleinige Applikation von Magensäure bei intakter Schleimhaut Geschwüre zu erzeugen, setzten sich schließlich zunehmend Theorien durch, welche den Einfluß aggressiver Faktoren in den Vordergrund rückten. Eines der stärksten Argumente für die Bedeutung aggressiver Oberflächennoxen ist die Tatsache, daß das Vorkommen des Geschwürs an Stellen des Verdauungstraktes gebunden ist, welche Säure und Pepsin produzieren. Karl Schwarz hat dies 1910 ein wenig apodiktisch zusammengefaßt: „Ohne sauren Magensaft kein peptisches Geschwür". Ein sehr schöner Beleg hierfür ist das Vorkommen „peptischer" Geschwüre in Meckel-Divertikeln, einem ontogenetischen Überbleibsel des Nabelganges, welches häufig säuresezernierende Magenschleimhaut enthält.

Bei näherem Hinsehen jedoch fällt rasch die Tatsache ins Auge, daß chronische Magengeschwüre zwar nur in der näheren Umgebung säuresezernierender Schleimhaut jedoch nicht in dieser selbst existieren. Diese Lagebeziehung wurde erstmals von Oi et al. (1969) richtig erkannt. Von 499 Magengeschwüren fanden sie 475 (95,2%) im Bereich der Schleimhautgrenze. In zweien der Fälle, in denen das Geschwür im Bereich des Magencorpus lag, ließ sich ektope Antrumschleimheit in seiner unmittelbaren Umgebung nachweisen.

Experimentelle Untersuchungen 117

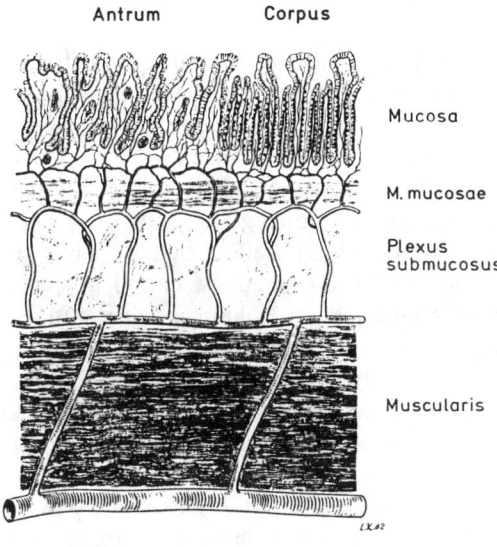

Abb. 1. Schematischer Schnitt durch die Magenwand. Die Magenstrombahn ist keine Endstrombahn. Der hohe Sauerstoffbedarf der sezernierenden Schleimhaut wird durch ein arterielles Netzwerk, welches der Muskulatur aufliegt, gesichert. Weder der Verschluß einzelner Magenarterien noch deren Kompression durch lokale Muskelkontraktionen vermögen die Schleimhautdurchblutung zu unterbrechen, welche jederzeit aus benachbarten Segmenten erfolgen kann. (Aus Rau 1983)

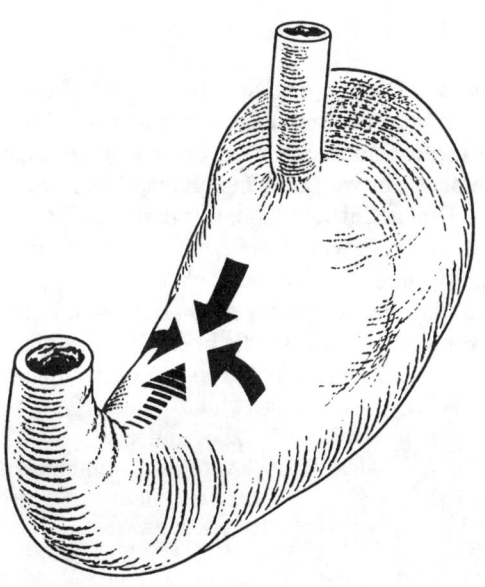

Abb. 2. Lage des menschlichen Magengeschwürs. Das Magengeschwür (Ulcus ventriculi) findet sich in einer konstanten Lagebeziehung zur Schleimhautgrenze zwischen Magencorpus und Magenantrum. Im Alter wandert es mit der Schleimhautgrenze nach kranial. Es bevorzugt ferner den Bezirk der kleinen Kurvatur

Definition des eigenen Standpunktes

Die säuresezernierende Corpusschleimhaut bildet offensichtlich keine chronischen Magengeschwüre aus. Ihr differenzierter Bau entspricht ihren multiplen Funktionen. In ihr finden wir u.a. die für die Säuresekretion zuständigen Belegzellen. Die Sekretion von Salzsäure ist einer der energetisch aufwendigsten Prozesse des menschlichen Körpers. Dieser streng aerobe Vorgang bedingt einen Blutbedarf der sezernierenden Magenschleimhaut, welche in der Größenordnung des Myokards liegt. Strukturell ist dieser Bedarf durch die Feinstruktur der Gefäßstrombahn sichergestellt (Raschke et al. 1987). Die Durchblutung der Magenmukosa unterliegt jedoch auch systemischen Einflüssen. Da die Schleimhaut dieses Hohlorgans auf der Innenseite der Muskulatur liegt, ist ihre Durchblutung vom Kontraktionsgrad der Muskulatur abhängig. Während umschriebene Muskelkontraktionen durch die oben beschriebene Struktur des submukösen Plexus ausgeglichen werden können, führen langanhaltende Innendruckerhöhungen bei gleichzeitiger Säuresekretion zu Umverteilungsphänomenen der Durchblutung, welche v.a. die Schleimhautgrenze der anstoßenden Antrummukosaareale betreffen muß. Die hier zu diskutierende Theorie des submukösen Stealphänomens besagt, daß das Zusammentreffen von Säuresekretion und Innendruckerhöhungen in einem Hohlorgan zu umschriebenen Durchblutungsstörungen führt. Es gibt 3 Wege, sie zu überprüfen.

Wege zum Verständnis

1. Der Weg der vergleichenden Anatomie und Pathologie: Die offensichtliche Zweiteilung zwischen dem säuresezernierenden Magencorpus und den distalen Abschnitten, in denen wir die Mehrzahl der Geschwüre finden, entspricht einer anatomischen Teilung des Organs, welche beim Menschen nur versteckt, bei einigen Vertebraten jedoch sehr deutlich ausgebildet ist (Pernkopf u. Lehner 1937). Wir finden sie immer dort, wo besondere motorische Leistungen von diesem Organ erbracht werden (Rau 1986). Den vielfältigen Funktionen des Magens – Speicherung, chemische Verdauung, mechanische Zerkleinerung und Weitertransport des Ingests – entsprechen hier klar unterschiedene Magenabschnitte. Vor allem bei Tieren, die keine Zähne zur mechanischen Nahrungsaufbereitung besitzen, wird die Kaufunktion von einem Teil des Magens übernommen (Abb. 3 und 4).

Experimentelle Untersuchungen

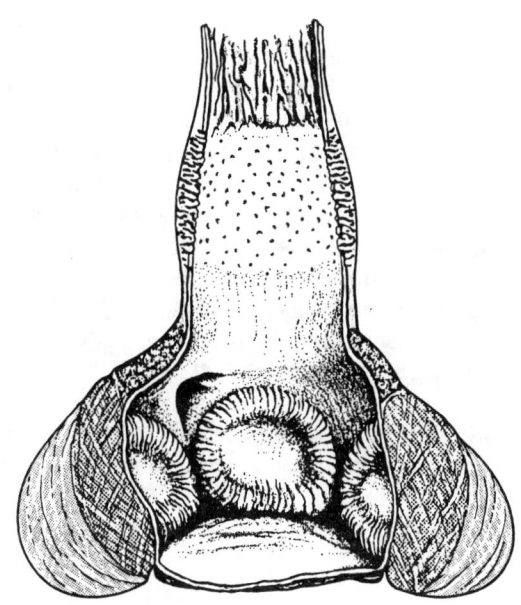

Abb. 3. Magen der Gans. Körnerfressende Vögel zerkleinern ihre Nahrung in einem Magenabschnitt, der als Kaumagen bezeichnet wird. Im hier abgebildeten Magen der Gans werden in diesem muskulären Hohlorgan Innendrücke von 260 mm Hg gemessen. Säuresekretion findet hier in einem räumlich getrennten Hohlraum, dem Drüsenmagen, statt. Durch ein vorgeschaltetes Speicherorgan, den Kropf, und einen kontraktilen Zwischenteil wird dieser nur als Nahrungskanal benutzt. (Nach Pernkopf u. Lehner 1937)

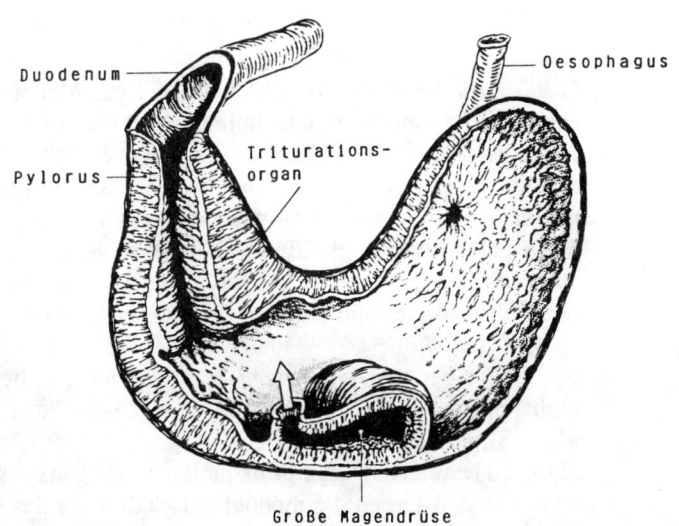

Abb. 4. Magen des javanischen Schuppentiers. Ein zahnloser Säuger, das javanische Schuppentier, bildet im Magenantrum eine Muskelmühle aus, um die aufgenommene Nahrung mechanisch zu zerkleinern. Auch hier findet sich durch die Ausbildung eines 2. Hohlraumes, der säuresezernierenden großen Magendrüse, eine klare räumliche Trennung zwischen chemischer und mechanischer Verdauung. (Nach Pernkopf u. Lehner 1937)

Erhöhungen des Mageninnendrucks, wie sie im Kaumagen der Gans und im Triturationsorgan des Schuppentieres in extremer Form stattfinden, können auch durch andere Prozesse hervorgerufen werden. So wird bei Wiederkäuern die aufgenommene Zellulose zunächst in Vormägen vergärt, bevor sie schließlich im Labmagen, dem Homologon unseres Magens, weiter aufgeschlossen wird. Im Magengeschwür des Kalbes findet sich ein Experiment der Natur, welches die zu überprüfende Hypothese direkt bestätigt: Während das erwachsene Rind durch die Ausbildung von Vormägen Innendruckerhöhungen durch Gärung räumlich von Arealen der Säuresekretion trennt, steht dem Kalb diese räumliche Trennung noch nicht zur Verfügung: genau in dieser Lebensperiode entwickelt das Kalb mit hoher Prävalenz Labmagengeschwüre, die morphologisch dem menschlichen Geschwür vollkommen gleichen können (Bongert 1912; Tabelle 1).

Tabelle 1. Prävalenz ‚peptischer' Läsionen des Kälbermagens. (Nach Bongert 1912)

Alter (Wochen)	n	Prävalenz n	[%]	Bemerkungen
0-3	300	0	0	(Milchkälber)
4-6	320	258	81,6	Vorwiegend hämorrhagische Erosionen der Mukosa
Ca. 8	160	152	95,0	2 bis zur Serosa reichende Geschwüre, 2 perforiert
Ca. 10	160	153	96,2	8 typische Geschwüre, 2 bis zur Serosa reichend, 1 perforiert, abgeheilte Geschwüre und Narben
12-14	200	196	98,0	4 typische Geschwüre, 4 in Abheilung, 15 Narben
Jungrinder	200	0	0	Keine Geschwüre, häufig Narben in der Pylorusregion

2. Der tierexperimentelle Weg: 1962 zeigte René Menguy, daß Histaminapplikationen zu Umverteilungen der Durchblutung des Hundemagens führten. Er bezeichnete diesen Effekt als „borrowing and lending phenomenon". 1986 konnte unsere Arbeitsgruppe zeigen, daß eine Stimulation der Säuresekretion am nicht nüchternen Hundemagen zu Umverteilungsphänomenen führt, welche am nüchternen Magen nicht zu provozieren sind. Hierbei kommt es zu einem Durchblutungsanstieg im Bereich der sezernierenden Schleimhaut, während die Durchblutung abhängiger Corpus-Mucosa-Areale unter ihren Ausgangswert abfällt (Rau et al. 1986).

3. Der Ansatz der strukturbezogenen Simulation: Da die Theorie des submukösen Stealphänomens auf der Struktur des submukösen Plexus aufbaut, ist es prinzipiell möglich, Strukturinformation über das Geschwür zur Überprüfung der Ausgangshypothese zu benutzen. Dieser prinzipiell neue Weg dreht sozusagen die Argumentationskette um: Während die monotone Lokalisation des Geschwürs den Schwachpunkt jeder konventionellen Ulkustheorie darstellt, sagt die Theorie des submukösen Stealphänomens umschriebene Durchblutungsstörungen voraus, deren Lage mit der des Geschwürs verglichen werden kann.

Welche Strukturinformation liegt nun im Aufbau der Gefäßbahn des menschlichen Magens verborgen? Die topographische Anatomie des submukösen Plexus wurde durch Injektionsstudien schon sehr früh erforscht. Eine erschöpfende Darstellung findet sich bei Frans Djørup (1922). Die Verteilung der submukösen Gefäßbahnen

Experimentelle Untersuchungen 121

ist hiernach nicht zufällig. An der kleinen Kurvatur und im Bereich der Pars pylorica verlaufen diese Strukturen in der Magenachse, d.h. auf die Belegzellmasse zu.

Ein einfaches Modell, welches eine formale Simulation der Einflüsse von Mageninnendruck, Säuresekretion und Gefäßverlauf auf die lokale Magenschleimhautdurchblutung ermöglicht, wurde als zellularer Automat 1987 verwirklicht (Rau 1987). Es produziert minderdurchblutete Areale, die mit der typischen Lokalisation des Magengeschwürs übereinstimmen (Abb. 5). Der Grundgedanke dieser Simulation ist es, Regeln aus der Physiologie auf die konkrete Struktur eines menschlichen Organs anzuwenden. Die morphologischen Kriterien, die zur Überprüfung der Hypothese herangezogen werden können, sind Lage und Form des Magengeschwürs.

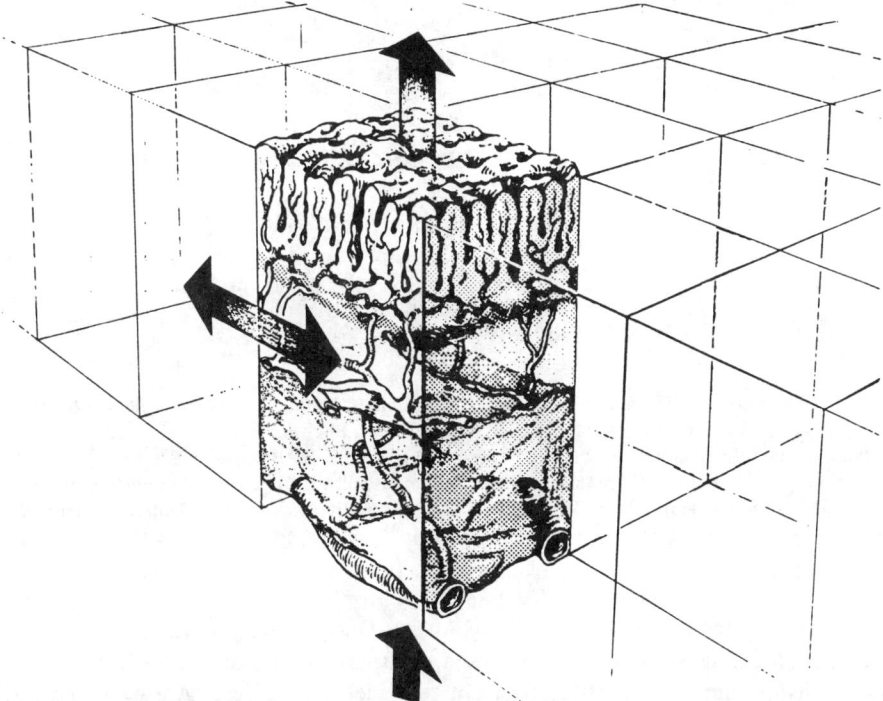

Abb. 5. Zellularer Automat zur Simulation der Magendurchblutung. Die Magenwand wird aus diskreten Würfeln aufgebaut gedacht. Jede dieser „Zellen" versucht, ihre Energiebilanz zu decken. Ist der transmurale Zustrom durch eine Kontraktion der Magenwandmuskulatur behindert, so ist ein horizontaler Austausch mit Zellen möglich, zu denen eine Gefäßverbindung besteht. Hierbei wird submukös Blut auf die Zelle zu verschoben, welche einen höheren Bedarf hat. Dieses Prinzip der „egoistischen Zelle" führt zu Verteilungsstörungen von charakteristischer Form und Lage (Abb. 6)

Ludwig Aschoff hatte in der schrägen Form des Geschwürstrichters Hinweise auf das Wirken mechanischer Kräfte gesehen. Wie die in Abb. 6 simulierte Durchblutungsstörung haben menschliche Geschwüre an der Belegzellkante einen scharfen, häufig überhängenden Rand, während sie nach distal sanft, oft treppenförmig auslaufen. Geschwüre der Kardia aber zeigen einen genau spiegelbildlichen Charakter und geben somit einen Hinweis auf die Natur der zugrundeliegenden Durchblutungsstörung (Rau 1987).

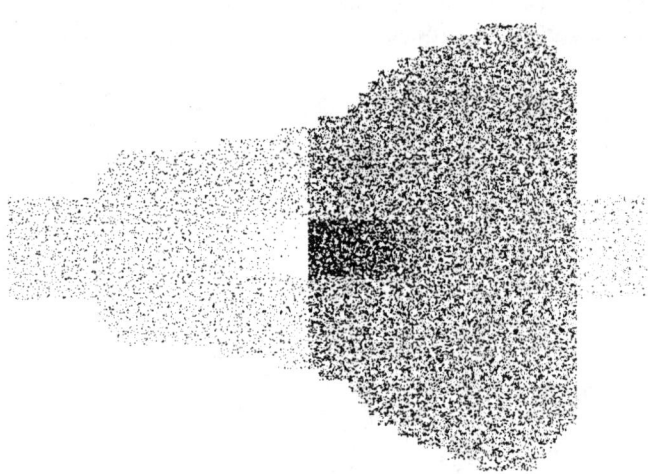

Abb. 6. Simulation einer Verteilungsstörung. Ergebnis eines Simulationslaufs, der die durchschnittliche Verlaufsrichtung submuköser Arterien in Betracht zieht. Blick auf die Schleimhautseite des großkurvaturseitig aufgeschnittenen Magens. Es kommt am Rande der Belegzellmasse zu einer Durchblutungsstörung, welche in Form und Lage mit dem menschlichen Geschwür übereinstimmt: Diese Verteilungsstörung *(weiß)* liegt in der kleinen Kurvatur im Grenzareal der *(hellgrauen)* Antrummukosa, sie ist am Rande der *(dunkelgrauen)* Belegzellmasse am ausgeprägtesten und läuft nach distal sanft aus

Während der hier geschilderte einfache Ansatz Durchblutungsstörungen in Grenzarealen („Magengeschwüre") produzieren kann, lassen sich mit ihm keine Duodenalgeschwüre simulieren. Hierfür ist ein sehr viel komplexerer Ansatz nötig, der morphometrisch erfaßbare Größen, wie die Dicke der Muskulatur oder den konkreten Gefäßverlauf in der Umgebung des Pylorus, berücksichtigt. Es gibt jedoch einige direkte Hinweise darauf, daß auch das Geschwür des Zwölffingerdarms auf Durchblutungsstörungen beruht, denen ein ähnlicher Mechanismus zugrundeliegt.

Auch das Duodenalgeschwür findet sich an anatomisch klar definierter Stelle. Bevorzugt werden Vorder- und Hinterwand des Bulbus duodeni. Hier findet sich ein Übergang der submukösen Gefäßstrukturen vom Typ des Magens, welche bis in die ersten Abschnitte des Zwölffingerdarms reichen, zu dem einfacheren Gefäßmuster des Dünndarms.

Der Kölner Chirurg Victor Hoffmann beschrieb 1949 anämische Nekrosen der Duodenalwand, die einem Geschwür direkt gegenüberlagen. Über diesen Wandnekrosen fand sich eine intakte Basalmembran. Eine von der Oberfläche her wirkende Noxe scheidet somit als Ursache für diese Hoffmann-Nekrosen aus. Auch diese inkompletten „kissing ulcers" haben eine charakteristische Form – „umgekehrt wie der klassische Infarkt hat hier der Degenerationskeil seine Breitseite unmittelbar an den Gefäßsperren". Eine solche Form läßt sich durch einen Verschluß eines muskelperforierenden Gefäßes nicht erklären, ist jedoch die zwangsläufige Folge eines Blutdruckabfalls im submukösen Plexus, der über rekurrente Äste auch die inneren Teile des duodenalen Muskelmantels versorgt.

Schon William Mayo beobachtete 1908, daß Muskelspannungen zu Durchblutungsstörungen in Bereichen der Duodenalwand führten, die mit der Vorzugslokalisation des Duodenalgeschwürs übereinstimmen. Dieses Phänomen, welches als „Mayo's anemic spot" durch die angelsächsische Literatur zieht, kann bei Operationen am Magen direkt beobachtet werden: Zieht man den Magen in die Operationswunde, so ist die Pars pylorica zwischen dem Ligamentum hepatoduodenale und dem Griff der Hand einer Zugspannung ausgesetzt. Auf der Vorderseite des Bulbus duodeni erscheint nun ein weißlicher Fleck, der zur Verwechslung mit einer Ulkusnarbe führen kann, wenn man das Phänomen nicht kennt.

Zusammenfassend kann die Formalpathogenese umschriebener Durchblutungsstörungen heute so verstanden werden: Der Energiebedarf der Säuresekretion führt zu Verteilungsstörungen der Durchblutung, die nur dann in Erscheinung treten, wenn muskuläre Kontraktionen die Blutzufuhr zur Schleimhaut begrenzen. Durch anatomische Gegebenheiten, v.a. durch die Gefäßanatomie des submukösen Plexus und die Lage der Schleimhautgrenze, sind Form und Lage der resulitierenden Verteilungsstörung prädestiniert. Es wird nötig werden, muskulären Phänomenen mehr Aufmerksamkeit zu schenken, als dies bisher der Fall war. Die langanhaltenden Spasmen, die Zander bei Patienten mit einem Duodenalgeschwür reproduzieren kann, erfüllen alle Anforderungen der Theorie an ein solches Phänomen (Zander 1977).

b) Zum Ambivalenzkonflikt beim Ulcus duodeni

W. Zander und H. Wahle

Die Ausführungen über das Ulkusleiden sollen mit der Krankengeschichte einer 40jährigen Patientin begonnen werden, die nach ihrem 2. röntgenologisch und gastroskopisch gesicherten Duodenalgeschwür in die Psychosomatische Ambulanz der Universitäts-Poliklinik München überwiesen wurde.

Die geschmackvoll, jugendlich und adrett gekleidete, im Gesichtsausdruck aber älter wirkende Patientin, Frau B., ist von freundlicher Bemühtheit. Man erfährt von ihr folgendes:[1]

> Es könnte schon sein, daß meine Magengeschwüre seelisch sind; man liest so viel davon. Andere sagen, ich bin zu still, fresse viel in mich hinein, obwohl ich gar nicht wüßte was. Denn es geht uns gut, wir haben keine richtigen Sorgen. Ich denke, es kommt daher, daß ich zu viel arbeite. Vielleicht ist das der Streß, von dem so häufig geschrieben wird.
>
> Aber wenn ich es bedenke, habe ich schon seit der Pubertät Magenbeschwerden. Die Jugend war nicht einfach, aber so war sie doch bei vielen, eben eine richtige Kriegsjugend. Vorher war es auch nicht so dicke. Der Vater war nur kaufmännischer Angestellter und dann halt einfacher Soldat. Aber er war immer fürsorglich und freundlich, tat, was er konnte. Sehr viele Erinnerungen an ihn aus der Kriegszeit habe ich nicht mehr, nur daß es immer ein Fest war, wenn er mal auf Urlaub kam. Er kam nie mit leeren Händen, hat uns immer etwas mitgebracht. Aber komisch, ich habe gar nicht so gelitten, als er später in Rußland fiel.

Von der Mutter sagt die Patientin:

> Sie hatte es natürlich schwer, sie mußte halt streng sein. Aber sie hat es geschafft, daß wir 4 alle ordentliche, tüchtige Menschen geworden sind. Die älteste Schwester ist ganz früh aus dem Haus, um Geld zu verdienen, da mußte ich dann die 2 Jüngsten übernehmen. Für die war es schlimm, so in die schlechteste Zeit hineingeboren zu sein. Die mußten schon immer was extra kriegen. Da wird man halt früh vernünftig, aber wir haben sie durchgekriegt. Mir ist heute manchmal noch so, als seien es meine Kinder.

In anderem Zusammenhang berichtet die Patientin weiter:

> Gleich nach dem Kriege heiratete meine Mutter einen Handwerker. Ich kann verstehen, daß sie nicht allein sein wollte, und sie hat wohl gehofft, daß es uns allen dann besser gehen würde. Vielleicht haben ihr auch die Kinder von dem Mann leid getan, er war Witwer. Aber die Rechnung meiner Mutter ging nicht auf. Ich glaube, sie war viel zu gutgläubig, hatte überhaupt keine Menschenkenntnis. Mein Stiefvater war alles andere als fleißig, und wenn er sich um jemand sorgte, dann nur um seine eigenen Kinder. Komischerweise haben wir uns mit denen aber verstanden. Offenen Streit hatte meine Mutter auch schon vorher unter uns vieren nicht geduldet, vielleicht kam es daher. Meinen Stiefvater habe ich nie leiden mögen. Am schlimmsten war es für mich, als er meiner Mutter mit Flunkereien über eine neue Existenzgründung eine kleine Barschaft aus der Tasche zog, die sie vom Großvater geerbt hatte und als Notgroschen aufheben wollte. Ich konnte so viel Unverschämtheit nicht mitansehen und ging gleich nach dem Schulabschluß von zu Hause fort. Damals habe ich vielleicht viel geschluckt, um die Mutter nicht zu kränken.

Eine junge Frau berichtet also von ihrer Jugend, von der ihr voll bewußt ist, daß sie nicht leicht war, sondern geprägt von materieller Not und Sorge. Sie hält es für eine

---

[1] Da die Patientin Dialekt sprach, mußten ihre Ausführungen in eine allgemein verständliche schriftliche Form übertragen werden.

typische Kriegsjugend. Sie hat den Vater als fürsorglich in Erinnerung, als liebevoll, aber er war – wie damals viele Väter – dann so selten existent, daß sein Tod für das bewußte Erleben der Patientin nicht dramatisch war. Mit den Erziehungsmethoden der Mutter – streng, ganz auf Harmonie eingestellt – war sie voll identifiziert, ebenso mit ihrer sehr frühen Übernahme der Rolle einer vernünftigen älteren Schwester. Die einzige Kritik richtete sich gegen den Stiefvater, den sie als ungerecht, egoistisch, gemein-berechnend erlebt hat. Da sie dabei keine Möglichkeiten zum Eingreifen sah, ging sie außer Haus. In dieser Zeit begannen ihre Magenbeschwerden. Aufgrund des Gastroskopiebefundes, der alte Narben aufwies, dürfen wir vielleicht sogar annehmen, daß sie damals bereits ihre ersten Ulzera hatte. Das würde auch gut zu den Beobachtungen von Dührssen (1972) passen, wonach Ulcera duodeni bei Jugendlichen in der Regel infolge besonders schwerer familiärer Eigentumsprobleme, wie z.B. Erbschaftshinterziehungen, aufträten.

Die Patientin schildert dann in derselben ruhigen freundlichen Art ihr weiteres Leben. Verkürzt zusammengefaßt ergab sich folgendes:

Nach einer Lehre als Buchhalterin heiratete sie einen Beamten unterer Laufbahn. Ihr Mann sei still, freundlich, bescheiden, sie paßten gut zusammen und hätten keine schwerwiegenden Probleme. Auch mit den 3 Kindern liefe alles glatt. Die vielerlei Sorgen, die andere Eltern heutzutage oft mit ihren Kindern hätten, würden sie nicht kennen. Allerdings habe sie sich immer überfordert gefühlt, weil sie berufstätig geblieben sei. Sie habe das aber gewollt, damit die Familie etwas mehr zum Leben hätte. Auch sollten den Kindern so eingeengte Verhältnisse, wie sie sie selbst in ihrer Jugend erlebte, erspart bleiben.

Nach mehrjähriger Tätigkeit in einer größeren Firma erkrankte die Patientin dann an einem Ulcus duodeni und mußte stationär behandelt werden. Für ihr bewußtes Erleben war sie damals besonders belastet, weil ihr zu all ihrer eigenen Arbeit die Aufgabe übertragen worden war, zusätzlich einen neuen Kollegen mit sehr wenig Vorkenntnissen einzuarbeiten. Nach dem Klinikaufenthalt kündigte sie und hoffte auf Besserung ihrer Lage in einem kleineren Betrieb. Sie nahm deshalb die Stellung in einem mittleren Pelzgeschäft bei einem sehr väterlich wirkenden Chef an. Aber hier sei sie vom Regen in die Traufe gekommen, das sei die „größte Pleite ihres Lebens" gewesen. Sowohl zeitlich wie finanziell wäre sie extrem ausgenützt worden. Sie erkrankte nach einiger Zeit erneut an einem Ulkus, weil, wie sie meinte, die Arbeit nicht zu bewältigen gewesen sei.

Soweit zunächst die Angaben der Patientin. Ein Leben ohne spezielle Besonderheiten, scheint es. Was ist an dieser Geschichte so auffällig, daß man verstehen könnte, warum diese Patientin ein Ulkusleiden entwickelt hat? Ist das sicher ehrliche Gefühl von Frau B. stimmig: Ich bin lediglich arbeitsüberlastet, stehe unter Streß, kann mich dagegen schlecht wehren und fresse halt diesen Kummer in mich hinein?

All dies reicht keineswegs aus und es entsteht ein anderes Bild von diesem Leben und von den ulkusauslösenden Schicksalssituationen, wenn man eine sehr genaue detaillierte Anamnese erhebt, und mehr noch, wenn man Kenntnisse einbezieht, die aus der anschließenden Therapie gewonnen wurden.

Aber schon ohne dieses zusätzliche Wissen könnte man bei den wenigen bisher bekannten Daten hellhörig werden, wenn man sich an das erinnert, was z.B. Alexander (1951) als typisch für Ulkuskranke beschrieb. Ulkuskranke seien vom bewußten Erleben her tüchtig, tätig, produktiv, verantwortungsvoll, aber dabei altruistische Persönlichkeiten. Die intrapsychische Dynamik läge bei ihnen in folgendem unbewußten Ambivalenzkonflikt: Die äußerlich autarken Menschen sehnten sich nämlich nach Abhängigkeit, Liebe und Hilfe, könnten aber diese oral-rezeptiven Tendenzen in sich nicht akzeptieren. Daher müßten die Wünsche unbewußt, also verdrängt bleiben. Denn sie vertrügen sich nicht mit dem Streben nach Unabhängigkeit und Aktivität. Zu diesem Geschehen verhalte sich der Magen korrelierend so, als ob er ständig Speisen aufnehmen würde oder wollte.

Alexander hat hier schon sehr Umfassendes und Wesentliches gesehen. Auch in der bislang so blande erscheinenden Lebensgeschichte der Patientin kann man bereits einige Indizien dafür finden, daß eine unbewußte Sehnsucht nach Versorgtheit vorhanden war. Die einzigen Charakteristika nämlich, die sie vom Vater mitteilte, waren: „fürsorglich", „nie mit leeren Händen", „brachte immer Geschenke mit". Sie gab ferner als Grund für die 2. Ehe der Mutter die eigene Vermutung an: „Mutter hoffte wohl auf mehr Versorgtsein". Wir dürfen auch ihre Wut auf den egoistischen Stiefvater als abgewehrten Wunsch nach Fürsorge lesen und ebenso ihre Enttäuschung an dem als „väterlich" charakterisierten letzten Chef.

Schwidder (1965) – auf Alexander aufbauend – hebt bei den Ulkuspatienten als typisch hervor, daß sie nicht in der Lage seien, Konflikte ihres Besitz- und Geltungsstrebens autonom, mit Vernunft und innerer Abstandnahme zu bewältigen. Denn keiner von ihnen hätte in der Kindheit gelernt, seine Besitzwünsche adäquat durchzusetzen oder auf sie zu verzichten. Meist sei es zu einem oberflächlichen, durch Ideologien verbrämten Verzicht gekommen, während Sprengstücke habgieriger Wünsche zu einer ständigen Beunruhigung würden, zu einem Spannungszustand führten. Dieser könnte nicht gelöst werden, da die Herkunft der Sprengstücke nach lange eingeübter Verdrängung nicht mehrt bewußt würden.

Ähnliches beschreibt Zauner (1972), wenn er darauf hinweist, daß beim Ulkuskranken orale Bedürfnisse ständig vorhanden seien, auch evtl. als Hunger nach Liebe und Versorgtheit, daß sie aber wegen der aus der Kindheit stammenden Verdrängung weder verwirklicht werden könnten noch bewußt werden dürften.

Aber kommen die eben erwähnten ambivalenten Strebungen zwischen Autarkie und passiver Anlehnungsbedürftigkeit nur bei Ulkuskranken vor oder nicht auch sonst, ebenso wie die Ambivalenz zwischen Haben- bzw. Geltenwollen auf der einen und bescheidenem Zurücktreten auf der anderen Seite? Und kommen nicht auch habgierige Wünsche vor, ohne daß ein Patient ein Ulkus entwickelt? Was ist das wirklich Relevante in der Ursachenkette eines Ulkusleidens?

Während einer mehrjährigen Konsiliartätigkeit auf der internen Abteilung eines städtischen Krankenhauses hatte ich bei ca. 40 Ulkuspatienten auslösende Konfliktsituationen eruieren können, die alle sehr ähnliche Konstellationen aufwiesen. Zunächst aber blieb bei mir eine Unsicherheit bestehen, ob ich damit auch auf Zusammenhänge gestoßen war, die allgemein für Ulkuspatienten zutreffen. Es hätte sein können, daß lediglich soziale Faktoren des dort vorherrschenden Patientengutes erfaßt waren, oder aber, daß den Stationsärzten gerade diese Gruppe von Patienten „auffällig" erschienen war, um sie an einen Psychotherapeuten zu überweisen.

Nachdem sich an der Psychosomatischen Beratungsstelle einer Universitäts-Poliklinik mit einem breiter gestreuten Einzugsgebiet an weiteren 60 Ulkuspatienten (1. Ulkusgruppe) dieselben Beobachtungen machen ließen, begann das eigentliche Forschungsprogramm an *un*ausgesuchten Patienten. Von einem bestimmten Stichtag an wurden innerhalb eines begrenzten Zeitraums sämtliche Patienten tiefenpsychologisch untersucht, bei denen ein Ulcus duodeni röntgenologisch bzw. gastroskopisch nachgewiesen worden war. Dabei handelte es sich um Patienten aus der Medizinischen Universitäts-Poliklinik München, aus benachbarten internen Universitätskliniken, einigen städtischen Krankenhäusern und internen bzw. allgemeinärztlichen Praxen. Untersucht wurden nur Patienten mit Ulcus duodeni bzw. pylorusnahen Ulzera. Höher sitzende Magengeschwüre waren von der Studie ausgeschlossen, weil ich, wie auch Glatzel (1954/55), Freyberger (1971) und vor allen Dingen Feifel (1975), die Erfahrung gemacht hatte, daß es sich bei diesen überwiegend um Streßulzera handelt und nicht um eine psychosomatische Krankheit im engeren Sinne, also eine Strainkrankheit.

Bei der Endauswertung wurde auch auf die Krankengeschichten derjenigen Patienten verzichtet, bei denen angenommen werden konnte, daß ihr Ulkus medikamentös bedingt sei bzw. bei denen eine schwerwiegende andere Erkrankung vorlag, etwa deutliche arteriosklerotische Veränderungen. In diesem Zusammenhang wird wieder deutlich, daß ein Symptom allein keinerlei bindenden Rückschluß auf seine Verursachung zuläßt.

Leider mußten auch die Anamnesen der zahlreichen Gastarbeiter eliminiert werden, obwohl gerade bei ihnen typische Befunde zu vermuten waren. Wegen sprachlicher Schwierigkeiten gelangen die Explorationen zu bruchstückhaft.

So resultierten schließlich 77 Patienten (2. Ulkusgruppe), die in die Studie eingingen, wobei hier schon vorwegnehmend berichtet sei, daß in bezug auf die zentrale Psychodynamik kein Unterschied zu finden war zwischen denjenigen Patienten, bei denen die Diagnose „nur" klinisch und röntgenologisch gestellt worden war, und jenem Viertel des Kollektivs, bei dem das Ulkus zusätzlich gastroskopisch gesichert worden war.

Bei den 77 Patienten konnte das aus der Literatur bekannte Überwiegen der männlichen Patienten bestätigt werden. Es handelte sich um 55 Männer und 22 Frauen. 73mal war ein Ulcus duodeni und 4mal ein pylorusnahes Ulkus diagnostiziert worden. Alle 77 Patienten waren geröntgt, 18 zusätzlich gastroskopiert. Bei 5 Patienten wurde die Diagnose bei einer Operation erhärtet (Tabelle 2).

Tabelle 2. Untersuchung von 77 Patienten (Durchschnittsalter: 33,2 Jahre). Durchschnittliche Dauer der Erkrankung: 4,6 Jahre

Geschlecht		Erkrankung		Diagnostik		
m.	w.	Ulcus duodeni	Ulcus ventriculi	Röntgen	Gastroskopie	operiert
55	22	73	4	77	18	5

Die durchschnittliche Erkrankungsdauer betrug ca. $4^1/_2$ Jahre, die durchschnittliche Anzahl der Ulzera 2,9. Schon daraus geht hervor, daß in den meisten Fällen ein Ulkus*leiden* vorlag, also keine einmalige flüchtige Erkrankung, wie es gerade beim Magengeschwür häufig der Fall sein kann. Bräutigam u. Christian (1973) teilten mit, daß nach fundierter Schätzung etwa 10% der Bevölkerung bis zum 60. Lebensjahr einmal an einem peptischen Magen- oder Zwölffingerdarmgeschwür erkranken würde. Hier erhebt sich die Frage, ob es sich dabei um Streßulzera handelt bzw. um jene Menschen, die Overbeck u. Biebl (1975) in ihrer sorgfältigen Differenzierung als psychisch „gesunde" Ulkuskranke bezeichnet haben.

Erwähnenswert ist weiterhin die Tatsache, daß das Durchschnittsalter der 77 Patienten mit 33 Jahren ebenfalls dem in der Literatur angegebenen entspricht. Dieses Durchschnittsalter deutet darauf hin, daß die Patienten in der Regel in der Aufbauphase ihres privaten oder beruflichen Lebens erkranken.

Nach einem Klassifizierungsschema, wie es am Max-Planck-Institut für Psychiatrie in München eingeführt wurde, gehörten 31 Patienten dem Unterschichtsmilieu an, 41 der Mittelschicht und 2 eindeutig der Oberschicht. Ohne Beruf war kein einziger Patient. Von den 22 Patientinnen arbeiteten allerdings 3 z.Z. der Untersuchung ausschließlich als Hausfrauen. Wenn häufiger in der Literatur angegeben wird, daß sich die psychosomatischen Krankheiten im Unterschied zu den psychoneurotischen Leiden vorwiegend in den sozial tieferstehenden Schichten finden ließen (Bräutigam u. Christian 1973; Pflanz 1970), so stimmen diese Ergebnisse damit nicht überein.

Die Patienten kamen vorwiegend aus sog. geordneten, mehr konservativen, patriarchalischen Familiensituationen. Der Vater war dominierend, die Mutter eher abhängig, oft freundlich-zugewandt. Die Erziehungsmaßnahmen waren meist streng. Die Kranken waren aber mit diesen Methoden weitgehend identifiziert. Es handelte sich bei ihnen häufiger um Geschwisterkinder als um Einzelkinder.

Die Mehrzahl der Patienten wies eine zwangsneurotisch-depressive Mischstruktur auf.

Bei einer Aufschlüsselung der Strukturzugehörigkeit der Ulkuspatienten der 1. und 2. Gruppe im Vergleich mit 100 Patienten anderer Körpersymptomatik zeigte sich allerdings ein Überwiegen der depressiven und zwangsneurotischen Strukturanteile in *allen 3* Kollektiven (Tabelle 3).

Tabelle 3. Aufschlüsselung der Strukturanteile

Untersucht wurden	Anzahl	Strukturanteile			
		schizoid	depressiv	zwangs-neurotisch	hysterisch
1. Ulkusgruppe	60	3	53	44	20
2. Ulkusgruppe	77	15	65	45	32
Kontrollgruppe	100	32	62	70	39

Auch daraus ergibt sich, daß die psychodynamisch wirksamen Zusammenhänge in speziellen Varianten der Strukturentwicklung bestehen müssen. Ganz allgemein könnte man jedoch erst einmal sagen, daß bei den 77 Ulkuspatienten dieser Studie Gehemmtheiten im Bereich der Oralität bzw. des Besitzes und im Bereich der Geltung bzw. der Aggressivität auch durch die Aufgliederung in die verschiedenen Strukturanteile belegt sind.

Als Erwachsene waren die Patienten arbeitsam, strebsam, meist angepaßt, bescheiden, einsatzbereit, hatten aber Schwierigkeiten, eigene Wünsche und Bedürfnisse durchzusetzen. Hiermit wären also ebenfalls aus dieser Studie die schon angeführten Charakterisierungen von Alexander (1951), Schwidder (1965) und Zauner (1972) zu belegen. Auch die 40jährige Patientin, Frau B., kann dort gut eingeordnet werden.

Neben diesen immer noch ziemlich allgemeinen Kennzeichen ergaben sich nach einem mehrstündigen Interview mit Frau B. dann gerade in bezug auf die psychogenetische Entwicklungsgeschichte der Oralität und der Aggressivität spezielle Charakteristika, wie z.B. folgende:

> Nicht erst, nachdem der Vater eingezogen bzw. später gefallen war, sondern von klein auf wurde die Patientin – als zu den beiden Älteren gehörend – ganz auf Vernunft und Verzicht erzogen. Eigene Süßigkeiten mußten immer geteilt werden und dies selbstverständlich, ohne zu murren oder aufzubegehren. Daß die 2 jüngeren Geschwister im allgemein kärglichen Milieu noch am ehesten gepäppelt wurden und als die schwächlichen Kriegskinder nicht beneidet werden durften, war selbstverständlich. Im ersten Gespräch hatte die Patientin betont, für diese beiden noch immer mütterliche Gefühle zu hegen. In den späteren Anamnesegesprächen und besonders in der Therapie konnte sie ihre Verdrängungen korrigieren und bemerken, daß diese „schwächlichen", vom Schicksal benachteiligten „Kriegskinder" nur 2 bzw. 3 Jahre jünger waren als sie selbst und damit ebenfalls *vor* dem Kriege geboren. Frau B. hielt es zunächst auch eher für bedauernswert, daß die um Jahre ältere Schwester für ihre berufliche Ausbildung sehr früh von zu Hause fortziehen mußte, weil andernorts die Möglichkeiten „halt besser" waren. Daß diese Schwester sich dadurch geschickt jeder Mitverantwortung für den vaterlosen Haushalt entzog, ging der Patientin erst sehr langsam auf.
>
> Es war aber nicht nur der Neid unter den Geschwistern tabu, sondern auch jede rivalisierende aggressive Auseinandersetzung. Mit einem „müßt ihr es mir noch schwerer machen" und ähnlichen Aussprüchen der Mutter sowie mit Strafandrohungen wurden Furcht- und Schuldgefühle mobilisiert, die schließlich zur Verdrängung solcher oral-aggressiver oder direkt-aggressiver Regungen führten. Diese Verdrängungen waren aber insofern nicht durchgängig, als das Rivalisieren *außerhalb* des häuslichen Milieus bei der Mutter nicht auf Ablehnung stieß. Frau B. hatte als Kind durchaus ihren Freudeskreis, in dem sie zwar nie Anführerin, aber keineswegs eine immer friedfertige Mitläuferin war.
>
> Ebenso wie die Ge- bzw. Verbote der Mutter hatte auch die liebevolle Fürsorglichkeit des Vaters spezielle Züge. Er gab und spendete nur, wenn man „brav" war. Und Bravsein hieß in diesem Zusammenhang: wenn man keine Wünsche äußerte oder gar übermütig zugriff, sondern still wartete, bis man bekam.
>
> Auf *diesem* sehr speziellen Hintergrund wird unmittelbar nachfühlbar, weshalb unsere Patientin in der späteren Stiefvatersituation *bewußt* lediglich Ärger auf diesen rücksichtslosen Mann empfinden konnte, aber nicht registrierte, wie enttäuscht sie war, daß dieser 2. Vater „ihre Bravheit" nicht mit fürsorglicher Liebe beantwortete. Ebensowenig fühlte sie den oralen Neid und ihre Wut auf die zusätzlichen Geschwister. Sie reagierte mit Magensymptomatik und entzog sich der Situation durch Flucht. Erst in der späteren Analyse tauchten sowohl Neidgefühle wie Haß auf die Bevorzugten auf.

Auch in den Ulkus-auslösenden Konfliktsituationen ging es nicht um den Streß durch zuviel Arbeit bzw. durch Ausnutzung ihrer Arbeitskraft, wie Frau B. anfangs meinte. In ähnlicher Lage hatte sie sich oftmals während ihrer Ehe mit 3 Kindern und ständiger Berufstätigkeit befunden, *ohne* zu erkranken. Zur Symptomatik führte erst folgende Konstellation:

> Frau B. bejahte ihre Berufstätigkeit deshalb, weil sie hoffte, sich mit der Familie aufgrund des Verdienstes mehr leisten zu können. Sie gab an, daß sie eines Tages in der Firma einen Kollegen mit sehr wenigen buchhalterischen Vorkenntnissen einarbeiten mußte. Diese keineswegs kurze Zeitspanne überblieb Frau B. aber gesund. Eines Tages jedoch nutzte der Kollege private Beziehungen zu dem Chef in der Weise aus, daß er mit einem Sprung zu einem weit höheren Gehalt kam als Frau B., die sich mit einer kleinen Aufbesserung zufrieden geben mußte. Erst in dieser Situation brach die Erkrankung aus – und auch hier konnte unsere Patientin ihre wütenden Neidgefühle erst sehr viel später in der Therapie zulassen. In der damaligen Lebenssituation blieben sie zunächst völlig verdrängt. Sie erlebte den Kollegen als freundlich und charmant. An der Oberfläche des Bewußtseins durfte lediglich – ähnlich wie gegen den Stiefvater – Ärger auf die ungerechte Firma hochkommen. Ihre eigene Hoffnung, daß ihre Bravheit – sprich: Tüchtigkeit bei großer Bescheidenheit – von der Firma mit „oraler" Fürsorge, in diesem Falle also mit höherem Gehalt, belohnt werden könnte, war ihr nicht bewußt. Aufgrund ihrer Vorprägung konnte sie nicht um bessere Bedingungen kämpfen. Sie beantwortete die Situation nach Ausbruch der Erkrankung mit Flucht, wie in der Pubertät, und kündigte. Bei dem neuen Chef, dem Pelz-

händler, muß die unbewußte Hoffnung auf Beschenkt-Werden besonders drängend gewesen sein, da sie ihn zunächst als väterlich-gütig charakterisierte. Sie registrierte zwar ihre Unterbezahlung, aber ohne zu erkranken. Das Ulkus rezidivierte erst, als der Geschäftsinhaber sie nicht nur als Buchhalterin einsetzte, sondern sie mehr und mehr zu privaten Dienstleistungen heranzog. Dadurch kam sie mit der Frau ihres Chefs häufiger in Kontakt, einer, wie sie sagte, sehr netten Frau, die mit ihr stets besonders freundlich geredet habe. Wohl deshalb, meinte die Patientin, weil die Chefin auch aus ärmlichen Milieu stammte. Diese Frau hatte nun aber alles, was Frau B. sich nur hätte wünschen können: einen väterlichen, Halt und Geborgenheit bietenden Ehemann, der sie überdies ständig materiell verwöhnte. Auch der Neid auf diese Frau kam erst sehr langsam über die Traumarbeit heraus.

Soweit die Entstehungsgeschichte der Ulkuskrankheit von Frau B. Es ist vielleicht nun deutlich geworden, daß das Raster „zwangsneurotisch-depressive Struktur" eben zu grob ist und daß es um Spezielleres geht, als um die Ambivalenz zwischen Autarkie und Sehnsucht nach passiver Geborgenheit. Wir haben bereits über dieses Raster hinausgehende detaillierte Persönlichkeitsmerkmale kennengelernt, die von hoher Relevanz sind. Spezifisch allerdings für ein späteres Ulkusleiden sind sie nicht, denn eine solche orale Haltungsstruktur bei oral-aggressiver bzw. aggressiver Gehemmtheit finden wir als Folge frühkindlicher Neurotisierung auch sonst. Ebenso ist die auslösende Schicksalssituation nur relevant, nicht spezifisch. Viele Menschen kommen im Laufe ihres Lebens in die Lage, daß ein anderer ihnen etwas vor der Nase „wegschnappt", was sie sich selbst ersehnen. Erst das Ineinandergreifen von relevanter Persönlichkeitsstruktur und relevanter Schicksalssituation, also die dann sehr spezielle Antwort auf den auslösenden Konflikt, ist spezifisch.

Eine Auffassung übrigens, der gegen Ende seiner Forschungen Alexander (1951) zuzuneigen begann und die Schwidder (1965) ebenfalls vertrat.

In ähnlicher Weise betonte Bräutigam 1962 in Lindau, es gäbe bei psychosomatischen Krankheiten keine Konflikt- oder Persönlichkeitsspezifität, sondern es könne sich immer nur um die Antwortspezifität eines Individuums handeln.

In unserer Studie (Zander 1977) ergaben die ausführlichen Explorationen bei den 77 Ulkuspatienten fast durchgängig die auch an Frau B. beschriebenen charakteristischen Einschränkungen bzw. Vorprägungen in der Kindheit. Eigenes Zugreifen, eigenes Nehmen stand sehr stark unter Tabu. Man hatte still zu warten, bis man bekam. Dann aber bekam man in einigen Fällen sogar reichlich bis hin zu Verwöhnungen. Ferner waren bei sonstiger relativ lockerer Aggressionsentwicklung im häuslichen Milieu aggressive Auseinandersetzungen zwichen Brüdern und Schwestern oder entsprechenden Ersatzfiguren streng verpönt, ebenso wie neidische Gefühle auf das, was ein Geschwister bekam. Auch mußten meist Geschenke „redlich" geteilt werden.

Als auslösend für die Symptomatik zeigte sich dann bei den Ulkusträgern in 70 Fällen folgende Situation: Der Patient hat sein bewußtes Wunschziel direkt vor Augen, kann es aber aufgrund der Gehemmtheiten nicht erreichen. Bei Frau B. war das die Sehnsucht nach größerem materiellen Wohlstand. Dieses „Vor-Augen-Haben", diese Scheinfütterung[2], wie man sagen könnte, löst aber noch kein Ulkus aus. Möglicherweise führt es korrelativ im körperlichen Bereich zu der fast immer nachzuweisenden Hyperazidität, d.h. zu der von Alexander (1951) vermuteten Hungereinstellung des Magens. Erst wenn ein Mensch aus der unmittelbaren Umgebung

---

[2] Vgl. dazu die Tierversuche von Silbermann (1927), einem Schüler Pawlows.

des Patienten, entweder direkt ein Geschwister bzw. eine Geschwisterersatzfigur, genau das selbst ersehnte Ziel erreicht – wenn der Patient also mitansehen muß, wie ein anderer „gefüttert" wird –, setzen die speziellen Hemmungsmechanismen gegen die nun mobilisierten Antriebe ein. Dem Ulkuskranken ist es unmöglich, hier für sich persönlich aktiv zu werden. Er kann nicht einmal auf den Konkurrenten Neid oder Ärger empfinden, weil er bewußt zu ihm eher in gutem Verhältnis steht. Da, wo also eigentlich Neid-Ärger hochkommen müßte, gibt es bei ihm dann eine Erlebnislücke. Die auslösende Situation ist in der Regel deshalb so brisant, weil die ersehnten Ziele keineswegs utopisch sind, sondern in erreichbarer Nähe liegen. Diese Zusammenhänge ließen sich, wie gesagt, 70mal nachweisen.

Ich bin daher überzeugt, es handelt sich hier um das zentrale Moment im ursächlichen Konditionenbündel eines Ulkusleidens. Mit anderen Worten: Ich halte den von Gegenimpulsen unterdrückten Neid-Ärger für *den* relevanten verdrängten Affekt. Charakteristischerweise bezogen sich die bewußt im Leben angestrebten Ziele und damit entsprechend der *unbewußte* Neid-Ärger 33mal auf materiellen Besitz, wie eigenes Haus, eigenes Geschäft, eigenes höheres Einkommen. 32mal galt der Neid höherem Ansehen, v.a. im Beruf. Gehäuft kam dies bei Patienten der mittleren Beamtenlaufbahn vor, wenn ihnen Kollegen mit Hochschulbildung den ersehnten höheren Posten „vor der Nase wegschnappten". Gelegentlich waren sowohl Besitz- wie Geltungsprobleme kombiniert im Spiel: so konnte das materielle Ziel geltungsmäßige Aspekte haben, wenn es sich z.B. nicht nur um den Besitz eines Autos generell, sondern um eine spezielle Wagenklasse von Statussymbolcharakter handelte. Neid auf Kontakte bzw. auf Partner spielte kaum eine Rolle (Tabelle 4).

Tabelle 4. Aufschlüsselung in Strukturanteile und auslösende Situationen

	Anzahl	Strukturanteile				Auslösende Situation			
		schiz.	depress.	zwangh.	hyst.	Neid		andere	keine
Ulkuspatienten	77	15	65	45	32	(70)	Besitz 33 Geltung 32 Kontakt 5	4	3
Kontrollpersonen	77	23	45	54	28	(6)	Besitz 2 Geltung 4 Kontakt Ø	67	4

Es erscheint wichtig, noch ein Wort zu dem Neid-Ärger an sich zu sagen: Die Behauptung, daß diesem Affekt bei der Ulkus-Entstehung eine zentrale Bedeutung zukäme, löst oft Erstaunen, ja auch Befremden, aus. Es wird kaum ein Affekt im sozialen Umfeld so negativ beurteilt wie gerade der Neid. Schoeck (1974) führt in seinem Buch über den Neid sicher zu Recht aus, daß man diesen Affekt viel universeller zu sehen habe. Er weist darauf hin, daß das althochdeutsche „Nid" noch absolut die Bedeutung von Anstrengung, Eifer, Wetteifer gehabt habe und erst im Mittelhochdeutschen der „Nit" allmählich die destruktive mißgünstige Seite erhielt. Bei unseren

Ulkuspatienten bekommt der Neid erst durch die Verdrängung aktiver Lösungsmöglichkeiten einen mißgünstigen Charakter.

Noch immer bleibt aber vorläufig unbeantwortet, warum Patienten nun gerade an einem Ulkus erkranken. Die Frage, wie sich die Magenfunktionen unter verschiedenen Umständen verhalten, hat schon viele Forscher interessiert. Allgemein bekannt sind die Pawlowschen Versuche an ösophagotomierten Hunden, bei denen man durch Scheinfütterung die gleiche Magenaktivität erzeugen konnte wie bei einer direkten Futterzufuhr. Beaumont (1833) sowie Wolf u. Wolff (1942) haben die Magenschleimhaut an Menschen mit Magenfisteln direkt beobachtet. Sie konnten hyperfunktionelle Reaktionen der Magenschleimheit bei appetitanregenden Vorstellungen, bei erlebter Wut und bei Belastungssituationen feststellen, während sie sahen, daß die Magenschleimhaut auf Selbstvorwürfe und Depressionen mit verminderten Funktionen reagierte.

Wittkower (1931) und Heyer (1923) beobachteten die Motilität des Magens unter Suggestion bestimmter Affekte vor dem Röntgenschirm und kamen dabei zu ähnlichen Ergebnissen. Der amerikanische Psychoanalytiker Margolin (1951) behandelte eine Patientin, der wegen einer Ösophagusverätzung eine Magenfistel angelegt worden war. Er konnte die vielfältigen Veränderungen der Magenschleimhaut während der psychoanalytischen Sitzungen dadurch genau studieren.

Diese Beobachtungen belegen eindeutig, daß emotionale Einflüsse *generell* die Magenfunktion verändern können. Die Befunde haben den Gedanken nahe gelegt, mit eigenen experimentellen Versuchen der Frage nachzugehen, wie der Magen wohl reagieren würde, wenn man Patienten auf die in der Anamnese eruierte auslösende Situation ansprechen, sie diese Situation also quasi im Gespräch wiedererleben lassen würde.

Von den 77 Patienten stimmten 17 – d.h. jeder 4. bzw. 5. Patient – dem Vorschlag zu, die notwendige Röntgenkontrolle mit einem solchen Gespräch zu verbinden. Auch fanden sich 8 Personen mit anderer Symptomatik bereit, sich derselben Methode zu unterziehen. So wurden insgesamt 25 Patienten auf folgende Weise untersucht:

Die tiefenpsychologische Anamnese wurde zunächst schriftlich fixiert, insbesondere die auslösende Konfliktsituation. Für das Korrelationsinterview vor dem Röntgenschirm wurde das im letzten Kapitel dargestellte 11-Punkte-Programm verwendet, welches für alle 25 Patienten in gleicher Weise ablief.

Name des Patienten:

1) Beschwerden:
2) Persönlichkeitsstruktur:
   – Kontakte
   – Aggressionen
   – Bitten und ausnutzen lassen
3) Welchem Menschen gegenüber oder in welcher Situation empfinden Sie *Neid*?
4) *Jetzige Lebenssituation, beruflich:*
5) Welchem Menschen gegenüber oder in welcher Situation empfinden Sie *Wut* oder *Ärger*?
6) *Jetzige Lebenssituation, privat:*

7) Vor welchem Menschen oder in welcher Situation haben Sie *Angst?*
8) Partnerbeziehungen:
9) Allgemeine Genese:
10) Spezifische Genese:
11) Nochmals: auslösende Situation:

Das experimentelle Vorgehen war folgendes: Der Röntgenologe (H. Wahle) führte in sehr kurzen Abständen lediglich Punktdurchleuchtungen durch, so daß sich die Strahlenbelastung, die jeweils gemessen wurde, innerhalb der ungefährlichen Dosis hielt. Er saß von den Patienten und dem Interviewer (W. Zander) durch eine Glasscheibe getrennt und wurde lediglich durch Hochheben von Tafeln mit den Ziffern 1 bis 11 verständigt, bei welchem Punkt des Korrelationsinterviews wir uns gerade befanden. Er protokollierte für sich bei den einzelnen Punkten die beobachteten röntgenologischen Veränderungen.

Trotz der Beschränkungen experimenteller Möglichkeiten waren die Ergebnisse unerwartet eindrucksvoll. Selbst für einen speziell erfahrenen Röntgenologen war es überraschend, hier Motilitätsveränderungen zu finden, wie sie vorher bei Untersuchungen ohne Interview niemals in dieser Ausprägung zu beobachten waren. Bei 15 der 17 Ulkuspatienten kam es nämlich während des Gesprächs über die auslösende Konfliktsituation – und zwar nur bei dieser – zu einem intensiven Spasmus im Antrumbereich des Magens (Abb. 7 und 8).

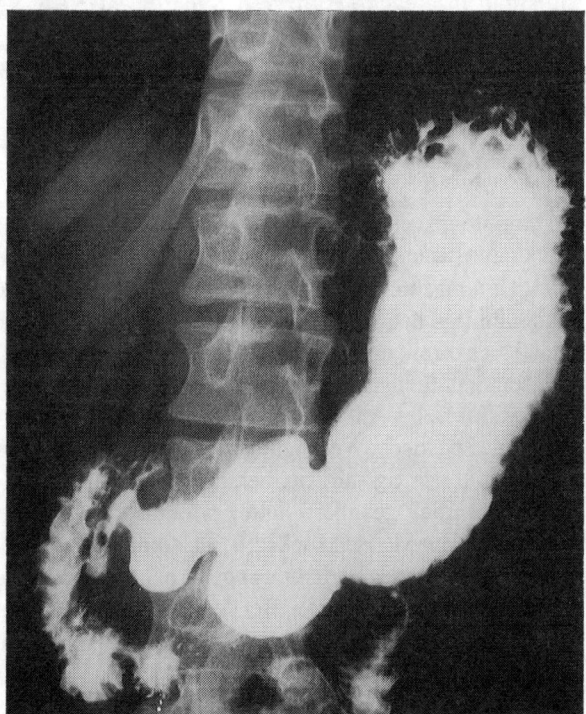

Abb. 7. Röntgenaufnahme des Magens: Vollfüllung

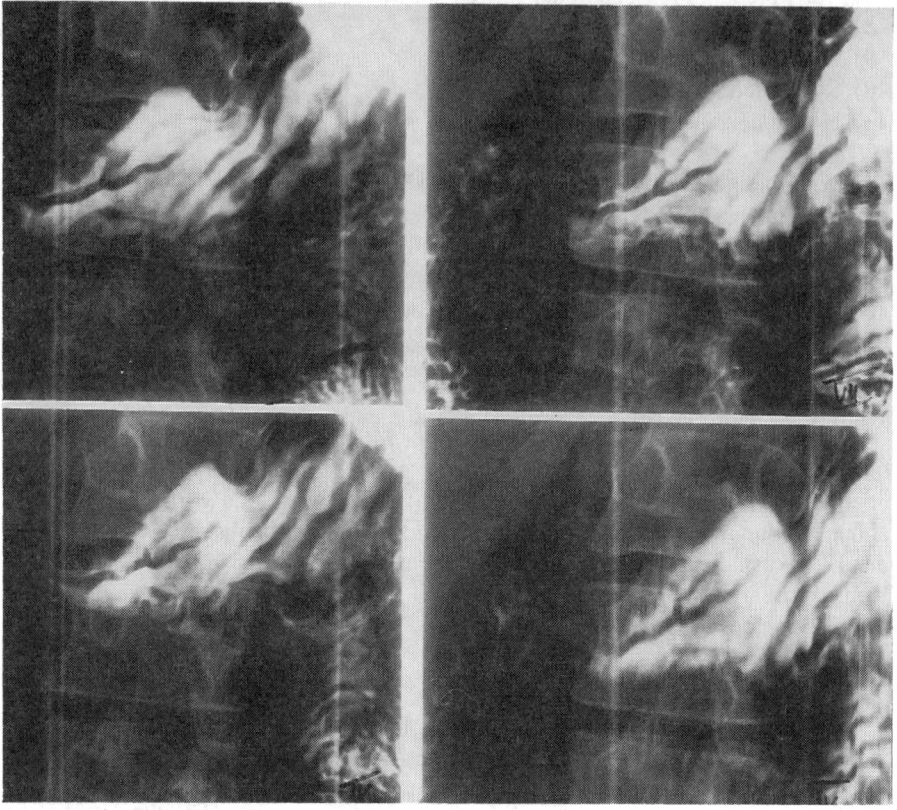

Abb. 8. Zielaufnahmen der Atrumspasmen beim Gespräch über die auslösende Situation bzw. deren Kontrolle

Der Krampf war so stark, daß die normale Peristaltik vor dem verkrampften Magenanteil Halt machte und es nicht eher zu einer weiterführenden Passage des Mageninhalts kam, bis der Spasmus sich löste. Dieser hielt meist so lange an, wie das Gespräch sich direkt um die ambivalente Situation des unbewußten Neid-Ärgers drehte. Auf dem Röntgenschirm zeigte sich bei dem Spasmus eine charakteristische starre Dreiecksform des Antrums, welche durch eine gegen den Pylorus zu immer stärker werdende spastische Verengung des Magenlumens zustande kam. Die Veränderung trat meist blitzartig auf, oft bereits, ehe der Patient sich zu dem angesprochenen Problem verbal geäußert hatte, wie dies von korrelierenden Körperreaktionen bekannt ist. Ein Mensch zuckt z.B. zusammen oder wird blaß, wenn er auf ein schuldhaft erlebtes eigenes Verhalten angesprochen wird; und dies passiert „blitzartig" noch vor jeder verbalen Reaktion. Bei den 15 Patienten kam es darüber hinaus noch 13mal beim letzten Punkt des Interviews, also bei der Wiederholung der auslösenden Situation, zu einem Spasmus. Bei den Patienten der Kontrollgruppe trat der Spasmus jedoch kein einziges Mal auf. Diese Befunde waren trotz der Kleinheit der Zahl auf dem 1%-Niveau statistisch signifikant (Tabelle 5).

Tabelle 5. Aufschlüsselung nach Spasmus im Antrum

	Auslösende Situation	Wiederholung
17 Ulkuspatienten	15*	
8 Kontrollpatienten	Ø	Ø

* Auf dem 1 %-Niveau statistisch signifikant.

Als Beispiel sei hier kurz der Fall eines 23jährigen Germanistik-Studenten skizziert, dessen sehnlichster ehrgeiziger Wunsch es war, Regisseur zu werden. Er versuchte, sich in einem Theater hochzuarbeiten, was ihm jedoch nicht gelang. Er mußte dann aber mit ansehen, wie ein Kollege mit noch schlechteren beruflichen Voraussetzungen dieses Ziel durch seine persönlichen Beziehungen erreichte. Unser Patient reagierte im Röntgeninterview beim Ansprechen dieser beruflichen Situation gleich 3mal mit einem Spasmus. Als am Schluß des Interviews die auslösende Situation wiederholt werden sollte, trat blitzartig ein neuer Spasmus auf, sobald nur der Name des Theaters ausgesprochen wurde.

Auf einen Einwand soll noch eingegangen werden, der von seiten der Organmediziner gelegentlich erhoben wird: daß nämlich die auftretenden Spasmen lediglich die *Folge* des Ulkus seien und nicht in das Ursachenbündel gehörten, da bekanntermaßen der Magen bei einem floriden Ulkus sehr irritierbar sei. Wenn dies aber zuträfe, müßte der Spasmus beim Interview auch einmal bei tiefenpsychologisch nicht relevantem Material auftreten. Dies war aber niemals der Fall. So sind wir überzeugt, im Antrumspasmus jedenfalls *ein* korrelierendes Strainelement während der blitzartigen Drosselung neidisch-aggressiver Antriebe gefunden zu haben. Natürlich nicht etwa den gesamten Strain, der nach den gemachten Ausführungen als ein Komplex, ein Gefüge aus zahlreichen Elementen zu denken ist.

Welche pathogenetische Bedeutung dem Antrumspasmus im einzelnen in der somatischen Ursachenkette der Ulkusentstehung zukommt, läßt sich beim augenblicklichen Stand der Gastroenterologie nicht mit Bestimmtheit sagen. Lediglich Arbeitshypothesen liegen hierzu vor.

In dem vorangegangenen Kapitel hat Rau auf die These hingewiesen, die schon Virchow aufgestellt hatte, daß es sich beim Ulkus um eine anämische Nekrose mit nachfolgender Selbstandauung handele. Neben seinen interessanten Ausführungen über die Bedeutung des Stealphänomens für eine Minderdurchblutung mißt Rau einer Kompression der die Muskularisschicht perforierenden Arterien für eine Ulkusentstehung eine erhebliche Bedeutung zu. Wenn dabei von pathophysiologischer Seite die Frage offen bleibt, wie es zu derart erheblichen Muskelkontraktionen in der Magenschleimhaut kommen würde, könnte der nachgewiesene Antrumspasmus von Wichtigkeit sein. Wir müssen uns ja vorstellen, daß sich bei Patienten in der Periode des Konfrontiertseins mit der krisenhaft zugespitzten Lebenssituation immer wieder solche Spasmen ereignen, wie wir sie bei den Untersuchungen nachweisen konnten; und möglicherweise sind sie sogar andauernder und intensiver.

Gerade die Ausführungen von Rau (s. S. 115) über die formale Pathogenese des Ulkus bzw. dessen experimentelle Simulation können als Beleg für die These angesehen werden, daß die korrelativen funktionellen Strainelemente in Strainkrankheiten münden können, die dann körperlicher Eigengesetzlichkeit folgen. Die Deutung des Magengeschwürs als „Biß der introjizierten bösen Mutter in die Magenwand des Kindes" sollte wirklich der Vergangenheit angehören.

Auch Demling teilte auf eine diesbezügliche Anfrage mit, er halte einen Einfluß auf die örtliche Durchblutung durch den Antrumspasmus für möglich. Dadurch könne es zur Verminderung der Schutzfunktion der Schleimhaut kommen. Andere Gastroenterologen meinten in persönlichen Gesprächen, es könne durch den Spasmus eine Stase des Magensaftes hervorgerufen werden. Der positive therapeutische Effekt des Paspertins spreche ebenfalls dafür, daß ein Spasmus bedeutsam sein könne, da Paspertin eine Normalisierung der Pyloruskinetik und der Duodenalpassage bewirke. Dies verhindere eine Salzsäurestase.

Der Münchner Anatom Löweneck meinte, bei einem Antrumspasmus werde die aus dem Fundus und Corpus stammende Salzsäure zurückgestaut. Über den Distensionsreiz am Magen könne es zu einer zusätzlichen Sekretionsauslösung sowohl aus den Beleg- wie aus den Hauptzellen (Pepsinogen) kommen. Bei der Lösung des Antrumspasmus würde dem Duodenum dann ein plötzlicher „Schwall" von Magensaft mit erhöhtem Pepsin- und HCl-Gehalt angeboten. Möglicherweise sei dieses vermehrte Pepsin für die Entstehung eines peptischen Ulkus verantwortlich zu machen.

In dieses Ursachengefüge würde die von Mirsky (1958; Mirsky et al. 1950) bei Ulkuskranken nachgewiesen Hyperpepsinogenämie (das von uns vermutete Korrelat einer Hyperoralität) hineinpassen.

Welcher Stellenwert dem Strainelement „Antrumspasmus" eines Tages zukommen wird, bleibt weiterer Forschung überlassen.

Soweit die Darstellungen der Untersuchungen an Patienten mit Ulcus duodeni. Wir sind uns im klaren darüber, daß hier die Notwendigkeit zu weiteren detaillierten Untersuchungen besteht, u.a. auch zu einer Überprüfung der Ergebnisse durch einen anderen Untersucher, allerdings mit *gleicher tiefenpsychologischer* Methodik. Es wäre weiterhin ratsam, halbstandardisierte Korrelationsinterviews mit anderen Untersuchungsmethoden als mit der Röntgenkontrolle zu koppeln. Wir haben deshalb in letzter Zeit bereits 2 Patienten während einer Sonographie befragt, und auch dabei wurde bei dem relevanten Punkt des Interviews ein Spasmus im Antrumbereich des Magens festgestellt. Es wäre sicher auch sehr reizvoll, Patienten vor und nach einer psychoanalytischen Behandlung in ähnlicher Weise zu untersuchen und die Befunde zu vergleichen.

Wir sind überzeugt, daß derartige Korrelationsbeobachtungen nicht nur der Erweiterung unserer wissenschaftlich-theoretischen Erkenntnisse dienen (Zander 1982), sondern auch praktische Bedeutung haben. Man bemüht sich ja innerhalb der gesamten Psychotherapie, zu kürzeren Behandlungsverfahren zu kommen. Bessere, fundiertere Kenntnisse der spezifischen Konfliktantworten lassen sich unserer Meinung nach zu einer gezielten Focusierung bei einer Fokaltherapie verwenden bzw. können hilfreich sein bei der von Dührssen (1972, 1988) entwickelten dynamischen Psychotherapie.

2. Ulzerative Darmerkrankungen

a) *Immunologische Prozesse bei chronisch-entzündlichen Darmerkrankungen*

S. Schreiber

Chronisch-entzündliche Darmerkrankungen sind Krankheiten unklarer Ätiologie, die hauptsächlich den Gastrointestinaltrakt betreffen, aber auch mit extraintestinalen Manifestationen auftreten können. Sie repräsentieren sich als 2 unterschiedliche Krankheitsbilder, *M. Crohn* und *Colitis ulcerosa*.

Der M. Crohn wurde erstmalig durch Crohn, Ginzberg und Oppenheimer 1932 als *Ileitis terminalis* beschrieben. Der Krankheitsprozeß kann jedoch meist diskontinuierlich jeden Teil der gastrointestinalen Schleimhäute vom Mund bis zum Anus befallen. Ein Hauptmanifestationsort ist das Kolon *(Kolitis Crohn)* entweder mit oder ohne gleichzeitigen Befall des Dünndarms. Die entzündlichen Veränderungen durchsetzen die gesamte Darmwand und sind nicht auf einzelne anatomische Strukturen beschränkt. Neben dem entzündlichen Befall des Darmes selbst kommt es in einem Teil der Fälle zu Komplikationen wie Abszessen, Stenosen, Fisteln, (z.B. enteroenteral oder enterokutan) oder extraintestinalen Manifestationen. Die Erkrankung läßt sich durch eine Resektion der erkrankten Darmabschnitte lokal therapieren, nicht jedoch ausheilen.

Vom endoskopischen Aspekt wie vom Befallsmuster, dem klinischen Verlauf und anhand pathologischer Kriterien ist eine Abgrenzung gegen die *Colitis ulcerosa* möglich. Sie breitet sich vom Rektum per continuitatem retrograd aus und erfaßt gelegentlich als „*back wash ileitis*" über einen Befall des gesamten Kolons auch Anteile des terminalen Ileums. Der Entzündungsprozeß beschränkt sich histologisch auf Mukosastrukturen.

Im Gegensatz zum M. Crohn ist hier in vielen Fällen eine klinische Heilung durch eine totale Proktokolektomie z.B. mit Anlage eines endständigen, permanenten Ileostoma möglich.

Ein wesentlicher Fortschritt im Verständnis dieser Erkrankungen wäre eine Aufschlüsselung der zugrundeliegenden ätiologischen Prozesse. Auch wenn kein schlüssiges pathogenetisches Konzept existiert, so scheinen doch bestimmte Bereiche wie genetische, infektiöse, immunologische und psychosomatische Faktoren eng in die Ätiopathogenese eingebunden zu sein.

So treten chronisch entzündliche Darmerkrankungen gehäuft unter Europäern, insbesondere jüdischer Abstammung auf. Eine familiäre Häufung, die sich *nicht* auf das Auftreten in nur einer der beiden Gruppen beschränkt, ist wiederholt beschrieben worden. Für eine genetische Belastung spricht die erhöhte Manifestationsrate für den 2. Zwilling bei Erkrankung von homozygoten, getrennt aufgewachsenen Zwillingen im Vergleich zu heterozygoten Paaren. Jeglicher Versuch einer Korrelation zu heute bekannten genetischen Markern schlug jedoch fehl.

Zahlreiche bakterielle, virale oder fungale Organismen wurden als infektiöse Erreger chronisch entzündlicher Darmerkrankungen vorgeschlagen, doch gelang für kein Agens ein regelhafter Nachweis bei der Mehrzahl der Erkrankten oder die Erfüllung der Koch'schen Postulate. Ungeachtet der Tatsache, daß eine Vielzahl von Organismen durchaus in der Lage ist, eine akute Kolitis zu verursachen, so ist ihre Beteiligung als kausal notwendiger Faktor im Verlauf chronisch entzündlicher Darmerkrankungen jedoch mehr als fraglich.

Zahlreiche Beobachtungen – wie nicht zuletzt die klinischen Erfolge einer immunsuppressiven Therapie – weisen jedoch auf eine veränderte Immunantwort als wesentlichen Bestandteil der Pathogenese hin, unbeschadet einer möglichen Auslösung der Erkrankung durch intestinale Antigene oder andere Agenzien:

Als entscheidende Effektorfunktion des Immunsystems der gesunden Mukosa ist die Neutralisation durch Inhibierung der Absorption von intestinalen Antigenen durch IgA-Antikörper anzusehen. Dieser Immunglobulin-Isotyp ist nicht wie IgG oder IgM auf die entzündliche Destruktion von antigenen Strukturen ausgerichtet, sondern auf Komplexierung und Neutralisation. Die mukosaständigen Immunozyten bilden ein hochspezialisiertes Regulationssystem, das eine lokalisierte, IgA-spezifische Immunantwort vermittelt.

Intestinale T-Lymphozyten tragen daher vielfach Fca-Rezeptoren (Rezeptoren für das Fc-Fragment des IgA), die diese Zellen als in die Regulation der IgA-Sekretion involviert ausweisen. Das intestinal gebildete IgA ist meist dimer, wohingegen periphere B-Zellen überwiegend monomeres IgA sezernieren. Weiterhin können intestinale Lymphozyten durch einen monoklonalen Antikörper (HML-1) zum überwiegenden Teil identifiziert und von peripheren Zellen unterschieden werden.

Das – so identifizierbare – intestinale Immunsystem wird daher als eigenes Kompartment angesehen und als *Mukosa-assoziiertes Immunsystem* oder als *„gut-associated lymphoid tissue (GALT)"* bezeichnet.

Über die Nahrungsaufnahme finden zahlreiche Kontakte zwischen mukosa-assoziiertem Immunsystem und potentiellen Antigenen statt. Dieser Kontakt kann entweder eine Immunantwort hervorrufen oder Toleranz induzieren. Eine Immunisierung beim erstmaligen Kontakt umfaßt eine von sekretorischem IgA vermittelte Immunantwort mit oder ohne Generation von IgM- und IgG-Antikörpern im Serum. Oral/intestinaler Antigenkontakt kann eine orale Toleranz erzeugen, so daß die Generation von Serumantikörpern der Isotypen TgG und IgM durch erneute parenterale Antigengabe nur abgeschwächt oder gar nicht erfolgt. Der zugrundeliegende Regulationsmechanismus dürfte in der Mehrzahl der Fälle die Generation von spezifischen T-Suppressorzellklonen durch den erstmaligem Oral/intestinalen Antigenkontakt sein.

Für die Regulation sind IgA spezifische T-Helferzellen von wesentlicher Bedeutung, die eine vorwiegend IgA getragene Immunantwort selektiv stimulieren können. Weiterhin konnten bestimmte T-Zellsubtypen als Kontrasuppressorzellen charakterisiert werden: Während im nicht stimulierten Ruhezustand intestinale B-Zellen jedlichen Isotyps den sich neutralisierenden Einflüssen von T-Helferzellen und T-Suppressorzellen gleichzeitig ausgesetzt sind, werden IgA-spezifische T-Helferzellen bei Antigenkontakt selektiv durch Kontrasupppressorzellen gegen den Einfluß entsprechender Suppressorzellen „geschützt" (Abb. 9 und 10). Solche Kontrasuppressorzellen sind hauptsächlich in der intestinalen Mukosa zu finden und leiten auf diese Weise eine lokalisierte, IgA-getragene Immunantwort ein.

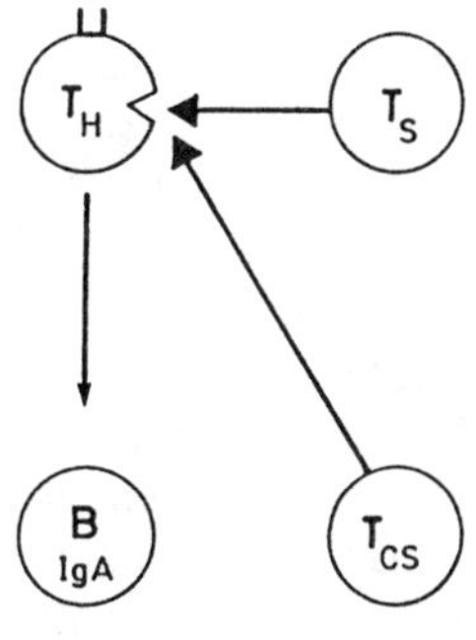

Experimentelle Untersuchungen

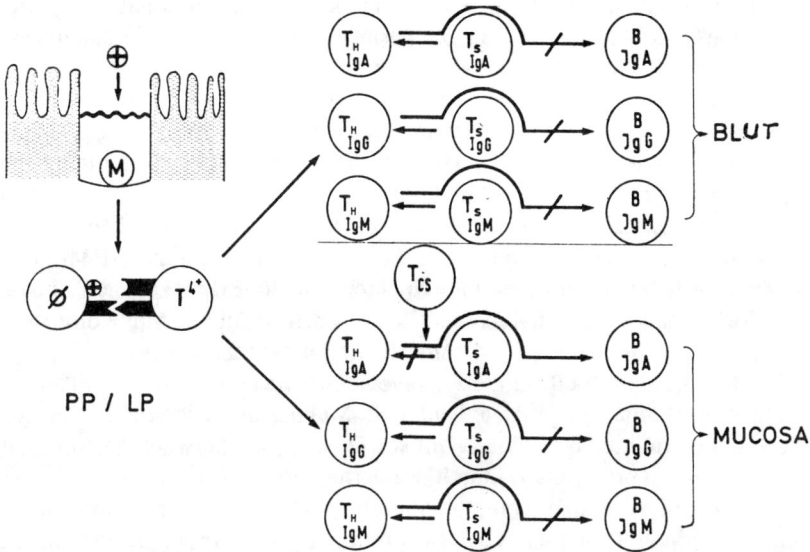

Abb. 9. Hypothese für den Interaktionsmechanismus zwischen Kontrasuppressorzellen *(Tcs)*, Suppressor-T-Zellen *(Ts)*, Helfer-T-Zellen *(T_H)* und IgA sezernierenden B-Lymphozyten *(B IgA)*. Kontrasuppressorzellen heben den suppressiven Einfluß von Suppressor-T-Zellen auf, ohne selbst Helferaktivität zu entwickeln

Abb. 10. Modell zur Wirkung der Kontrasuppression innerhalb des Mukosa-assoziierten Immunsystems. Durch die lokale Wirkung von nicht-antigenspezifischen Kontrasuppressorzellen ist eine lokalisierte, selektiv IgA vermittelte Immunantwort möglich *(MUKOSA)*, wohingegen keine systemische Immunreaktion induziert wird *(BLUT)*. Der in diesem Bild mit *M* bezeichnete Microfoldzelle soll eine besondere Bedeutung im Rahmen der Antigenprozessierung vom intestinalen Lumen zum eigentlichen Ort der intestinalen Immunregulation, der Lamina propria und den Peyer-Plaques *(PP/LP)*, zukommen

⊕	Antigen
PP/LP	Peyer-Plaques/Lamina propria
T_H	T-Helferzelle
Ts	T-Suppressorzelle
Tcs	T-Kontrasuppressorzelle
M	Microfoldzelle

Beispielhaft für eine Reihe von immunpathologischen Modellen sollen Veränderungen der intestinalen B-Zellantwort als attraktivste Hypothese zur Ätiopathogenese des Verlaufs chronisch entzündlicher Darmerkrankungen diskutiert werden:

Serielle histologische Untersuchungen an Patienten, die an M. Crohn leiden, zeigen, daß Verschiebungen in Zahl und Isotypspezifität Immunglobulin-produzierender Zellen den pathologisch-anatomischen Veränderungen vorausgehen. Neben einer generellen Hyperaktivität der B-Zellen sowie einer Vermehrung ihrer Zahl konnte in phänotypischen wie auch funktionellen Untersuchungen eine Zunahme der IgG-produzierenden B-Zellen gegenüber IgA-sezernierenden B-Zellen gezeigt werden. Die Zahl von Kontrasuppressorzellen nahm ebenso wie die Zahl der in die IgA-spezifische Immunantwort involvierten T-Zellen innerhalb der Mukosa ab. Stattdessen erschienen diese Zellen vermehrt im peripheren Blut.

In weiterführenden Untersuchungen wurden Mukosa-assoziierte mononukleäre Zellen mit mononukleären Zellen des peripheren Blutes verglichen:

Mukosaständige B-Zellen von Patienten mit einem M. Crohn wiesen dabei offenbar ähnliche phänotypische und funktionelle Eigenschaften auf wie periphere B-Zellen Gesunder. Umgekehrt zeigten periphere B-Zellen der Erkrankten Charakteristika intestinaler B-Zellen von Normalkontrollen.

Diese Befunde ließen sich auch hinsichtlich weiterer Parameter wie der Verteilung von IgA_1 und IgA_2 sowie in Studien mit einem intestinale Immunozyten erkennenden monoklonalen Antikörper (HML-1) bestätigen. Während normale intestinale Zellen vorwiegend dimeres IgA und periphere B-Zellen monomeres IgA sezernieren, wird von intestinalen mononukleären Zellen in chronisch entzündlichen Darmerkrankungen vorwiegend monomeres IgA_1 gebildet. Intestinale, HML-1 bindende Immunozyten treten vermehrt im peripheren Blut der Erkrankten auf. Ebenso finden sich dort vermehrt mononukleäre Zellen mit dem Phänotyp von Kontrasuppressorzellen, die von Bedeutung für die intestinale Immunreaktion sind.

Ein Erklärungsmodell für diese Phänomene wäre eine Störung der Kompartmentgrenzen zwischen peripherem Blut und Mukosa-assoziiertem Immunsystem im Sinne einer erhöhten Durchlässigkeit sowie ein möglicherweise gestörtes „homing" intestinaler Lymphozyten. Dadurch wandern „fremde" Immunozyten des peripheren Blutes in die Darmmukosa ein, die dort eine von IgG und IgM getragene Immunreaktion unterhalten. Dem Isotyp der vermittelnden Antikörper entsprechend ist diese Immunantwort auf Entzündung und Destruktion gerichtet. Gleichzeitig sind intestinale Immunozyten vermehrt im peripheren Blut nachweisbar.

Über eine genauere Analyse von Veränderungen der sezernierten Immunglobuline sollten sich deshalb Hinweise auf den Mechanismus der zugrundeliegenden intestinalen Immunfehlregulation ableiten lassen:

Intestinale mononukleäre Zellen von Patienten mit Colitis ulcerosa sezernierten deutlich mehr IgG verglichen mit Normalpersonen; das sezernierte IgG entsprach größtenteils der Subklasse IgG_1. Intestinale mononukleäre Zellen von Patienten mit einem M. Crohn sezernierten zwar ebenfalls vermehrt IgG, jedoch der Subklasse IgG_2. Aus Befunden im Tiermodell wie im Humansystem läßt sich die Hypothese ableiten, daß eine solche Expression bestimmter IgG Subklassen, die Natur des antigenen Stimulus und die aktivierten B-Zellsubpopulationen voneinander nicht unabhängige Entitäten sind. Daher dürfte die weitere Charakterisierung der immunregulatorischen Mechanismen, die die Veränderungen in den Syntheseraten dieser IgG-Subklassen kontrollieren, ein Ansatz sein, die Ätiologie der B-Zellhyperaktivität in chronisch-entzündlichen Darmerkrankungen zu erhellen.

b) Zum Ambivalenzkonflikt bei Colitis ulcerosa und M. Crohn

W. Zander und F. Lehner

Ermutigt durch die Ergebnisse unserer ersten Korrelationsuntersuchungen bei Patienten mit Ulcus duodeni, haben wir uns mit dieser Methode auch anderen psychosomatischen Erkrankungen zugewandt, u.a. der Colitis ulcerosa und dem M. Crohn, der Ileitis terminalis.

Mit der Colitis ulcerosa hat man sich schon lange und intensiv auch von psychoanalytischer Seite beschäftigt. Sie gilt als eine der sog. „klassischen" psychosomatischen Krankheiten. In der Literatur wird fast übereinstimmend beschrieben, daß die Beziehung der späteren Kolitiker zu Mitmenschen geprägt werde von der Abhängigkeit zu einer oder 2 Schlüsselfiguren, den Eltern oder einem Elternersatz. Der Patient lebe durch diese „Schlüsselfigur", die „Schlüsselfigur" lebe durch ihn. Bei der Entstehung der Colitis-ulcerosa-Persönlichkeit wird generell der Mutter eine entscheidende Rolle zugeschrieben. Diese erscheint nach Engel (1969) konstant als kontrollierend und herrschsüchtig bis ins Erwachsenenalter der Patienten hinein. So übernähme sie oft die Pflege der Kranken auch dann, wenn ein Ehepartner vorhanden sei. Eine zentrale Bedeutung bei der Entstehung charakteristischer Züge der Kolitiskranken komme der sehr betonten Sauberkeitserziehung zu. Auch hier spiele die Mutter eine entscheidende Rolle. Sie habe das Bedürfnis, die Darmfunktion des Kindes ständig zu kontrollieren. Sie fordere dabei besonders die Erlebnisqualität des Gebens und unterdrücke gleichzeitig alle aggressiven Regungen und Unabhängigkeitstendenzen des Kindes.

Schellack (1958/59) weist besonders darauf hin, daß sich durch eine derartige Erziehung allmählich ein außerordentlich fügsamer und hergabebereiter Mensch entwickele; in der Terminologie Schultz-Henckes also ein anal-aggressiv und retentiv gehemmter.

Durch diese Frustrierungen sei auch die psychosexuelle Entwicklung des Colitis-ulcerosa-Patienten gestört. Die Sexualität werde meist generell als dreckig und ekelerregend erlebt. Überdies komme es oft auch dadurch zu keiner echten Beziehung zum Partner, da dieser die Rolle einer beschützenden unterstützenden Mutter einnehmen müsse.

Ferner haben mehrere Autoren charakteristische Konfliktsituationen herausgestellt, welche relevante Bedeutung für die Auslösung der Colitis ulcerosa besäßen. Engel (1969) beschreibt hier folgende Möglichkeiten:

1) eine wirkliche, drohende oder phantasierte Unterbrechung einer bestehenden Schlüsselbeziehung;
2) die Forderung einer Leistung, die der Patient zu erbringen sich unfähig fühle;
3) eine überwältigende Bedrohung oder Mißbilligung durch eine elterliche Person.

Gemeinsam sei diesen Ereignissen das Gefühl, hilflos zu sein und die Situation nicht meistern zu können.

Aufschlußreiche Berichte über direkte Beobachtungen der Darmtätigkeit finden sich in den folgenden Arbeiten:

Groen u. van der Valk (1956) hatten einen Colitis-ulcerosa-Patienten mit linksseitigem Anus praeternaturalis während psychoanalytischer Behandlungen beobachtet. Zu Beginn der Sitzungen, bevor etwas gesprochen wurde, erkannte man, während der Patient zunehmend gespannt und ruhelos war, eine Zunahme der Farbintensität der Schleimhaut und der Zahl der Kontraktionen des Kolons. Kreisten dann die Gespräche in der Folgezeit um Themen, bei welchen der Patient im besten Licht erschien und in denen seine Erfolge im Leben zutage traten, stellte sich eine deutliche subjektive Entspannung des Patienten mit gleichzeitiger Abnahme der Darmkontraktionen und der Farbintensität ein. Beim Erwähnen von Bezugspersonen, zu denen der Patient ein gespanntes Verhältnis hatte, kam es dann wieder zu denselben Zeichen, die zu Anfang der Sitzung aufgefallen waren.

In ähnliche Richtung wiesen die Befunde einer Untersuchung, die Grace et al. (1951) bei 4 Patienten mit Anus praeternaturalis (davon 2 bei Colitis ulcerosa) vorgenommen hatten. Während Gefühle der Niedergeschlagenheit von einer verminderten Funktion des Dickdarms mit Blässe, Erschlaffung und Fehlen von kontraktiler Aktivität begleitet waren, trat bei Gefühlen wie Wut, Enttäuschung, Feindseligkeit oder auch Angst und Befürchtungen eine Überfunktion ein mit gestörter rhythmischer Kontraktilität, Verkürzung und Verengung des Lumens, Hypermotilität und Hypersekretion von Lysozym.

Eine weitere interessante Untersuchung wurde von Kaarush et al. (1955) durchgeführt. Die Autoren nahmen volumetrische Messungen im unteren Sigmoid sowie im oberen und unteren Rektum bei Patienten mit Colitis ulcerosa vor. Sie meinten, daß Furcht *die* bedeutsame Emotion sei, die mit dem Auftreten segmentaler Kolonmotilität zusammenfiel. Das Zeigen von Wut gegen elterliche Personen würde durch die Furcht vor Vergeltung unterdrückt.

Nach diesen Befunden sieht es so aus, als ob eine ganz spezielle Form von *unbewußter* Angst mit einer Reihe charakteristischer Darmfunktionen bei der Kolitis korreliert. Welcher Art diese Angst ist, müßte noch detaillierter untersucht werden. Die vermehrte Darmtätigkeit bei Angst ist lange bekannt. Wir hatten dies bei den Korrelaten der Angst bereits geschildert.

Verglichen mit der Colitis ulcerosa sind die in der Literatur veröffentlichten tiefenpsychologischen Befunde beim M. Crohn uneinheitlicher. Auch die Persönlichkeitsstruktur wird als viel weniger charakteristisch angesehen als diejenige der Colitis-ulcerosa-Patienten.

Immerhin gibt es auch hier Reaktionsweisen, die gehäuft beschrieben werden: Die M.-Crohn-Patienten seien abhängig, gewissenhaft, konformistisch, überempfindlich, unentschlossen und seelisch unreif, mit einer ausgeprägten Tendenz, sich beliebt zu machen.

Fürmaier (1979) faßt die Persönlichkeitsveränderungen folgendermaßen zusammen: Es bestünden Abhängigkeits- und Anklammerungswünsche, die auf eine depressive Störung hinwiesen, ferner Unterdrückung und Introjektion von Wut, Ärger und Aggressionen, also Verhaltensweisen im Sinne einer anal-zwanghaften Persönlichkeitsentwicklung. Als Abwehrmechanismen fänden sich bei M.-Crohn-Patienten häufiger Verleugnung, Projektion, Rationalisierung und Reaktionsbildungen.

McMahon et al. (1973) fanden in einer Untersuchungsreihe von Patienten, die an

M. Crohn erkrankt waren, daß sie im Gegensatz zu den gesunden Geschwistern viel mehr bemüht seien, den Eltern zu gefallen. Sie könnten ihre Identität nur durch den Schutz und die Billigung von seiten der elterlichen Autorität aufrechterhalten. Es hätte bei ihnen keine rebellische Pubertätsentwicklung stattgefunden.

Die Familienkonstellation wird ähnlich derjenigen von Colitis-ulcerosa-Patienten beschrieben. Es bestünde auch hier eine symbiotische Mutter-Kind-Beziehung. Die Mütter müßten ständig besänftigt, ihre Zuneigung durch besondere Leistungen erkauft werden. Die Mütter selbst seien extrem ängstlich und furchtsam in ihrem Verhalten den Kindern gegenüber. Sie gäben den Kindern daher kein Gefühl der Sicherheit, Geborgenheit oder emotionaler Wärme und hielten ihre Gefühle übermäßig unter Kontrolle.

Ein wesentlicher Erkrankungsgipfel beim M. Crohn liegt interessanterweise in der Adoleszenz und im *frühen* Erwachsenenalter, also während des Ablösungsprozesses von der Familie und des Aufbaus tragender Beziehungen nach außen.

Nach McKegney et al. (1970) gelten für den M. Crohn die gleichen Auslösesituationen wie für die Colitis ulcerosa, d.h. es bestünde ein realer oder phantasierter Objektverlust, die Notwendigkeit der Übernahme größerer Verantwortung, eine Kränkung bzw. Zurückweisung durch eine wichtige Bezugsperson und eine Beeinträchtigung des Selbstwertgefühls oder ein zwanghaftes Grübeln über einen schier unlösbaren Konflikt.

1981 haben Reindell et al. eine Gruppe von Colitis-ulcerosa-Patienten in ihrem Verhalten mit einer Gruppe von M.-Crohn-Patienten verglichen. Sie weisen darauf hin, daß schon in der Literatur die M.-Crohn-Patienten als fexibler geschildert würden. Die Autoren selbst beschreiben eine stärkere symbiotische Beziehung bei den eher als schüchtern erlebten Colitis-ulcerosa-Patienten im Gegensatz zu den Patienten mit M. Crohn, die als forscher und lockerer erlebt würden, mit geringerem symbiotischen Beziehungsmuster und häufigerem Partnerwechsel als Zeichen einer Pseudounabhängigkeit auf dem Boden einer schizoid-hysterischen Neurosenstruktur. Von ähnlichen Ergebnissen bei einer testpsychologischen Untersuchung berichten Leibig et al. (1985). Zusammengefaßt vertreten sie allerdings die Meinung, daß deutliche Unterschiede zwischen beiden Krankheitsbildern nicht gefunden werden konnten.

Wir kommen nach dieser Literaturübersicht, die keinen Anspruch auf Vollständigkeit erhebt, zu eigenen Befunden:

Für die späteren Korrelationsuntersuchungen (also die Suche nach Strainelementen) wurden 15 Patienten mit Colitis ulcerosa und 8 Patienten mit M. Crohn zunächst tiefenpsychologisch exploriert (Zander). Außerdem wurden in das Programm als Kontrolle 15 Patienten mit Ulcus duodeni und weitere 15 Kontrollpersonen aufgenommen, die z.T. gesund waren oder andere Symptomatik aufwiesen.

Es konnte zunächst festgestellt werden, daß die Patienten mit Kolitis und M. Crohn in ihrer Mitteilungsbereitschaft deutlich retentiv waren. Es fiel dabei jedoch folgender Unterschied auf.: Während man bei den Kolitispatienten den Eindruck hatte, daß sie mehr oder weniger bewußt etwas verschwiegen, indem sie spontan sehr spärliche Angaben machten (ausgedehnte retentive Haltungen), waren die M.-Crohn-Patienten vordergründig hergabebereit, überschütteten den Explorator mit einer Fülle von Angaben. Sie „verbargen" auf diese Weise die Zurückhaltung relevanter Fakten. (Mäßige retentive Haltung bei überwiegender retentiver Gehemmtheit). Im ganzen gesehen konnten diejenigen Voruntersucher bestätigt werden, die bei Kolitispatienten einen vorwiegend zwangsneurotisch-depressiven Hintergrund gefunden hatten. Die M.-Crohn-Patienten dagegen wiesen auch bei uns neben depressiven deutlich vermehrt hysterische Züge auf. Diese beiden Mischstrukturen waren jeweils vorherrschend.

Infolge der hier skizzierten Probleme bei der Exploration war es recht schwierig, aufgrund der tiefenpsychologischen Anamnese allein bei der dazu noch verhältnismäßig kleinen Patientenzahl[1] zu sicheren Erkenntnissen über die relevanten Versuchungs- und Versagungssituationen zu kommen. Es erschien daher nicht uncharakteristisch, daß entgegen unseren früheren Erfahrungen bei Patienten mit anderen psychosomatischen Krankheitsbildern es hier nicht zu *einer*, sondern zu *zwei* Arbeitshypothesen über die auslösende Schicksalssituation kam, und zwar zu folgenden: Einmal konnte der Hauptkonflikt im beruflichen Sektor liegen, wenn den Patienten dort trotz subjektiv erlebter ständiger Verausgabung die Anerkennung der Arbeit versagt blieb. (Auf arbeitsmäßige *Verausgabung* war ja auch bereits von anderen Autoren immer wieder hingewiesen worden, besonders im Sinne einer Bemühung, auf diese Weise die Zuwendung der „Mutter" zu erringen).

Auch die 2. von uns eruierte Konfliktsituation ist in der Literatur häufig beschrieben worden.[2] Sie besteht in einer „Trennungsproblematik". Diese weist bei den Kolitis- und M.-Crohn-Patienten besondere Charakteristika auf. Es handelt sich nämlich nicht um eine Trennung durch Todesfall oder sonstigen Verlust, sondern um die *eigene* anstehende oder vollzogene Loslösung von *lebenden* Personen, zu denen vorher ein sehr enger Clinch bestand. Bei andrängenden Ablösungstendenzen tritt dann die Befürchtung auf, die Betreffenden dadurch zu verletzen bzw. ganz zu verlieren. Oder aber es entwickelt sich eine Angst vor der nie erlernten Eigenständigkeit, die sofort den Wunsch nach erneuter Unterordnung und nach Abgabe der Verantwortung mobilisiert. Hierbei scheint in einigen Fällen der Selbständigkeitswille, in anderen das Abhängigkeitsbedürfnis unbewußt zu sein. Bei den Patienten mit M. Crohn haben die Eigenständigkeitsbestrebungen meist den Charakter von ausgeprägten Willkürtendenzen. Diese entstammen z.T. dem anal-aggressiven Bereich, z.T. entsprechen sie hysterischer Propulsivität. Es ist daher sicher nicht von ungefähr, daß trotz telefonisch wortreich betonter Bereitschaft von diesen Patienten nur die Hälfte zur Exploration erschien (wodurch sich die wesentlich kleinere Anzahl der untersuchten Crohnpatienten erklärt). Schon Freyberger (1976); Freyberger et al. 1980) hatte auf den schwierigen Umgang mit diesen Kranken hingewiesen.

Einige unserer Patienten wurden langfristig psychoanalytisch behandelt. Immer konnte dann nach längerer Zeit eine nicht unerhebliche schuldhaft erlebte „anale" Färbung ihrer Konflikte nachgewiesen werden. (Nicht zufällig spricht man von „Bescheiß-Tendenzen".) Infolge der anfangs beschriebenen retentiven Haltung (in der sich ebenfalls schon eine „anale" Komponente ausdrückt), konnten diese Tendenzen bei der Anamneseerhebung verständlicherweise noch nicht eruiert werden. Eine

---

[1] Es handelt sich auch bei dieser Untersuchung um eine Gruppe von *un*ausgesuchten Patienten und nicht um eine „Inanspruchnahmeklientel".

[2] In diesem Zusammenhang ist nicht uninteressant, daß Schulz (1969) bei einem sehr ausführlich dargestellten Fall von Colitis ulcerosa vor Symptombeginn Konfliktsituationen im beruflichen *und* privaten Bereich beschreibt.

Falldarstellung soll dies verdeutlichen: (Es handelt sich auch hier selbstverständlich wieder um eine simplifizierende Darstellung auf das Kernproblem hin.)

Herr W. wurde uns zur Untersuchung überwiesen, nachdem er wegen seiner schweren Colitis ulcerosa in den letzten 4 Jahren gehäuft in klinischer Behandlung gewesen war. Durch die erheblichen Blutungen war sein Hämoglobinwert immer wieder so weit abgesunken, daß jeweils mehrere Bluttransfusionen notwendig wurden.
Die tiefenpsychologische Exploration ergab Anhaltspunkte für jenen neurotischen Hintergrund, wie er in der Literatur immer wieder beschrieben wird:
Die Erkrankung begann, nachdem Herr W. als höherer Angestellter eines großen Betriebs in den süddeutschen Raum versetzt worden war. Er errang auch in dieser Zweigstelle bald eine sehr verantwortliche Position. Mit seiner Frau und seinen beiden halbwüchsigen Kindern verband ihn ein gegenseitig herzliches Verhältnis, das in althergebrachten hierarchischen Formen verlief und jedenfalls für den Patienten sehr befriedigend war. Da er auch bald ein recht hübsches Häuschen fand, hätte er eigentlich mit seinem Los zufrieden sein können. Und doch plagte den über 40 Jahre alten Mann ein unnatürlich starkes Heimweh. Er sehnte sich stets nach seiner früheren Umgebung zurück, seinem Heimatort, seinem Elternhaus und seiner Mutter, die jetzt alt und gebrechlich geworden war. Man konnte also auch von ihm sagen, daß er sich aus seinen früheren Beziehungen innerlich nicht hatte lösen können.
Herr W. war als frühe Vaterwaise allein von der Mutter recht streng erzogen worden (auch *sehr* frühe Sauberkeitsdressur). Andrerseits war er ihr Lieblingssohn. Er entwickelte sich zu einem aggressionsgehemmten, der Mutter jeden Wunsch erfüllenden Jungen. Hilfsbereitschaft war ein zentrales Gebot. Sobald eine Nachbarin irgendeine Unterstützung brauchte, schickte die Mutter den Sohn unter der Devise: „Erwin macht das sehr gerne". Wenn dieser dann dafür ein Geldgeschenk bekommen hatte, mußte er es sofort wieder zurückgeben. „Er tat es doch um Gottes Lohn". Etwas für sich selbst behalten zu dürfen, war ihm allmählich erlebnismäßig nicht mehr zugänglich. Retentive Bedürfnisse waren also verdrängt. Für andere war er stets zu Hilfeleistungen und materieller Unterstützung bereit. Es war außerdem in seiner Familie ein altes Gesetz, daß man das Erbe selbst nicht anrührte, sondern so oft vermehrte, wie eigene Kinder vorhanden waren. Bei seinen 2 Kindern mußte Herr W. also allmählich die doppelte Summe von dem zu erwartenden Erbe ansparen. Bei der Anamneseerhebung war Herr W. mit dieser Forderung noch völlig identifiziert. Erst in der Therapie traten folgende ebenfalls anfangs *un*bewußte Befürchtungen zutage: Seine einzige ältere Schwester wurde von ihrem Ehemann, dem Inhaber eines kleinen Geschäftes in der Nähe des elterlichen Hauses, immer wieder angestachelt, sich schon jetzt einen Teil der zu erwartenden Erbschaftssumme von der Mutter auszahlen zu lassen. Da der Patient aber als Lieblingssohn sich weiterhin das uneingeschränkte Wohlwollen der Mutter erhalten wollte, wagte er es nicht, in gleicher Weise um finanzielle Unterstützung zu bitten, obgleich er diese manchmal recht gut hätte brauchen können. Er gestattete sich zunächst nicht einmal derartige Gedanken. Sein ständiger Wunsch, näher bei der Mutter sein zu wollen, hatte also *auch* den Grund, kontrollieren zu können, ob sich diese wieder von ihrem Schwiegersohn unter Druck setzen ließ.
Eine weitere Versuchungssituation ereignete sich dann während der Analyse und führte zu einem, wenn auch kürzer andauernden und weniger schweren Rezidiv seiner Kolitis. Als die alte Mutter erblindete und die Schwester ihre Pflege ablehnte, nahm der Patient die Mutter zu sich in sein Haus.
In dieser Zeit setzte sie ihr Testament auf, bei welchem es um nicht unerhebliche Summen ging. In mehreren Träumen tauchten jetzt bei dem Patienten Tendenzen auf, der Mutter ein gefälschtes Testament zu seinen Gunsten unterzuschieben. In der Analyse bewußt geworden, konnte er schließlich auf diese Form der „Analität" verzichten. Er gewann in der folgenden Zeit so viel an Selbständigkeit, daß er die Mutter in einem geeigneten Pflegeheim unterbrachte und sich – anfangs mit erheblichen Schuldgefühlen –, mehr und mehr gestattete, ebenfalls von einem jetzt im voraus angeforderten Teil der Erbschaft seine inzwischen deutlich gewordenen Wünsche zu erfüllen. So kaufte er sich erstmalig gute Kleidung, leistete sich kostspielige Hobbies und machte einige größere Auslandsreisen. Vor allen Dingen reduzierte er seine überdurchschnittlichen Verausgabungstendenzen für andere.
Herr W. meldete sich 15 Jahre nach abgeschlossener Analyse noch einmal anläßlich eines anderen Problems. Er hat in der Zwischenzeit zwar immer wieder einmal leichtere unblutige Durchfälle gehabt, es war aber niemals wieder zu schweren Rezidiven gekommen, die eine Krankenhauseinweisung notwendig gemacht hätten.

Soweit die tiefenpsychologischen Befunde bzw. der Fallbericht. Nach Erhebung der Anamnesen bei allen Patienten diente der 2. Teil der Untersuchung dazu, durch experimentelle Versuche die eruierten Befunde zu unterbauen. Wegweiser und Ermutigung dazu waren die vorher beschriebenen Untersuchungen bei Patienten mit Ulcus duodeni. Bei der Begrenztheit des Experimentierens am Menschen und beim heutigen Stand der Untersuchungsmöglichkeiten wird es aber günstigenfalls gelingen, vom Strain jeweils einzelne Bausteine zu finden, wie z.B. den Antrumspasmus im Magen bei den Ulcus-duodeni-Kranken. Selbst bei dem schon seit vielen Jahren erforschten Streß sind keineswegs sämtliche somatische Abläufe bekannt. Beim Strain ist natürlich ein umfassendes Wissen noch weniger zu erwarten. Außerdem steht die Erforschung solcher Korrelationsvorgänge erst ganz am Anfang.

Als neurotischen Ambivalenzkonflikt bei den Kolitis- bzw. M.-Crohn-Patienten hatte die tiefenpsychologische Untersuchung, wie vorher bereits erwähnt, folgende 2 Konstellationen ergeben, die so formuliert werden sollen, als wären sie ganz bewußt, weil die unbewußten Bestandteile von Patient zu Patient variierten:

1. Ich muß sehr viel leisten, um Anerkennung zu erringen, aber ich verausgabe mich so sehr dabei, daß ich mit meinen eigenen Bedürfnissen nach Besitz zu kurz komme. Die Anerkennung für meine Leistung bleibt aber aus.
2. Mein Wille nach Unabhängigkeit, meine eigenen Willkürtendenzen bzw. „analen" Tendenzen geraten in ständigen Konflikt mit meinen Ängsten vor Bestrafung und/oder vor der nie geübten Selbständigkeit. Aus Angst vor der Verantwortung sehne ich mich nach der alten Abhängigkeit, auch fürchte ich, den andern zu verletzen oder zu verlieren.

Es ergab sich nun die Frage, welche somatischen Korrelate dieser Konflikte wohl im ätiopathogenetischen Geschehen der beiden Krankheitsbilder von Relevanz sein könnten.

Schreiber hat sich in der vorausgehenden Arbeit sehr speziell mit der Immunbiologie der Darmerkrankungen beschäftigt. Gerade die Tatsache, daß Verschiebungen in Zahl und Isotypspezifität der Immunglobulin-produzierenden Zellen den pathologisch-anatomischen Veränderungen *vorausgehen,* legt den Gedanken nahe, auch auf diesem Gebiet mit tiefenpsychologischer Fragestellung zu forschen. Es könnten sich hier – wie auch bei den Arthritis-Krankheiten – evtl. Strainelemente nachweisen lassen. Allerdings fehlen hierfür z.Z. noch die entsprechenden Möglichkeiten, auch stößt man sicher an die Grenzen dessen, was man einem Patienten zumuten kann.

Aber auch Schreiber betont, daß noch kein schlüssiges pathogenetisches Konzept existiert. So erschien es uns berechtigt, bei der Kolitis und dem M. Crohn erst einmal zu versuchen, die Motilitätsveränderungen des Darms zu untersuchen, zumal von vielen Autoren, die sich mit diesen beiden Erkrankungen beschäftigt haben, angenommen wird, eine Hypermobilität spiele ursächlich eine Rolle. Auch die Direktbeobachtungen an Patienten mit Anus-praeternaturalis weisen in diese Richtung.

Hagedorn (1972) betont in seiner ausführlichen Übersichtsarbeit ebenfalls die Bedeutung der motorischen Vorgänge am Kolon und weist auf die physiologischen Gegebenheiten hin: Einmal auf die segmentalen, nicht propulsiven Kontraktionen, die den Darminhalt durchmischen, die mit Wasserretention verbunden sind und im Röntgenbild als Haustrierungen sichtbar werden. Zum anderen auf jene Kontraktionen, die propulsiven, transportierenden Charakter haben und meist im Zusammenhang mit dem gastrokolischen Reflex nach der Nahrungsaufnahme in Aktion treten. Interessant für unsere Vorstellungen vom Strain sind nun die Äußerungen von Wener u. Polonsky (1950), daß sich bei diesen funktionellen Aktivitäten zwar Perioden mit überwiegend sympathikotonen oder mit überwiegend parasympathikotonen Innervationen unterscheiden lassen, daß aber häufiger Zustände zu beobachten seien, in denen beide Systeme *gleichzeitig* aktiviert würden.

Nach Ansicht von Wolf (1966) kommt es durch anhaltende Kontraktionen bei gleichzeitig gesteigertem intramuralen Druck zu einer Störung des venösen Abflusses, in der Folge zu verminderter Gewebsdurchblutung und zu Kapillarrupturen. Einige Autoren geben mehr solchen anhaltenden Kontraktionen, andere mehr einer primären Störung im lokalen Gefäßsystem die Schuld am Zustandekommen der Kolitis. Hagedorn selbst zieht den Schluß, daß die aufgrund von Motilitätsstörungen auftretenden Durchblutungsstörungen eine entscheidende pathogene Bedeutung bei der Kolitis haben.

So kozentrierten wir uns bei unseren Korrelationsuntersuchungen auf die Erfassung von Motilitätsveränderungen im Darm. Dabei stießen wir auf eine Untersuchungsmethode, die von W. Heinkelmann vom Institut für Experimentelle Chirurgie der Technischen Universität München in Zusammenarbeit mit J. Eichmeier vom Lehrstuhl für Technische Elektronik der Technischen Universität München zur Messung der Darmgeräusche durchgeführt worden war (Heinkelmann et al. 1976; Heinkelmann u. Blümel 1978). Benutzt wurde dabei der von der Firma Schwarzer hergestellte „Darmgeräuschanalysator".[3] Dabei werden mit einem piezoelektrischen Beschleunigungsaufnehmer die Darmgeräusche gemessen und mit einem Ladungsverstärker intensiviert. Diese Untersuchungen basierten auf Vorexperimenten, die bereits 1955 von Farrar u. Ingelfinger durchgeführt worden waren. Dabei waren Darmgeräusche mit einem Tonband aufgezeichnet und mit einem Oszilloskop sichtbar gemacht worden. Die Autoren verfolgten gleichzeitig die Darmmotilität durch radiologische Kontrastmittelbeobachtungen. Sie erkannten, daß die Darmgeräusche mit den Bewegungen des Darminhaltes korrespondierten. Während sie und nachfolgende Autoren (Watson u. Knox 1967) zwar zu unterschiedlichen Auffassungen über die Art und Weise der Entstehung der Darmgeräusche kamen, wurde in allen bisherigen Untersuchungen übereinstimmend eine Korrelation der registrierten Geräusche sowohl mit den Pendel- und Segmentbewegungen als auch mit den peristaltischen Kontraktionswellen des Darms festgestellt.

Unsere Studie hatte dann folgenden Verlauf:

Wir verwandten auch hier ein halbstandardisiertes Interview, welches bei allen Patienten in gleicher Weise ablief. Zur Sprache kamen dabei, wie eingangs für die Ulkuspatienten geschildert, die Beschwerden, die berufliche, die allgemein private und die augenblickliche partnerbezogene Lebenssituation sowie allgemeine Kindheitskonstellationen und spezifische Kindheitsprägungen (z.B. Sauberkeitserziehung). Um Kontaminationen zu vermeiden, wurden diese einzelnen Punkte auch hier durch Fragen nach dem Affekterleben unterbrochen. Dabei wurde die Frage, ob der Patient weinen könne, neu aufgenommen.

---

[3] Wir danken dem Direktor des Instituts für Experimentelle Chirurgie der TU München, Herrn Prof. Dr. Blümel, vielmals für seine großzügige Unterstützung.

Die relevante Versuchungs- und Versagungssituation konnte demnach entweder in der beruflichen oder in der privaten Lebenssituation bzw. in der Frage nach der Partnerbeziehung zur Sprache kommen. Es erfolgte folgendes Interview:

1) Beschwerden:
2) Persönlichkeitsstruktur:
   - Kontakte
   - Aggressionen
   - Bitten und ausnutzen lassen
3) Welchem Menschen gegenüber oder in welcher Situation empfinden Sie *Neid?*
4) *Jetzige Lebenssituation, beruflich:*
5) Welchem Menschen gegenüber oder in welcher Situation empfinden Sie *Wut* oder *Ärger?*
6) *Jetzige Lebenssituation, privat:*
7) Vor welchem Menschen oder in welcher Situation haben Sie *Angst?*
8) Gibt es Situationen, in denen Sie weinen können?
9) *Partnerbeziehungen:*
10) Allgemeine Genese:
11) Spezifische Genese:
12) Nochmals: auslösende Situation:

Das Interview mußte bei dieser Untersuchung aber in der Form durchgeführt werden, daß der Interviewer (Zander) die einzelnen ihm aus der Anamnese bekannten Punkte ansprach und dem Patienten ins Gedächtnis rief. Dieser durfte nämlich während der ganzen Zeit nicht reden, da gewisse Frequenzanteile besonders von männlichen Stimmen die Messung beeinflußt hätten.

Während dieses Interviews, welches in einem abgeschlossenen Raum stattfand, wurden dann in einem Nebenzimmer die Messungen registriert (Lehner). Hierfür wurde mit einem Gummiband der piezoelektrische Schallaufnehmer knapp über dem Nabel des Patienten befestigt. So lagen der Magen, das Duodenum, der Dünndarm und das Querkolon direkt im Meßfeld. Wie schon Watson u. Knox (1967) erkannten, werden die Darmgeräusche über weite Gebiete fortgeleitet. Daher wurde mit dieser Anordnung praktisch das gesamte Intestinum erfaßt; eine Differenzierung der Ausgangspunkte der Geräusche war also nicht möglich.[4]

Die Untersuchung wurde stets zu gleichen Zeit, d.h. am späten Vormittag durchgeführt. Zunächst wurden 2 Vorwerte registriert. Bei dem ersten befand sich der Patient allein im Untersuchungsraum, bei dem zweiten war der Interviewer bereits anwesend. Danach erfolgte das Interview mit den Gesprächspunkten 1–12. Da jedes angesprochene Thema mindestens 2 Minuten dauerte, waren jeweils 2 Meßdurchgänge mit einer Integrationszeit von je 1 Minute möglich. Als statistisches Verfahren[5] zur Auswertung unserer Meßdaten wurde der Test für den multiplen Vergleich abhängiger Stichproben nach Wilkoxon und Wilcox gewählt.

---

[4] Es sei aber verwiesen auf die unterschiedlichen Reaktionen bei den Patienten mit Darmerkrankungen gegenüber denen mit Magenerkrankungen.
[5] Herrn Dr. M. Birk sei für seine intensive Unterstützung bei der statistischen Auswertung der Daten herzlich gedankt.

In Tabelle 6 sind die statistisch gesicherten Ergebnisse dargestellt.

Tabelle 6. Darstellung der statistischen Ergebnisse (Gespräch 6: private Lebenssituation; Gespräch 9: intime Partnerbeziehung; Gespräch 11: spezifische Genese)

Unterschiede in der Zahl der Geräuschimpulse pro Minute während der einzelnen Gesprächsphasen bei den untersuchten Gruppen

Vorphase:	Ulcus duodeni	‹Colitis ulcerosa*
	Ulcus duodeni	M. Crohn*
Gespräch 6:	Ulcus duodeni	‹Colitis ulcerosa**
	Ulcus duodeni	‹M. Crohn**
	Kontrolle	‹Colitis ulcerosa*
	Kontrolle	‹M. Crohn*
Gespräch 9:	Ulcus duodeni	‹Colitis ulcerosa**
	Ulcus duodeni	‹M. Crohn**
	Kontrolle	‹M. Crohn**
Gespräch 11:	Ulcus duodeni	‹Colitis ulcerosa**
	Ulcus duodeni	‹M. Crohn**

* 5%-Irrtumswahrscheinlichkeit
** 1%-Irrtumswahrscheinlichkeit

Bei Gesprächspunkt 6 (private Lebenssituation), Punkt 9 (intime Partnersituation) und Punkt 11 (spezielle Kindheitssituation) war bei den M.-Crohn-Patienten ebenso wie bei den Colitis-ulcerosa-Patienten die Zahl der Geräuschimpulse auf dem 1%-Niveau gegenüber den Ulkuskranken erhöht.

Bei Punkt 4, der beruflichen Situation, ließen sich jedoch weder für die M.-Crohn – noch für die Kolitispatienten Signifikanzen nachweisen.

Als Vorphase faßten wir zusammen: die Zeit, in der der Patient allein war, die Zeit, in der sich der Interviewer bereits im Raum befand und Punkt 1 des Interviews, bei welchem keine direkt tiefenpsychologisch relevanten Fakten angesprochen wurden. Dennoch reagierten die Kolitis- und M.-Crohn-Patienten schon während dieser Phase mit vermehrten Darmgeräuschen gegenüber den Ulkuspatienten, (signifikant auf dem 5%-Niveau). Nach ihrer Befindlichkeit befragt, berichteten die Kolitis- und M.-Crohn-Patienten fast übereinstimmend, daß sie anfangs sehr unruhig gewesen seien, was sie bei der Untersuchung zu *leisten* hätten. Möglicherweise spielt also bei diesen erhöhten Anfangswerten doch die Leistungsforderung bzw. Leistungsbefürchtung dieser Patienten eine Rolle (analog den Berichten von Groen u. van der Valk 1956).

Beim Gesprächspunkt 4, der beruflichen Situation, kam es jedoch niemals – wie schon vorher erwähnt – zu signifikanten Befunden. Ob die Konfliktsituation am Arbeitsplatz beim Zustandekommen der Colitis ulcerosa und des M. Crohn überhaupt keine Rolle spielt, oder ob dazu andere pathophysiologische Parameter, andere Strainelemente korrelieren, muß offengelassen werden. Nach der tiefenpsychologischen Anamneseerhebung schien anfangs der fast ubiquitäre Berufskonflikt von größerer Relevanz zu sein, und somit hatten wir während des Gesprächs darüber an sich mit einer Veränderung der Darmmotilität gerechnet. Der gelegentlich erhobene kritische Einwand einer unbewußten Beeinflussung der Befunde durch die Erwartungen des Untersuchers scheint demnach auch bei diesen Ergebnissen keine Rolle gespielt zu haben, da sich unsere Erwartung nicht erfüllte.

Wenn wir jedoch eine signifikante Vermehrung der Darmgeräusche beim Ansprechen der speziellen „Trennungsproblematik" im privaten und/oder partnerlichen Lebensbereich nachweisen konnten, so ist dies eine Stützung der 2. Hypothese in bezug auf den Hauptkonflikt bei Kolitispatienten.

Wie der Fallbericht von Herrn W. bereits nahelegt, verbergen sich hinter der vordergründigen Trennungssituation[6] „anale" Probleme. Diese Zusammenhänge konnten bei 4 weiteren Kolitispatienten während der Therapie aufgedeckt werden. Bei der retentiven Haltung der Kolitispatienten ist es kaum zu erwarten, daß ein Interviewer schon bei der Anamnese auf diese Psychodynamik stößt.

So ähnlich die Kolitis- und M.-Crohn-Patienten in ihren Reaktionen auch waren, *ein* Unterschied hatte sich doch ergeben: Die Crohnpatienten reagierten beim Ansprechen der intimen Partnerbeziehung (Punkt 9) nicht nur gegenüber der Ulkusgruppe, sondern auch gegenüber der Kontrollgruppe mit einer Vermehrung der Darmgeräusche (auf dem 1%-Niveau). Bei der Kleinheit der Zahl ist natürlich bei jedem Deutungsversuch Vorsicht geboten. Dennoch liegt zunächst der Gedanke nahe, daß dies etwas mit der hysterischen Strukturkomponente zu tun hat. Die Befunde aus Therapien aber sprechen eher dafür, daß sich die „anale" Problematik bei den M.-Crohn-Patienten auch zwischen den Lebenspartnern abspielt, während sie bei den Kolitispatienten lediglich auf das erweiterte private Umfeld bezogen ist. Nur durch den Vergleich *sehr zahlreicher* Langstreckenanalysen wird man hier zu weiteren Klärungen kommen können.

Ein nachdenkenswertes Ergebnis unserer Untersuchung ist schließlich noch der Befund, daß sowohl bei den Kolitis- als auch bei den M.-Crohn-Patienten signifikante Darmgeräuschvermehrungen beim Ansprechen ihrer wesentlichen traumatischen Kindheitssituation (Punkt 11) auftraten. Dies scheint die Annahme zu bestätigen, daß die Patienten beider Krankheitsgruppen in keiner Weise von ihrer Primärfamilie bzw. von ihren Eltern abgelöst sind, und daß diese ungelöste Verkettung ganz deutlich auch noch bei der auslösenden Situation von Relevanz ist.

Unsere experimentellen Ergebnisse können somit insgesamt als ein Beweis *mehr* für die Annahme zahlreicher Autoren gewertet werden, daß für diese Patienten Probleme der Unterordnung bzw. Abhängigkeit und Eigenwilligkeit eine entscheidende pathogene Rolle spielen – was immer dies beim einzelnen Patienten für psychodynamische Hintergründe haben mag. Wir sind überzeugt, in den signifikant vermehrten Darmreaktionen bei neurosenpsychologisch relevanten Themen korrelierende Strainelemente nachgewiesen zu haben. Wie alle Strainelemente passen sie durchaus in das Ursachengefüge der nachfolgenden Erkrankung. Um eine unspezifische Reaktion eines „irritierten" Organs kann es sich genausowenig wie beim Antrumspasmus handeln, da sich sonst diese funktionellen Veränderungen auch bei indifferenten Punkten des Interviews hätten finden lassen müssen.

---

[6] Wenn bei Ulkuspatienten „Trennungssituationen" auftauchten, ließ sich meist dahinter eine Problematik im oral-kaptativen Bereich nachweisen.

3. Asthma bronchiale

a) *Pathophysiologie des Asthma bronchiale*

O. Brückner

Asthma bronchiale ist ein in weiten Bereichen auch den nichtmedizinischen Laien wohlbekanntes Krankheitsbild. Die meisten Menschen wissen, daß diese Krankheit mit mehr oder weniger langen und häufigen Phasen von Luftknappheit einhergeht. Dennoch sind den meisten Menschen, auch Medizinern, die genaue Definition und die pathophysiologischen Zusammenhänge nicht oder nur teilweise bekannt. Die Unkenntnis der Definition verwundert nicht, weil es bisher keine allgemeingültige Definition gibt. Es seien darum einige z.Z. gebräuchliche, dabei eher beschreibende Definitionen genannt:

1. Asthma bronchiale ist eine generalisierte Atemwegsobstruktion, die entweder spontan oder infolge Therapie reversibel ist (Porter u. Birch 1971).
2. Asthma ist charakterisiert durch erhebliche Schwankungen des Widerstandes gegen den Atemstrom in den intrapulmonalen Atemwegen innerhalb kurzer Zeitintervalle (Scadding 1977).
3. Von Nolte (1987) wurde eine Definition etwas prägnanter geprägt: „Asthma ist eine variable und reversible Atemwegsobstruktion infolge Entzündung und Hyperreaktivität der Atemwege". Hierbei wird eine der wesentlichsten Grundvoraussetzungen, nämlich die Hyperreaktivität der Atemwege, mit angesprochen.

Um etwas vom Wesen des Asthma bronchiale zu verstehen, ist es unvermeidlich, einige anatomische, anatomisch-pathologische und pathophysiologische Grundkenntnisse zu haben. Zunächst die Frage: Wo spielt sich das Asthma ab? Dazu eine kurze Rekapitulation des anatomischen Lungenaufbaus. Bei der Einatmung gelangt die Luft über den oberen Atemtrakt (Nase oder Mund – Rachen – Kehlkopf) durch den Stimmspalt mit den beidseits seitlich den Atemstrom modulierenden Stimmbändern in die Trachea, die Luftröhre. Dieses Rohr ist zu 3/4 von Knorpelspangen stabilisiert, so daß nur der hintere weiche Teil (Pars flaccida) die Lichtung z.B. beim Hustenstoß deutlich einengen kann. Über den rechten und linken Hauptbronchus – mit Knorpelringen komplett versteift – wird die Luft weiter in die Segmentbronchien nach rechts und links verteilt. Die folgenden, im Einzelquerschnitt immer enger werdenden Verteilungsbronchi und -bronchioli sind jeweils sehr kurz, die Gesamtlichtung aller Bronchioli nimmt durch die schnell zahlenmäßige Zunahme der Verteilungsbronchien erheblich zu bis hin zu den letzten (terminalen) Bronchiolen, die in den Lungenbläschen (Alveolen) münden. Wichtig ist zu wissen, daß der Einzelquerschnitt eines kleinen Bronchus in der 8. bis 10. Generation schon unter 2 mm ist, welche Regionen als kleine Atemwege („small airways") bezeichnet werden (Nolte 1987). Obwohl der Gesamtquerschnitt im Vergleich zur Trachea massiv zugenommen hat, ist hier die Möglichkeit einer Strömungsbehinderung schon sehr hoch. Da in diesen Bronchien keine Knorpelspangen in der Wandung enthalten sind, kann man sich vorstellen, daß schon bei einer gleichmäßigen, relativ geringen Einengung in allen Bronchien dieser Generation das Gesamtlumen stark eingeengt wird und der Widerstand gegen den Durchfluß von Luft massiv ansteigen kann. Für eine Widerstandsverteilung sind im wesentlichen 3 Mechanismen verantwortlich:

1. Kann durch eine Kontraktion der in der Wandung der Bronchien gelegenen glatten Muskulatur der Bronchus verengt werden.
2. Kann liegenbleibendes und eingedicktes Sekret in den Bronchien diese in unterschiedlichem Maße verlegen.
3. Kann eine durch entzündliche Prozesse gequollene Bronchialschleimhaut das Lumen einengen.

Im wesentlichen sind diese 3 Prozesse in jeweils unterschiedlichem Ausmaß für eine teilweise oder komplette Verlegung kleiner Bronchien verantwortlich, durchaus regional unterschiedlich in den einzelnen Bereichen des Bronchialsystems.

Dabei wird durch starke Einengung der Bronchiallumina die Atemstromstärke erheblich eingeschränkt, vorwiegend im exspiratorischen Bereich. Neben der durch zähen Schleim aus tieferen Regionen in den Bronchien stattfindenden Verstopfung ist hierfür maßgeblich verantwortlich die Erhöhung der Druckdifferenz von intrathorakal nach extrathorakal. Der Patient, der luftknapp ist, wird versuchen, so schnell wie möglich Luft aus- und einzuatmen, um sauerstoffreichere Luft in die Lungen zu bekommen. Dabei wird durch erhöhte Arbeit der Atemmuskulatur ein starkes Druckgefälle von innen nach außen aufgebaut. Die Folge ist ein schneller Luftstrom, der nach dem Prinzip der Wasserstrahlpumpe die Bronchialwandung noch nach innen zieht, mit Verstärkung der Einengung. Die Bronchialwandungen stehen ja von sich aus schon durch den erhöhten intrathorakalen Gesamtdruck unter verstärkter Neigung, ins Bronchiallumen vorzufallen. Die Folge ist ein unterschiedlich ausgeprägter Bronchiolenkollaps oder eine „small airways disease". Bei der Inspiration dagegen, ist die Neigung zum Bronchiolen-Kollaps nicht so groß, weil die kleinen Bronchien sozusagen auseinandergezogen werden durch nach außen ziehende Kräfte. Sauerstoffarme Mischluft wird zunehmend in dem Raum der Alveolen zurückbehalten und führt zur Überblähung der Lunge, wodurch zusätzlich noch ein erhöhter Druck von außen auf die kleinen Bronchien erzeugt wird. Die einzelnen Atemzugvolumina werden verkleinert.

Dies alles, zusätzlich zu dem quälenden Hustenreiz, empfindet der Patient als zunehmende Atemnot mit dem mehr oder weniger ausgeprägten Gefühl, ersticken zu müssen. In der dabei auftretenden Panik versucht der Patient, anfangs noch stärker durchzuatmen, wodurch die oben beschriebenen Mechanismen noch stärker wirksam werden.

Eine geschickte atemgymnastische Führung wird daher immer 2 Punkte besonders berücksichtigen müssen:

1. Wie kann ich den Patienten beruhigen, damit er langsamer und damit effektiver ein- und ausatmet? Und
2. wie kann ich die Druckdifferenz zwischen Alveoleninnendruck und oberen Atemwegen mindern, damit der Bronchiolenkollaps nicht sofort einsetzt?

Letzteres kann erreicht werden, wenn der Patient langsam in der Exspiration durch die fast verschlossenen Lippen (Lippenbremse) ausatmet, so daß der Munddruck höher wird und die Druckdifferenz zwischen Alveoleninnendruck und Mundhöhle dadurch geringer wird. – Zusätzlich werden alle anderen Maßnahmen wie Sekretlösung, Hustenverminderung, Effektivität der Atmung und Verkrampfungslösung zu beachten sein.

Medikamentös-therapeutisch sollten die 3 Hauptmechanismen der Einengung der Atemwege, bronchoreflektorische Einengung durch glatte Muskeln als wichtigster Akutfaktor sowie Sekretverlegung und Schleimhautverdickung bekämpft werden.

Sehr nützlich für die richtige Anwendung von Medikamenten ist es zu wissen, welche Faktoren auf nervaler, zellulärer oder humoraler Ebene Reaktionen auslösen! Als ursächlich für Astmaanfälle bei prädisponierten Patienten ist zunächst die atypisch starke Reaktionsform der Bronchien und Bronchiolen auf Reize vielfältiger Art anzusehen: das hyperreagible oder hyperreaktive Bronchialsystem. Gemeint ist damit die über das Normale hinausgehende Bereitschaft, bei Irritationen mit den genannten Mechanismen zu reagieren. Als Hauptursache für die Auslösung von Asthmaanfällen dürfen gelten: infektiösentzündliche Veränderungen des Bronchialsystems, allergische Reaktionen auf inhalative Allergene oder im Rahmen einer generalisierten allergischen Reaktion, die unspezifische Reizung des Bronchialsystems durch inhalative Irritanzien wie reizendes Gas, Rauch, Staub und die Veränderung des Bronchialmuskeltonus aufgrund zentraler Stimuli infolge emotionaler Einflüsse, und beim hyperreagiblen Bronchialsystem auch starke Schwankungen in der Temperatur der Feuchtigkeit der Atemluft sowie körperliche Anstrengungen.

Nochmals aufgegriffen werden müssen die Mechanismen und die verursachenden Faktoren der Bronchialverengung:

Die Verengung der Bronchien (Bronchokonstriktion) wird herbeigeführt durch in der Bronchialwandung lokalisierte glatte Muskelzellen. Diese werden wiederum vorwiegend in ihrem Tonus eingestellt durch Fasern des vegetativen Nervensystems: Sympathikus-, besonders aber Vagusfasern. Afferente Reize werden aus der Bronchialschleimhaut im wesentlichen über 2 Rezeptorarten geliefert: 1. Dehnungsrezeptoren und 2. für das Asthma wesentlich maßgebender die Irritanzrezeptoren („irritant receptors"), die auf zahlreiche physikalische und chemische Reize in der Luft und der Bronchialschleimhaut ansprechen und die zu einer Reflexbronchokonstriktion führen. Diese Rezeptoren können, bildlich gesprochen, als Wächter angesehen werden, welche die peripheren Partien der Lunge vor eindringlichen Schadstoffen bewahren sollen durch Bronchokonstriktion, um die eindringenden Stoffe nicht noch weiter nach peripher gelangen zu lassen, und durch Auslösung von Hustenreiz, um die Stoffe möglichst zu entfernen.

Efferente Fasern des Nervensystems sind Vagusfasern, die bei Verstärkung der Potentiale fast immer bronchokonstriktorisch wirken. Sympathikusfasern wirken bronchodilatatorisch. Allerdings werden wohl nur wenige glatte Muskelzellen von Sympathikusfasern direkt versorgt, eine stärkere bronchodilatatorische Wirkung weisen Adrenalin und Noradrenalin als humorale Faktoren auf. Zudem gibt es noch andere Innervierungen, die jedoch keine so hohe Bedeutung haben. Die Fasern versorgen auch die in der Bronchialschleimhaut gelegenen peribronchialen und submukösen Drüsen, wodurch die unterschiedliche Menge und Viskosität des Sekretes innerhalb der Bronchien gesteuert wird. Die über das sympathische Nervensystem laufende

Regulation des Bronchialmuskeltonus ist im wesentlichen dafür verantwortlich zu machen, daß nächtliche verstärkte Atemnotsanfälle auftreten, meist zwischen 2.00 und 5.00 Uhr morgens, der sog. „morning dip". Hierfür ist die verstärkte Funktion der Vagusfasern verantwortlich, weil die humoralen Gegenspieler Adrenalin, Noradrenalin, Kortison und -derivate aufgrund einer zirkadianen Schwankung früh morgens die niedrigsten Blutkonzentrationen aufweisen.

Für die Asthmaauslösung bei Anfällen tagsüber ist allerdings stärker eine Kombination aus Bronchokonstriktion durch Vagusvermittlung und direkter Reizung der Bronchialmuskeln mit Erhöhung des Bronchialmuskeltonus, unter Umgehung des autonomen Nervensystems, verantwortlich. Hierbei wird aus entsprechenden Zellen in der Bronchialschleimhaut (Mastzellen) die Freisetzung von Substanzen bewirkt, deren wesentlichster Stoff Histamin ist und deren Wirkung durch einige zusätzliche Stoffe, der sog. H-Substanzen (chemotaktische Faktoren aus der Leukotrien-Reihe), welche direkt den Tonus der Bronchialmuskulatur erhöhen können. Zusätzlich kommt es noch zu einer entzündlichen Schwellung der Bronchialschleimhaut mit entsprechenden Entzündungszellen aus dem Blut. Eine hier nachweisbare Vermehrung von eosinophilen Zellen in der Bronchialschleimhaut entspricht nicht einem erhöhtem Entzündungsgrad bzw. erhöhtem Grad der Hyperreaktivität, sondern deutet eher auf eine Reduzierung des bronchokonstriktorischen Potentials der aus Mastzellen gebildeten Substanzen hin.

Medikamentöse Ansatzpunkte ergeben demnach vorwiegend in der Gabe von Medikamenten, die den Vagusreiz dämpfen (Parasympathikolytika) und solche, die den Sympathikusreiz erhöhen, möglichst, ohne andere sympathisch innervierte Organe, v.a. das Herz, zusätzlich zu reizen: nämlich β-adrenerge Substanzen. Methylxanthinkörper, wie Theophyllin, wirken ebenfalls entkrampfend. Sog. Mastzellenstabilisatoren und Antihistaminika sollen die kurzgeschaltete Bronchokonstriktion dämpfen und Mukolytika den Schleim verflüssigen helfen. Letztlich kann besonders die entzündliche Reaktion der Bronchialschleimhaut, die zur Schwellung der Schleimhaut führt, durch Glukokortikoide vermindert werden.

Die Substanzen können sowohl peroral (systemisch) gegeben werden oder auch, soweit die pharmokodynamischen Eigenschaften dabei nicht verloren gehen, lokal auf die Bronchialschleimhaut in Sprayform aus Dosieraerosolen oder aus Inhalationsgeräten durch Inhalation aufgebracht werden.

Selbstverständlich ist bei Anwendung dieser Substanzen auch immer mit substanzspezifischen Begleitwirkungen zu rechnen, so mit Zittrigkeitsgefühl, Unruhe und Tachykardie und Schlaflosigkeit bei β-Adrenergika und Methylanthinen. Diese Nebenwirkungen können u.U. die Anwendung der Substanzen partiell oder ganz verhindern.

Nicht nur aus diesem Grund sollten daher die anderen therapeutischen Bemühungen wie Atemtherapie und -gymnastik und nach Möglichkeit die Beeinflussung durch Psychotherapie, besonders in den Phasen zwischen akuten Anfällen, in den Vordergrund treten.

b) Zum Ambivalenzkonflikt beim Asthma bronchiale

H. Kuhn

Die Beziehung von Atmung und Erleben ist zu allen Zeiten beobachtet worden und hat als allgemein menschliche Erfahrung in der Umgangssprache ihren Niederschlag gefunden, wenn beispielsweise gesagt wird: „Es hat mir vor Schreck den Atem verschlagen". Diese Redewendung drückt wie auch andere ein uraltes Wissen über das Wesen des Menschen aus. Sie beschreibt in einer Kurzformel ein psychosomatisches Geschehen, in dem Körperfunktionen angesprochen sind, die Korrelate seelischen Erlebens sind. Insofern hat die Atmung neben ihren physiologischen Funktionen auch eine menschliche Ausdrucksfunktion (Christian u. Bräutigam 1959), die u.a. im Lachen oder Weinen zum Tragen kommt. Die Atmung ist somit ein besonders feiner und empfindlicher Indikator für das Erleben des Menschen (Schwidder 1956).

Das Asthma bronchiale geht subjektiv mit einem erschwerten Ausatmen einher und ist objektiv durch eine anfallsartig auftretende Atemnot charakterisiert, der eine reversible Atemwegsobstruktion zugrunde liegt (Nolte 1987). Es fand schon sehr früh das Interesse der Psychoanalyse. Freud war es, der bei einem Diskurs über die seelischen Wurzeln des Asthmas mahnte, mit großer Vorsicht die Frage zu behandeln, in welcher Weise somatische und psychische Faktoren in die Verursachung des Asthmas eingreifen (Freud 1910). Dabei ist in diesem Zusammenhang wissenschaftshistorisch interessant, daß bereits 1913 der Versuch unternommen wurde, das Asthma bronchiale als eine psychosomatische Krankheit zu definieren und sie von einer hysterischen Neurose abzugrenzen (Federn 1913).

Das klinische Bild des Asthma bronchiale zeigt viele Facetten und ist ziemlich heterogen. Das liegt darin begründet, daß zum einen verschiedene pathogene Wirkfaktoren (allergische, infektiöse und psychische) bei der Entstehung, Auslösung und Aufrechterhaltung der asthmatischen Erkrankung eine wichtige Rolle spielen und zum anderen ubiquitär vorhandene Einflüsse wie z.B. Kälte, Nebel oder körperliche Anstrengung als unspezifische Reize in das asthmatische Geschehen hineinspielen und es mit ausformen können. Allerdings muß eine Grundbedingung gegeben sein, damit sich ein Asthma entwickeln und ausbilden kann, nämlich das Vorliegen einer sog. bronchialen Hyperreaktivität (Nolte 1975; Ulmer 1977). Die Bereitschaft, mit einer erhöhten und überschießenden Bronchokonstriktion zu reagieren, ist nach neueren Forschungsergebnissen vermutlich angeboren (Horton et al. 1978; Pauwels 1987) und hat für das Asthma bronchiale eine ätiologische Bedeutung. Neben dieser genetischen Determinierung scheint die bronchiale Überregbarkeit von der Sensibilität der Rezeptoren in der Bronchialschleimhaut, der Stärke der Reflexbahnung und den modulierenden Einflüssen der nerval-humoralen Steuerung des autonomen Nervensystems abhängig zu sein (Horton et al. 1978; Weiner 1977). Die Existenz der abnormen Reizempfindlichkeit bedeutet aber nun nicht, daß alle Individuen mit einer derartigen Disposition zwangsläufig an einem manifestem Asthma bronchiale erkranken müssen. Es kommt vielmehr darauf an, in welcher Stärke, Dauer und Häufigkeit die pathogenen Faktoren einzeln oder zusammen einwirken und vor allen Dingen, welche Bedeutung ihnen der Einzelne zumißt bzw. verleiht.

Die klinischen Befunde wie auch die experimentellen Ergebnisse lassen eine monokausale Erklärung über die Entstehung des Asthma bronchiale nicht zu. Vielmehr wird für diese Krankheit eine multifaktorielle Genese postuliert. Diese Annahme läßt sich mit dem Ursachengefüge in Einklang bringen, das jeder psychosomatischen Krankheit zugrunde liegt (s. S. 44). Innerhalb dieses Gefüges stehen angeborene und erworbene somatische sowie angeborene und erworbene psychische Faktoren in einer wechselseitigen Beziehung zueinander. Sie können sich in unterschiedlichster Weise beeinflussen (verstärkend-abschwächend; antagonistisch-synergistisch), so daß von daher gesehen ihr pathogenetisches Gewicht von Fall zu Fall verschieden sein kann. In seiner Gesamtheit bildet aber das Ursachengefüge die leib-seelische Beschaffenheit des menschlichen Organismus ab, welche innerhalb eines dynamischen Gleichgewichtes entscheidet, ob es dem Organismus gelingt, sich erfolgreich in seine Umgebung einzufügen und Wachstum, Entwicklung und Aktivität in integrierter und wirksamer Form zu garantieren (Engel 1976). Tiefenpsychologische Untersuchungen haben verdeutlicht, daß psychosoziale Ereignisse zumindest für die Aufrechterhaltung des Asthmas bedeutsam sind (Williams et al. 1958; Rees 1956; Jores u. v. Kerekjarto 1967). Die bei diesen Untersuchungen aufkommende Frage, ob die psychischen Auffälligkeiten Ursache oder Folge der Erkrankung sind, muß immer wieder von neuem kritisch überprüft werden. Denn es ist bekannt, daß psychische Mechanismen als Ergebnis einer krankheitsabhängigen Persönlichkeitsentwicklung bei der wiederholten Anfallsauslösung eine große Rolle spielen können und daß dabei die primären psychischen Faktoren (s. S. 44) in den Hintergrund treten (de Boor 1965). Sicher nachweisen ließ sich allerdings, daß emotionale Stimuli bei Asthmakranken Zustände von Atemnot hervorrufen können (Luporello et al. 1968) und daß deren atemwegsobstruktive Wirkung durch Psychotherapie modifiziert wird (Groen u. Pelser 1960). Bei wievielen Fällen von Asthma bronchiale es sich um ein durch bewußte emotionale Stimuli bzw. innere Stressoren ausgelöstes Asthma handelt (s. S. 54), bei wievielen es überwiegend primär organisch bedingt ist, läßt sich beim augenblicklichen Stand der Forschung schwer sagen. Ebensowenig ist bekannt, bei wievielen Asthmatikern die primär psychogenen oder genauer die primär neurotischen Faktoren im ursächlichen Konditionenbündel (s. S. 44, Abb. 4) von überwiegender Bedeutung sind.

Mit dem theoretischen Modell des Ursachengefüges für das Asthma bronchiale als eine der „klassischen" psychosomatischen Krankheiten (Alexander 1971) läßt sich das Feld abstecken, innerhalb dessen wir die allgemein gehaltenen Begriffe wie „psychische Faktoren" oder „emotionale Stimuli" präziser zu fassen bekommen. Am ehesten kommen wir ihnen auf die Spur, wenn wir der dem Anfallsgeschehen vorangehenden psychologischen Situation auf den Grund gehen. Ein möglicher Zugang zur Erforschung der Krankheitsentstehung ist die Lebensereignis-(Life-event-) Forschung. Sie konnte belegen, daß der Beginn einer Krankheit mit einer Häufung bestimmter Lebensereignisse zusammenfällt (Katschnig 1980; Siegrist 1980). Durch die umfangreiche Studie an Asthmakranken von Studt (1972) ließ sich allerdings präzisieren, daß zwar eine Vielzahl von Ereignissen am Anfang der asthmatischen Erkrankung stand, die objektive Situation und deren Schweregrad für die Anfälle nicht so ausschlaggebend waren, wie die subjektive Bedeutung, die ihnen im Einzelfall zuerkannt wurde. Daraus läßt sich ableiten, daß das individuelle Erleben bestimmter Lebenssituationen das eigentliche psychopathologische Gewicht gibt. Das

Erleben selbst ist indessen nur auf dem Hintergrund vorangegangener, prägender Erfahrungen, das heißt der persönlichen Lebensgeschichte zu verstehen (s. S. 65).

Wir stoßen folglich bei der Untersuchung, welche psychosozialen Ereignisse auf die Entstehung des Asthma bronchiale verursachend einwirken, auf die sog. auslösende Schicksalssituation, die bestimmte Kriterien erfüllen muß, damit wir berechtigterweise von einer primären Psychogenese der Körpersymptomatik sprechen können (s. S. 71). Zum ersten muß die auslösende Situation zeitlich eindeutig vor Beginn der Erkrankung liegen, wobei der zeitliche Abstand von physiologischen Gegebenheiten abhängt. Zum zweiten muß die auslösende Konfliktsituation und die sie beinhaltende Psychodynamik mit Ereignissen und Erfahrungen der Kindheit in einen psycho-logischen Zusammenhang gebracht werden können. In der psychoanalytischen Theorie gehen wir davon aus, daß traumatisierende Erlebnisse des kleinen Kindes mit seinen ersten Bezugspersonen eine neurotische Strukturentwicklung begründen, die sich in der Folgezeit durch die stetig auf das Kind einwirkenden psychosozialen Einflüsse weiter ausformt und verfestigt (s. S. 22, Abb. 3, bzw. S. 34). Gerät nun der Erwachsene mit einer neurotischen Struktur in eine von Freud so genannte Versuchungs- und Versagungssituation, dann läuft er Gefahr, mit dem ehemals Verdrängten in Berührung zu kommen, weshalb es ihm nicht möglich ist, angemessen gesund auf die konflikthafte Situation zu reagieren. Infolge der neurotischen Vorprägung ist die gegenwärtige Lebenssituation durch ein Ambivalenzerleben gekennzeichnet. Es kann sich darin ausdrücken, wenn beispielsweise von den beiden gegeneinander gerichteten individuativen und kommunikativen Bedürfnissen eines gehemmt bzw. verdrängt und dadurch unbewußt wird. Die bestehende Ambivalenz ist der Grund, weshalb der Erwachsene an der auslösenden Schicksalssituation scheitert und sie nicht in reifer Weise lösen kann. Statt dessen tritt ein neurotisches Symptom auf[1] (s. S. 38).

Wenn wir uns im Folgenden mit der Frage beschäftigen, welche psychogenetischen Faktoren bei der Entstehung des Asthmas wirksam sind, dann haben wir unser Augenmerk wie gesagt auf die auslösende Konfliktsituation und deren Psychodynamik zu richten. Mit anderen Worten gilt es herauszufinden, an welchem individuell ausgestalteten Ambivalenzkonflikt die Asthmakranken vor Auftreten der Symptomatik leiden, für dessen psychodynamischen Bedeutungsgehalt sie blind sind (s. S. 66). Es hat uns aber nicht allein der Ambivalenzkonflikt zu interessieren, sondern darüber hinaus die leib-seelische Antwort auf den relevanten neurotischen Konflikt, die Schwidder (1975) und Bräutigam (1962) als eine spezifische ansahen. Sämtliche während eines derartigen Konflikterlebens ablaufenden körperlichen Funktionsveränderungen bezeichnete Zander (1976) einerseits auf die gleichzeitigkeitskorrelativen Vorstellungen Schultz-Henckes (1951) aufbauend, andererseits in Erweiterung des Streßmodells als Strain. Strain umfaßt demnach multilokalisiert zu denkende funktionelle Abläufe (s. S. 56). Diejenigen, welche am Bronchialbaum faßbar werden, sind nur *einzelne* Straineelemente, denen – wie noch gezeigt werden wird – im Zusammenhang mit weiteren schon erwähnten pathogenetischen Faktoren eine

---

[1] Metapsychologisch kann der Asthmaanfall als eine akute Reaktion auf einen innerseelischen Konflikt angesehen werden, den das Ich nicht bewältigen kann und bei dem die psychische Abwehr versagt (French 1939).

maßgebende Rolle für die Entstehung des Asthma bronchiale zukommt, das danach weitgehend nach körperlicher Eigengesetzlichkeit abläuft.

Um die aufgeworfenen theoretischen Annahmen näher zu erforschen und insbesondere zu klären, ob das Strainkonzept eine Stütze durch empirisch-experimentelle Untersuchung erfahren kann, haben wir im Rahmen eines größeren Forschungsvorhabens über psycho-physiologische Korrelationen bei psychosomatischen Krankheiten eine größere Gruppe von Asthmapatienten tiefenpsychologisch untersucht (Tabelle 7).

Tabelle 7. Gruppe der untersuchten Patienten

Gruppe	Geschlecht w.	m.	Mittleres Alter	Durchschnittliche Erkrankungsdauer
Asthmagruppe	20	10	33,5	8,7
Kontrollgruppe	21	9	31,6	3,6

In die Studie wurden diejenigen Asthmapatienten aufgenommen, die eine Symptomdauer von mindestens einem Jahr aufwiesen und in einem Alter zwischen 20 und 45 Jahren standen. Neben diesen Kriterien wurde darauf geachtet, daß sie zuvor internistisch und/oder pulmologisch untersucht waren, so daß davon ausgegangen werden konnte, daß sich die subjektiv empfundenen Atembeschwerden auf ein Asthma beziehen lassen und die Atemstörung durch keine andersartige Erkrankung der Atemwege verursacht war. In der Gruppe der untersuchten Asthmapatienten, die unter Berücksichtigung der genannten Auswahlkriterien unausgelesen der Stichprobe zugeführt wurden, überwogen die weiblichen Asthmakranken in einem Verhältnis von 2:1, was dem in der Literatur angegebenen geschlechtsspezifischen Verteilungsmuster entspricht (Ulmer 1979). Das mittlere Lebensalter belief sich auf 33,5 Jahre, die mittlere Erkrankungsdauer auf 8,7 Jahre, Mittelwerte, die in auffallender Weise denjenigen gleichen, die an einem weitaus größeren Kollektiv von Asthmakranken erhoben wurden (Deter 1986).

Die untersuchten Asthmapatienten wiesen die beiden klinisch relevanten Asthmaformen des exogenallergischen und des nicht-allergischen „intrinsic asthma" auf. 18 Kranke ließen sich aufgrund eines positiven Hauttests und einer eindeutigen Erhöhung der Immunglobuline der Klasse Ig-E der Untergruppe des exogenallergischen Asthmas zuordnen. Hatten die Kranken einen negativen allergologischen und immunologischen Befund und war bei ihnen eine über die Norm hinausgehende Erhöhung der eosinophilen Zellen im Blut nachweisbar, dann wurde das Vorliegen eines „intrinsicasthma" angenommen, was bei 8 Patienten der Fall war. 4 von 30 Asthmapatienten konnten keiner der Gruppen zugeordnet werden, sei es, weil die allergologischen Untersuchungen zu weit zurücklagen und/oder unvollständig waren, sei es, daß sie infolge einer Kortikosteroidtherapie nicht durchführbar oder aussagekräftig waren. Ein wesentliches Merkmal bei der Typisierung der beiden Asthmaformen, auf die in der Literatur hingewiesen wird (Nolte 1987), fanden auch wir. Es fiel in den Anamnesen der Patienten mit exogenallergischem Asthma auf, daß sich die Krankheit bereits in der Kindheit ausgebildet hatte und ihr entweder mehr oder weniger gravierende entzündliche Atemwegserkrankungen vorausgingen oder mit ihr alternierten. Die Patienten selbst erlebten die entzündlichen Krankheitszustände in der

Kindheit als größtenteils bedrohlich. Diese erhöhte Empfänglichkeit für Entzündungen im Bereich der Atemwege und der Lunge könnte als prädisponierender Faktor die psychische Entwicklung insoweit beeinflußt haben, als er den Weg für ein sich später entwickelndes Asthma im Sinne einer „Bahnung der Konfliktabwehr" (Engel u. Schmale 1969) geebnet hat (s. auch S. 38). Bemerkenswert ist außerdem, daß bei dieser Untergruppe in der Großeltern- und Elterngeneration gehäuft asthmatische Erkrankungen vorkamen. Im Gegensatz dazu war bei den Patienten mit einem „intrinsicasthma" die Erkrankungsdauer insgesamt wesentlich kürzer. Das Asthma hatte sich in der Regel am Ausgang der Adoleszenz, in einer sog. Schwellensituation, wie wir sie in der Neurosenpsychologie benennen, manifestiert. Bis auf wenige Ausnahmen bestanden oder besser konnten keine entzündlichen Erkrankungen der Atemwege in der Kindheit erinnert werden, auch wurde das familiäre Auftreten von Asthma nur einmal angegeben.

Da die Differenzierung der Stichprobe in die Untergruppe zum Zeitpunkt der experimentellen Untersuchung noch nicht vorgenommen war, läßt sich über das pathogenetische Gewicht des primär neurotischen Faktors im Hinblick auf die jeweilige Untergruppe nichts Genaues sagen. Wir sind geneigt anzunehmen, daß beim „intrinsicasthma" die neurotischen Komponente stärker ins Gewicht fällt als beim exogenallergischen Asthma. Diese Vermutung müßte erst durch noch ausgedehntere klinische und mikropsychologische Untersuchungen an einer größeren Fallzahl von Asthmapatienten bestätigt werden.

Bevor wir detaillierter auf die Ergebnisse der tiefenpsychologischen Anamneseerhebung bei den Asthmapatienten zu sprechen kommen, soll ein kasuistisches Beispiel vorangestellt werden, um die charakteristischen biographischen Merkmale und die daraus gezogenen neurosenpsychologischen Folgerungen einsichtiger zu machen.

In dem Fallbeispiel handelt es sich um eine jüngere Frau, die seit etwa 3 Jahren an einem „intrinsicasthma" leidet. Bis zum Auftreten der asthmatischen Beschwerden war sie von seiten der Atmung immer „kerngesund" gewesen. Die Patientin ist die Älteste von mehreren Kindern. Sie selbst nimmt an, als Kind unerwünscht gewesen zu sein. Die Mutter war bei ihrer Geburt sehr jung, und da der Vater sich noch in Ausbildung befand, kamen die Eltern mit ihrem Kind bei den Großeltern mütterlicherseits unter, die die Kinder versorgten und erzogen. Dieses Arrangement führte zu einem schwelenden Konflikt zwischen der Mutter der Patientin und deren Mutter. Er wurde zum Grundmotiv der Kindheit der Patientin, die sich erinnert, daß die Familienatmosphäre immer hoch explosiv war. Sie selbst war als Kind häufig den Gehässigkeiten der Mutter ausgeliefert, die sie vor allen Familienmitgliedern bloßstellte und demütigte. Der Vater, der sich weitgehend vom Familienleben absonderte, war *dann* für die Patientin erreichbar und teilweise verfügbar, wenn die Mutter nicht da war und sie den Vater ganz für sich allein hatte. Von daher hoffte die Patientin insgeheim, der Vater möge sie vor der offenen Ächtung der Mutter beschützen und für sie Partei ergreifen. Er stimmte aber im Gegenteil in den Spottgesang der Mutter mit ein und ließ selbst die Schmähungen der Mutter gegen ihn kommentarlos über sich hinwegbranden. Suchte die Patientin einmal von sich aus Schutz bei ihrem Vater, dann reagierte er in Anwesenheit der Mutter gereizt, unbeherrscht und abweisend. So stand die Patientin innerhalb der Familie bis auf die kleinen, geheimen und auf den Vater gerichteten Inseln in einem emotionellen Niemandsland, das im Untergrund vermint war und der Patientin keine Sicherheit und Geborgenheit gab. Dies war um so schmerzlicher für sie, weil sie mitansehen mußte, wie ihre um wenige Jahre jüngere Schwester zum beneideten Liebling der Mutter wurde. Dank einer gewissen Robustheit lernte die Patientin sich durchzusetzen und zu behaupten. Sie wurde zur Einzelkämpferin, wie sie es nannte, und begegnete Menschen voller Mißtrauen.

In der Adoleszenz zielte ihr ganzes Streben darauf ab, möglichst rasch einen Beruf zu erlangen, um das Elternhaus verlassen und auf eigenen Beinen stehen zu können. Die auslösende Situation kündigte sich an, als sie einen Mann kennenlernte, der von jedermann wegen seiner liebenswürdigen Art gemocht wurde. Als sie von ihm ungewollt schwanger wurde, verstieß sie ihr Vater wegen der Schande, die auf die Familie fiel. Um ihn zu versöhnen, heiratete sie. Die Ehe war allerdings von kurzer Dauer, da ihr Mann sie verließ und ins Ausland ging. Die Patientin war hinsichtlich der Pflege und Versorgung ihres Kindes ganz auf sich allein gestellt, und da es häufig krank war, fehlte die Patientin öfters in ihrer Arbeit, weswegen sie „angegiftet" wurde. Die Patientin war bis dahin wegen ihrer überdurchschnittlichen Leistungsbereitschaft eine sehr geschätzte Mitarbeiterin. So versuchte sie, ihre Fehlzeiten durch Überstunden und extreme Anpassung an ihre Kollegen auszubügeln. Als sie trotz alledem von einer älteren Kollegin zunehmend heftiger attackiert wurde, blieb sie ohne Erwiderung. Sie hoffte im Geheimen wie damals in der Kindheit bei ihrem Vater, daß ihr Vorgesetzter sie in ihrer Belastung beachte, sich schützend vor sie stelle und die „Angreiferin" in die Schranken weise, zumal die Patientin bis dahin besonders aufopferungsvoll für ihn gearbeitet hatte. Der Vorgesetzte ergriff aber nicht für die Patientin Partei, sondern eröffnete ihr, daß er sich gezwungen sehe, Konsequenzen zu ziehen und sie evtl. entlassen müsse, wenn sich ihre Arbeitsmoral nicht ändere. Die Patientin brachte in gewisser Weise Verständnis für das Verhalten ihres Vorgesetzten auf, da sie sich selbst schon als Belastung für die ganze Arbeitsgruppe sah, die maßlose Enttäuschungswut blieb der Patientin unbewußt. Kurze Zeit nach dieser Unterredung trat der erste Asthmaanfall auf.

In der Fallskizze, die in ihrer Gesamtheit natürlich komplexer ist, als es sich in diesem Rahmen darstellen läßt, finden sich Verhaltensweisen, Wesenszüge und Haltungen, die bei allen Asthmapatienten mehr oder weniger ausgeprägt vorgefunden wurden und als charakteristisch für sie angesehen werden können. Nähern wir uns dem Erleben der Asthmakranken von der Oberfläche her an, dann treffen wir auf ein typisches Rollenverhalten. Asthmakranke sind äußerst bestrebt, in ihrem sozialen Verhalten nicht aufzufallen, um von ihren Mitmenschen als normal angesehen zu werden (Treuting u. Ripley 1948; de Boor 1965; Jores u. v. Kerekjarto 1967; Schwidder 1975). Dies hat zur Folge, daß Asthmakranke überangepaßt und allzu bereit sind, sich den kollektiven Normen zu unterwerfen. Ein Verhaltenszug, der auch bei unserer Patientin aufscheint, die ja sehr darauf bedacht war, es allen recht zu machen. Er mag auch darin begründet sein, daß Asthmakranke ihr Selbstwertgefühl in starkem Maße von der Resonanz ihrer Umwelt abhängig machen (Löfgren 1961).

In den anamnestischen Gesprächen imponierte weiterhin, welch breiten Raum Schule, berufliche Ausbildung und ausgeübter Beruf einnahmen. Die übermäßig starke Beschäftigung mit dieser Lebensseite fußt darauf, daß Asthmakranke darauf aus sind, so früh wie möglich ihre Existenz durch einen Beruf abzusichern, was besonders bei weiblichen Asthmakranken auffiel. So war es für unsere Patientin in der Adoleszenz ein erklärtes Ziel, möglichst rasch auf eigenen Beinen stehen zu wollen, um unabhängig zu sein. Die willentlich angestrebte frühzeitige Unabhängigkeit basiert aber meist auf einer nicht vollzogenen emotionalen Loslösung vom Elternhaus, weswegen die früh errungene Selbständigkeit und der durch den Beruf erlangte soziale Status vielfach auf einer Pseudoautonomie gegründet sind. Insbesondere die weiblichen Asthmapatienten vermitteln den Eindruck, durch große Anstrengung und viel Ehrgeiz eine berufliche Stellung erreichen zu wollen, die ihnen eine soziale Anerkennung verleiht. Welche unbewußten Motive dieses leistungsbezogene Verhalten bestimmen, wird uns im Einzelnen noch später beschäftigen.

Gehen wir von der Verhaltensebene weiter zu den Charaktereigenschaften der Asthmakranken, dann können wir mit Nachdruck sagen, daß sich kein spezifisches Persönlichkeitsprofil finden ließ. Ein Befund übrigens, der ganz allgemein für die Persönlichkeitsstruktur „psychosomatisch" Kranker gilt (Alexander 1971; Knapp u.

Nemetz 1957; Zander 1976 u.v.a.). Für das Asthma bronchiale heißt das, daß es die Asthmapersönlichkeit nicht gibt. Die Mehrzahl der untersuchten Patienten wies eine depressiv-zwangsneurotische Mischstruktur auf (Abb. 11).

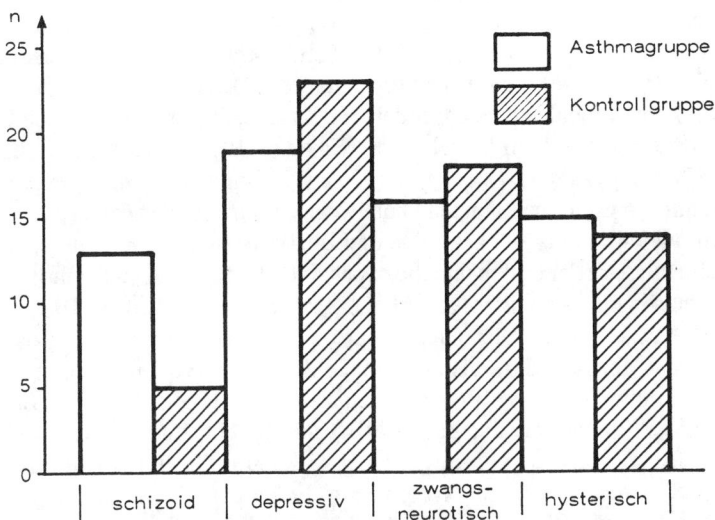

Abb. 11. Persönlichkeitsstrukturanteile der untersuchten Patienten

Die reine neurotische Struktur war eher selten. Nicht nur daß die Asthmapatienten eine Gehemmtheit im oral-kaptativen Bereich aufwiesen und wenig für sich fordern konnten, sondern es imponierten auch die anal-retentiven Hemmungen mit charakteristischen Haltungen (s. S. 21). Retentives bildet sich u.a. auch im leib-seelischen Zusammenhang der Atmung ab. Nicht nur daß die Atmung beim Asthma bronchiale retentive Züge hat, indem das Expirium verlängert ist und der Asthmatiker Mühe hat, die eingeatmete Luft wieder herzugeben, sondern es wird auch insgesamt die Expressivität zurückgehalten, das heißt stark gedrosselt. Wie überhaupt Asthmatiker durch das Zurückhalten des Gefühlshaften sich schwer tun, eine tiefergehende emotionale Beziehung von sich aus zu entwickeln, was neben anderen unbewußten Motiven auch daran liegt, daß die Hingabefähigkeit eingeschränkt ist (Bräutigam 1954; Kriechhauff 1955). Uns scheint aber, daß die auffallenden zwanghaften Charakterzüge der Abwehr einer dahinter liegenden Selbstwertproblematik dienen, die später breiter dargelegt werden soll.

Trotz dem Überwiegen der zwanghaft-depressiven Mischstrukturen in der gesamten Stichprobe war bei den Asthmapatienten eine Betonung schizoider Strukturmerkmale im Vergleich mit den Patienten der Kontrollgruppe, die körperliche und/oder seelische Symptome auf neurotischer Grundlage hatten, zu verzeichnen (s. Abb. 11). Diese Eigenart kommt besonders im Kontakt mit anderen Menschen zum Tragen. Derart strukturierte Asthmapatienten verhalten sich reserviert und scheuen sich, auf jemanden zuzugehen. Die Einstellung basiert auf einem starken Mißtrauen Menschen gegenüber, welches auch unsere Patientin in ihrem Kontaktverhalten leitete.

Asthmakranke begegnen Menschen meist mit skeptischer Distanz, die manchmal hinter einer gesteigerten Kontaktsuche verborgen sein kann. Sie nehmen oft „einen Beobachterposten ein, von dem aus sie den anderen beim Leben zuschauen", so formulierte es einmal treffend eine andere Asthmapatientin. Diese Haltung gründet sich auf eine Unvertrautheit und Angst der Welt und den Menschen gegenüber. Da in früher Kindheit – wie wir noch ausführen werden – die entsprechende gewährende Zuwendung fehlte, wurde bei den schizoiden Asthmakranken die Neugier auf die personale und dingliche Welt von Anbeginn gedrosselt. Diesen Asthmakranken fällt es infolge ihrer intentionalen Gehemmtheit (s. S. 23) schwer, die Welt und ihre Objekte gefühlshaft auf sich zu beziehen (Kriechhauff 1955) oder erdhaft und leidenschaftlich beteiligt zu sein (Staehelin 1959). Die schizoiden Strukturelemente können nicht nur als primär entstandene nachweisbar sein, sondern auch als sekundäre auftreten, gleichsam als Rückzug von den Bezugspersonen, wenn die kommunikativen Bedürfnisse in der oralen und die expansiven Bedürfnisse in der motorisch-aggressiven Phase auf besonders erhebliche Frustrationen stießen. Die Angst, verletzt, gekränkt zu werden oder auch andere zu verletzen, ist so groß, daß ein Rückzug für ein solches Kind oft als der einzige Ausweg erscheint. In so unreifem Entwicklungsstadium auf sich selbst gestellt zu sein, erklärt die erheblichen Insuffizienzgefühle der Asthmatiker, die Zepf (1976) hervorhebt, und die von anderen Autoren als Selbstwertproblematik beschrieben wurden (Gildea 1949; Rees 1956; Thiemann 1958). Infolge der im Wesenskern brüchigen Gesamtpersönlichkeit können die aufgefundenen Charakterzüge der Asthmakranken gleichsam als Schutzwall angesehen werden. So verwundert es bei den erheblichen Lücken im Erleben nicht, daß man in der Analyse von Asthmakranken auf eine unbewußte Angst stößt, das Leben nicht aus eigenen Kräften meistern zu können (Baltrusch 1955). Im Verein mit Sekundär- und Teritiärverarbeitungen der Haltungen zu Riesenerwartungen (s. S. 22) bzw. Omnipotenzvorstellungen kommt es zu einem Ausgespanntsein zwischen dem Gefühl des eigenen Nicht-Könnens und eben jenen Omnipotenzvorstellungen. Vor diesem Hintergrund bekommt das auf den Beruf bezogene geltungsstrebige Verhalten einen speziellen Akzent. Hinter der Anstrengung, sozial anerkannt zu sein, liegt das ursprüngliche Bedürfnis, mit seinem Leben bzw. Lebensäußerungen auf Bestätigung und Liebe zu stoßen. Die Unsicherheit des Asthmatikers – unabhängig davon, ob es sich um primäre oder sekundäre schizoide Anteile handelt – ist also existen-ziell. Die Asthmatiker sind darauf eingestellt, „um ihr Dasein kämpfen zu müssen", wie es unsere Patientin ausdrückte, was im Erleben einer permanenten Selbstüberforderung gleichkommt. Auf der Welt zu sein und in ihr zu leben bedeutet, keine sichere emotionale Basis zu haben, sondern immerwährende Behauptung, basale Gefährdung und einen Kampf. Es geht im Erleben der Asthmakranken im wahrsten Sinn des Wortes um Sein oder Nichtsein (Kutter 1981).

Asthmatiker sind von daher gesehen in ihrem Kern in hohem Maße erschütterbar. Hinter der mühevoll aufgerichteten Fassade der Verhaltensnormalität sind sie enorm verletzlich. In Situationen, wo sich andere übersehen, mißachtet, verletzt oder verstoßen fühlen und entsprechend reagieren würden, können Asthmakranke wie unberührt wirken, falls die Gefühlsanteile ihrer ursprünglichen Strebungen gehemmt wurden und eine Erlebnislücke (s. S. 22) entstanden ist. Bewußt fühlen sie die Kränkung nicht (primäre Schizoidie). Äußerlich genauso still und unberührt wirken in derartigen Situationen aber auch jene Patienten, bei denen als Kinder ihre Wutgefühle, ihre reaktiven Aggressionen verdrängt wurden aus Angst, sonst völlig vernichtet zu werden. Bei ihnen stoßen wir in der Analyse auf einen innerlich tobenden Sturm der Affekte. Ähnliches meint sicher auch de Boor (1965), wenn er davon spricht, daß Asthmatiker aufgrund unausgereifter Über-Ich-Anteile den Sturm ihrer Affekte so stark dämpfen, daß nach außen hin nichts mehr sichtbar ist. Aus diesem „Sich-still-verhalten" machen manche Asthmakranke eine Tugend und meinen, es sei eine Schwäche, ein affektvolles Gebaren an den Tag zu legen. Und so bleiben sie still auch da, wo andere ihren Affekten wenigstens lautlichen Ausdruck geben würden. Sie bleiben auch deshalb still, weil dieser Affektausdruck mit einer Angst vor Beschämung verknüpft ist, wie in unserem Fallbeispiel, wo die Patientin allein wegen „ihrer Art" in der Familie bloßgestellt und gedemütigt wurde.

Im Gegensatz zu den anderen Patienten mit ähnlichen Strukturmerkmalen gibt es bei den Asthmatikern Haltungselemente, die zwar von Patient zu Patient aus verschiedenen Antriebsbereichen stammen können, die aber alle den Charakter von Erwartungshaltungen haben: Die Erwartung auf Sicherheit, Schutz, Zärtlichkeit und Abnahme der Lebensbürde. Diese Haltungen, die sich entwickeln konnten, weil in ganz früher Kindheit der nonverbale Appell um die Zuwendung seitens eines „Dritten" partiell erfüllt wurde, prägen häufig die Partnerbeziehungen der Asthmatiker.[2]

Bedürfnisse nach Nähe, Geborgenheit und bedingungsloser Annahme stehen im Vordergrund, so daß die Sexualität als zweitrangig angesehen wird. Besonders dort, wo es zur Ausbildung von Riesenerwatungen gekommen ist, gestalten sich die Partnerbeziehungen überaus konfliktreich und gehen, wie wir in unserer Studie fanden, nicht selten in die Brüche. Letztlich wird die Partnerbeziehung von der tiefgründigen Angst geprägt, im Stich gelassen zu werden, so daß der Asthmatiker sich wiederum vor die Aufgabe gestellt sieht, die Angst zu bewältigen, allein auf sich gestellt zu sein, eine Angst, die sein ganzes Leben beherrscht (French 1939).

Das strukturelle Element, ein unsicheres Grundgefühl dem Leben gegenüber zu haben, führt uns auf die Fährte nach seiner Entstehung, welche Erlebnisse, Einflüsse und Bedingungen es waren, die während der seelischen Entwicklung des Kindes sich zu einer neurotischen Struktur verdichtet haben. Aus der Neurosentheorie wissen wir ja, daß die ersten Kindheitsjahre für diese Strukturbildung ausschlaggebend sind (s. S. 37), da in ihnen der Grundstein für eine spätere neurotische Erkrankung, u.a. auch für eine psychosomatische Krankheit im engeren Sinne, gelegt werden kann. Im Folgenden möchten wir die Auffälligkeiten der Kindheitsgeschichte der Asthmapatienten herausstellen, die wir für die Psychogenese des Asthmas für bedeutsam halten.

Wenn wir uns als erstes den sozialen Rahmen und das Familiengefüge betrachten, in die die Asthmakranken hineingeboren wurden, dann fand sich ein auffallendes Phänomen, daß nämlich in 3/5 der untersuchten Fälle (bei 18 von 30 Patienten) die Eltern mit ihrem Kind bzw. Kindern bei den Großeltern untergebracht waren. Sei es, daß der Krieg und seine Folgen für die Unterbringung bei ihnen verantwortlich war oder sei es aus ökonomischen Gründen, weil die Eltern durch ihre frühe Heirat sich nicht in der Lage sahen, sich selbst zu versorgen. Durch die Existenz des ungewoll-

---

[2] de Boor (1965) ist der Ansicht, daß in den Partnerbeziehungen, die Asthmatiker eingehen, die ursprüngliche Konstellation einer intensiven, pathologischen Zweierbeziehung wieder hergestellt wird.

ten, „unwillkommenen" Kindes (Ferenczi 1929), was für Kinder, die später an Asthma erkranken, überaus häufig zutrifft (Miller u. Baruch 1948; Coolidge 1956), wurden es und die Eltern der großelterlichen Familie einverleibt. Die Großmutter – überwiegend aus dem mütterlichen Familienzweig – war in diesem familiären Beziehungsgeflecht die dominierende Person. Sie war es meist, die das Zepter fest in der Hand hielt. Die Mutter selbst wurde verfrüht mit ihrer eigenen Mutterschaft konfrontiert, ohne zuvor ihr Selbstbewußtsein als Frau und ihre weibliche Identität entwickelt zu haben, worauf Schöttler (1981) hinweist. Somit blieb sie in einer infantilen, abhängigen Position zu ihrer eigenen Mutter verhaftet, welche zur Quelle eines schwelenden Konflikts zwischen Mutter und Großmutter um Unabhängigkeit, Autonomie, Macht und Herrschaft wurde. Das Kind, welches später an Asthma erkranken wird, war diesem offenen oder verdeckten Mutter-Tochter-Konflikt hilflos und ohnmächtig ausgeliefert und wurde oft als Blitzableiter für die aufgestauten Affekte mißbraucht. War die Familie auf sich allein gestellt, dann fand sich ein anderes, ebenfalls auffallendes Beziehungsmuster. Es bestand darin, daß die Mütter eine beherrschende und kontrollierende Stellung innerhalb der Familie einnahmen, was neben anderen Autoren v.a. von Zepf (1976) und Overbeck u. Overbeck (1978) beschrieben wird.

Diese Konstellationen stellen als wichtige psychodynamische Elemente den Nährboden für die basale Störung der frühen Mutter-Kind-Beziehung dar (de Boor 1965; Knapp et al. 1976; Marty 1958, u. a.).

In unserer Untersuchung ließen sich, wie auch in der Literatur wiederholt beschrieben, 3 verschiedene mütterliche Haltungen differenzieren:

1. *Die überprotektive mütterliche Haltung* (Miller u. Baruch 1948; Rees 1963): Sie bestand darin, daß die überängstlichen und sehr selbstunsicheren Mütter an ihren Kindern festhielten, sie in ihrem Expansionsstreben einengten und ganz auf deren Liebesbezeugungen ausgerichtet waren. Sie arretierten ihre Kinder in der Symbiose, um sie als ihren Besitz nicht zu verlieren, und wehrten dadurch aggressvie Regungen ab.
2. *Die perfektionistische Haltung der Mutter* (Pinkerton 1967): Durch sie wurde das Kind ständig überfordert, indem die Mutter ehrgeizige Ziele anstrebte. Gelegentlich verbargen sich hinter dem mütterlichen Geltungsstreben Ablehnung und Haß.
3. *Die mehr oder weniger offene feindselige Haltung der Mutter* (Miller u. Baruch 1948; Pinkterton 1967): Nach unseren Untersuchungen waren der mütterlichen Feindseligkeit hauptsächlich weibliche Asthmakranke ausgesetzt. So beschrieb eine Asthmatikern ihre Mutter als „die Versteinerung des Bösen" und ergänzte, daß ihre Mutter sie vom ersten Atemzug an gehaßt hätte. Noch bedrohlicher für das kleine Kind wurde die Ablehnung dann, wenn es wähnte, daß es von der Mutter gar nicht wahrgenommen wird und diese im Empfinden des Kindes so tat, „als ob es Luft wäre". Overbeck u. Overbeck (1978) beschreiben in diesem Zusammenhang in einer Fallgeschichte, daß die ablehnende Haltung der Mutter bereits vor der Geburt des später an Asthma erkrankten Kindes einsetzte.

Insgesamt hatte die mütterliche Einstellung ihren Kindern gegenüber ein kaltes Beziehungsklima zur Folge, in welchem das Kind sich anzupassen versuchte, indem es den lautlichen und motorischen Äußerungsdrang so weit drosselte, daß es durch ein Nichtauffallen den eisigen Haß der Mutter zum Schmelzen zu bringen trachtete. Als weitere peinigende Belastung kam oftmals noch hinzu, daß sie miterleben mußten, wie eine wenig jüngere Schwester Lieblingskind der Mutter war, was die emotionalen Entbehrungen noch schmerzvoller machte und heftige Neidgefühle sowie unbändige Aggressionen hervorrief, die unterdrückt werden mußten, denn wäre ihnen Laut verliehen worden, wäre die mütterliche Ablehnung noch endgültiger gewesen.

Eine etwas andere Nuance in der Mutter-Kind-Beziehung fanden wir bei den männlichen Asthmatikern. Sie waren überwiegend Einzelkinder und wurden von ihren Müttern im Sinne einer „loving tyranny" (Bastiaans u. Groen 1955) extrem verwöhnt. Durch die „erdrückende Liebe" der Mutter, wie es ein Asthmakranker ausdrückte, wurde den kleinen Knaben eine Prinzenrolle eingeräumt, allerdings um den Preis ihrer Selbstaufgabe. Sie wurden durch die Verwöhnung (s. S. 20) daran gehindert, sich zu einem selbständigen Wesen zu entwickeln. Die beschriebene Beobachtung an männlichen Asthmatikern muß mit aller Vorsicht behandelt werden, da sie an einer zu kleinen Fallzahl gemacht wurde, um sie verallgemeinern zu können.

So weit die Beschreibung der pathologischen dualen Beziehung von Mutter und Kind, wie sie sich in unseren mikropsychologischen Untersuchungen abbildete, die von Balint (1973) als Störung der primären Liebe oder von Ermann (1980) als psychovegetative Grundstörung beschrieben wurde. Bei der Auswertung und Zusammenschau der tiefenpsychologischen Anamnesen wurde unser Interesse in starkem Maße auf die Beziehung gelenkt, welche in der Kindheit zum Vater als dem „besonderen Dritten" (Abelin 1971) bestanden hat. Die Vaterbeziehung, die in der psychoanalytischen Literatur über das Asthma bronchiale eher stiefmütterlich behandelt wurde, gewann in unserer Untersuchung einen hohen Stellenwert, wie wir später noch eingehend darlegen werden. Zunächst einmal fiel uns in den anamnestischen Gesprächen auf, wie blaß in fast allen Fällen die Schilderung des Vaters ausfiel. Dies kann darauf zurückgeführt werden, daß die Väter entweder physisch nicht existent waren oder psychisch wenig präsent zu sein schienen. Mitchell et al. (1953) stellten heraus, daß der Vater in Asthmafamilien überdurchschnittlich häufig fehlte (Tod, vorzeitige Trennung etc.) oder als Kranker einen sog. „schwachen Vater" abgab, ein Befund, den auch wir bei einem Teil der Asthmapatienten finden konnten. Aber auch die gesunden und unversehrten Väter waren überwiegend schwach, was natürlich in Relation zur Stellung der Mutter in der Familie gesehen werden muß (Mohr et al.1963). Die Väter waren weich, verhielten sich kleinlaut und unterwarfen sich in passiv-masochistischer Weise den dominierenden und omnipotenten Müttern, von denen sie oft im Beisein der Kinder degradiert und entwertet wurden. Oftmals entzogen sich die Väter der mütterlichen Herrschaft und flüchteten in ihren Beruf. „Die Arbeit war der Potenzbeweis meines Vaters, denn eigentlich fühlte er sich meiner Mutter unterlegen, die ihn total beherrschte", so charakterisierte die Patientin aus unserem Fallbeispiel ihren Vater. Dennoch entwickelte das Kind zum sog. schwachen Vater eine besondere Beziehung in der frühen Kindheit. Der Vater wandte sich im Verborgenen dem Kind zu und läßt in ihm die Hoffnung keimen, daß er es schützt und es durch seine Stärke und Kraft aus der Beziehung der Mutter herausholt, v.a. wenn diese als bedrohlich und frustrierend erlebt wird. So wurde im Erleben des Kindes der Vater zum heimlichen Verbündeten. Aber nicht nur der Vater konnte der Repräsentant dieser Hoffnung sein, sondern auch die Großmutter, wenn sie, wie beschrieben, als stark und machtvoll auftrat und damit für das kleine Kind eine männliche Attitude ausstrahlte. Dieser bedeutsame Beziehungsaspekt zum Vater, der m.E. in der Psychodynamik des neurotischen Konflikts beim Asthmatiker eine herausragende Rolle spielt, soll durch das Erleben einer an Asthma erkrankten und in analytischer Behandlung sich befindenen Frau veranschaulicht werden (ich danke der Patientin für die Erlaubnis, eine wörtliche Sentenz aus der Analyse für diese Arbeit verwenden zu können):

> Ich habe gespürt, daß mein Vater mich mochte, aber es kam von ihm nie etwas. Er hat nie offen gezeigt oder deutlich gemacht, daß er sich in seinem Kopf mit mir beschäftigte, nie sein Interesse an mir oder seine Zuwendung ausdrucksstark geäußert. Er hat sich von sich aus nie um mich bemüht, dabei war mein Wunsch so wahnsinnig stark (...) Ich habe schon in der Illusion gelebt, daß er mich aus den bösen Fängen der Hexe (Mutter, H.K.) befreit, mich ihrem Einflußbereich herausholt, um ihr endlich zu zeigen, daß sie keine Macht mehr über micht hat.

Die bisher dargestellte Frühgenese und Persönlichkeitsstruktur der Asthmapatienten stecken gewissermaßen das Feld ab, innerhalb dessen sich in einer gegenwärtigen Situation der Ambivalenzkonflikt konstituiert. Anhand der zahlreichen Daten, die aus den Anamnesen mit den Asthmapatienten gewonnen wurden, stellt sich mir ein charakteristisches Bündel von Verhaltensweisen, Einstellungen, Gefühlen und Handlungstendenzen dar, die sich auf ganz bestimmte Erlebnissituationen bezogen und mit dem Auftreten der Atemnot in einem zeitlichen und ursächlichen Zusammenhang standen. Aus diesem Bündel ließ sich daraufhin der relevate Konflikt und die zu ihm gehörende Antwort herausschälen:

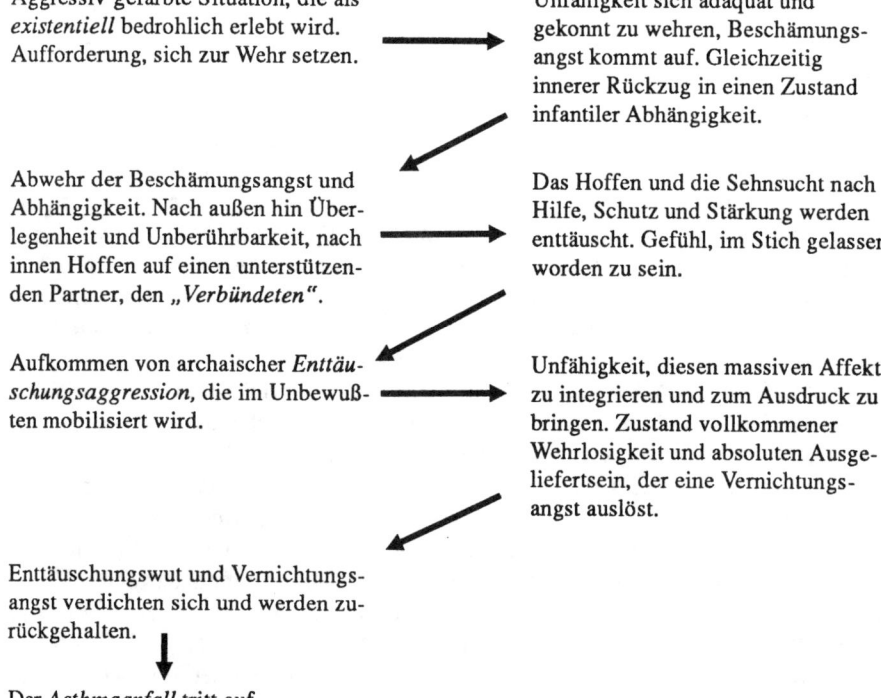

Betrachten wir uns das Modell der spezifischen Konfliktantwort, dann fällt auf den ersten Blick deren geschichteter Aufbau auf. In ihm stehen sich in den einzelnen Ebenen progressive und regressive Tendenzen, aktive und passive Verhaltensweisen, offensive und defensive Einstellungen, sich widersprechende Gefühle und gegeneinander laufende Affekte gegenüber, die teils bewußt, teils unbewußt sind. Wenn wir uns jetzt der spezifischen Konfliktantwort näher zuwenden und sie en detail herausarbeiten, dann können wir den Anfang des Konfliktgeschehens darin sehen, daß sich der Asthmakranke oftmals unerwartet einer Person gegenüberstehen sieht, von der eine Aggression ausgeht. „Sie wollte mich weghaben", so erlebte die Patientin aus dem Fallbeispiel die Szene mit ihrer Kollegin. Dabei verhält sich die Kollegin in den Augen der Patientin nicht einfach verärgert oder zornig, sondern die Patientin fühlt sich von ihr existentiell bedroht. Das Erleben, existentiell bedroht zu sein, ist ein Ausdruck dafür, daß in dieser Situation eigene, sehr frühe aggressive Impulse reaktiviert werden. Während der aggressiv-affektive Bestandteil verdrängt bleibt, werden Wahrnehmungs- und Vorstellungsanteile in der Weise beeinflußt, daß eine Wahrnehmungsverzerrung resultiert[3]. So weiß die Patientin beispielsweise nicht, daß sie selbst von solchen archaischen Impulsen erfüllt ist.

Auf den Aufforderungscharakter der auslösenden Situation, nämlich offensiv und wenn es sein muß kämpferisch für sich und seine Interessen einzutreten, haben im übrigen Alexander (1971) und Bräutigam (1954) hingewiesen. Die Asthmakranken spüren ihre Unfähigkeit, sich nicht richtig wehren und situationsangemessen ihren Affekten einen lautlichen Ausdruck geben zu können, was sie gleichzeitig beschämt. So spielt bei dem „Sich-nicht-wehren-Können" neben der aggressiven Gehemmtheit auch eine narzißtische Problematik eine Rolle, insbesondere eine Angst vor Beschämung bzw. Kränkung. Infolgedessen macht der Asthmakranke aus seiner Not eine „Stärke" (s. S. 28/29). Er gibt sich überlegen und verhält sich so, als ob ihn das Ganze nichts anginge.

Insgeheim hofft er allerdings auf ein ihn unterstützendes und stärkendes Objekt. Ich nenne dieses ersehnte Objekt den „*Verbündeten*", weil die tiefenpsychologischen Befunde sehr ausdrücklich zeigten, daß das Hoffen, jemanden zu finden, mit dessen Stärke, Hilfe und Autorität die aggressiv gefärbte Situation gemeistert werden kann, nahezu ausnahmslos auf eine männliche Person gerichtet war. Warum dies so ist, werden wir später noch breiter abhandeln. Jedenfalls nimmt *der Verbündete* m.E. in psychodynamischer Hinsicht eine zentrale Position ein. Er ist für den weiteren Ablauf der Dreh- und Angelpunkt, denn hier öffnet sich die anfängliche 2-Personen-Konfiguration in eine 3eckförmige, trianguläre.

Bis zu diesem hoch bedeutsamen Punkt kann der Asthmakranke seine fassadäre Haltung der Unangreifbarkeit aufrecht erhalten, hofft er doch noch im Geheimen auf einen Partner, der sich seiner annimmt, ihm zur Seite steht und seine Angelegenheit zu der eigenen macht, diese offensiv vertritt und evtl. für den Asthmakranken streitet. Der Verbündete seinerseits, der – da unausgesprochen – von der ihm zugewiesenen Beschützerrolle nichts weiß, läßt den Asthmapatienten im Stich. In einer derartigen Situation würde ein weniger gehemmter Mensch über eine solche Enttäuschung wütend werden und sie evtl. zum Ausdruck bringen. Diese Enttäuschungswut aber

---

[3] In einer anderen Terminologie würde man von projektiver Abwehr eigener, unbewußter Haßgefühle sprechen.

war bei allen von mir untersuchten Asthmapatienten *un*bewußt. Stammte sie aus dem intentionalen Bereich, hatte sie, wie aus der Neurosenlehre bekannt, archaischen Charakter. Aus den Therapien konnte ich erfahren, daß die Asthmapatienten fürchten, eine solche Enttäuschungswut würde – sollte sie losbrechen – alles zerstören. Stammte die unbewußte Enttäuschungswut überwiegend aus dem oralen Bereich, dann hatte sie mehr den Charakter von uferloser, ohnmächtiger Traurigkeit. Weinen wäre hier aber sinnlos, weil es doch ungehört und ungetröstet bliebe. (Natürlich ist auch beides oft miteinander vermischt.)

Versagt nun der Verbündete im Rahmen der konflikthaften Lebenssituation seinen Beistand, dann fühlt sich der Asthmatiker in zweierlei Hinsicht bedroht. Zum einen ist er ohne äußere Hilfe seinen unbewußten Regungen ausgeliefert, die ihn zu überschwemmen drohen. Zum anderen steht er allein der realen, feindseligen Person gegenüber, von der eine äußere Bedrohung ausgeht und der er sich hoffnungslos ausgeliefert fühlt. Da er aber allein ist, kommt die Angst auf, vernichtet zu werden. Diese Angst ist in der Regel – nicht immer – relativ bewußtseinsnah. Und so stehen sich schließlich ein „Ohne Rücksicht-auf-Verluste losschreien Wollen" und das Zurückhalten derartig undifferenziert wütender Lebensäußerungen als endgültige Ambivalenz gegenüber. Das Zurückhalten geschieht aus 2 Gründen: Einmal aus Angst, die doch noch mögliche Zuwendung des Verbündeten ganz zu verscherzen. Und zum zweiten aus Angst vor der Vernichtung durch die feindselige Person.

Dieser unlösbare innere Kampf wird von den Patienten, denen diese Zusammenhänge unbewußt sind, so erlebt, als würde etwas in ihnen gefrieren (nämlich die riesigen, mehr oder weniger archaischen Aggressionen, die auf diese Weise abgewehrt werden). Dies beschwört ein Gefühl von „eiskalter, grabestodähnlicher Erstarrung" herauf, wie es einmal eine Asthmapatientin in Worte zu fassen versuchte. In dieser Situation gibt es keinen Ausweg mehr, sie gleicht der Mattsituation im Schachspiel. Durch die extreme Anspannung gegeneinander gerichteter seelischer Kräfte tritt ein Zustand absoluter Bewegungslosigkeit auf, der sich unmittelbar vor dem Asthmaanfall entwickelt. Einige wenige Asthmapatienten konnten darüber berichten, wie unerträglich und äußerst bedrohlich sie diesen Zustand empfunden haben. Durch den Asthmaanfall selbst kommt wieder Bewegung in die todesnahe, gefrierende Erstarrung, was paradoxerweise als Erleichterung erlebt werden kann, obgleich die Atemnot an sich immer noch bedrohlich ist. Durch den Asthmaanfall wird zunächst einmal der psychophysische Untergang abgewendet.

Im weiteren Verlauf kommen dann in der Regel sehr spezielle chronifizierende Faktoren hinzu (s. S. 38). Abgesehen von dem „Übungseffekt", der allen anfallsartigen Symptomen innewohnt, erfahren Asthmakranke in ihrem bedrohlichen Zustand sofortige Hilfe und Zuwendung, also genau diejenigen Bedürfnisse, welche sie sich ohne Krankheit nicht holen bzw. befriedigen können. Derartige Finalisierungen unterhalten natürlich eine Erkrankung. Hinzu kommt, daß Asthmatiker hier auf alte Erfahrungen zurückgreifen können. Als Kinder erfuhren sie dann mütterliche Nähe und Zuwendung, wenn sie erkrankt waren, was bei einem Teil der untersuchten Patienten, wie wir ausgeführt haben, der Fall war. Durch die erfahrene Zuwendung in Form fürsorglicher Betreuung und eventueller ärztlicher Versorgung infolge der Atemnot fühlt sich der Kranke narzißtisch gestärkt, psychische Energie fließt ihm wieder zu, so daß die innere Leblosigkeit schließlich in eine seelische Restituierung übergehen kann.

Versuchen wir, einen psychogenetischen Bezug zwischen der beschriebenen auslösenden Konfliktsituation und den prägenden Kindheitserfahrungen (Primärursachen, s. S. 37) herzustellen, dann läßt sich sagen, daß in ihr die speziellen Beziehungsmuster wiederbelebt werden, welche das kleine Kind zu seinen ersten Beziehungspersonen entwickelt hat. Bei dieser Annahme und unter diesem Blickwinkel wird die als aggressiv erlebte Person mit dem verinnerlichten Mutterbild identisch. Dies kann neben anderen neurotischen Erlebnismomenten daraus geschlossen werden, daß Asthmapatienten, – nach unseren Untersuchungsergebnissen traf dies für den überwiegenden Teil der weiblichen Kranken zu –, davon überzeugt sind, wie übrigens auch unsere Patientin, daß die feindselige Person sie „weghaben", also existentiell vernichten will. Hier scheint die bereits erwähnte neurotische Wahrnehmungsverzerrung zum Tragen zu kommen. Für diese Entwicklung sind frühe Erfahrungen verantwortlich. Der Wunsch eines Säuglings, mit all seinen intentionalen, oralen und sonstigen Bedürfnissen ohne Einschränkung geliebt zu werden, wurde frustriert. Statt dessen erlebte das kleine Kind in zu starkem Maße Ablehnung und Ächtung, was real an und für sich lebensbedrohliche Züge hat. Solche Frustrationen erweckten aber ihrerseits aggressive Impulse, die gleichfalls existentiell bedrohlichen Charakter in sich trugen und damit auch der Hemmung anheimfielen. Mit anderen Worten kann man sagen, daß insbesondere das Expansive im Kind gedrosselt wurde.

Diese Befunde entsprechen auch denen in der Literatur. Dort wird in bezug auf das Asthma bronchiale wiederholt darauf hingewiesen, daß vor allen Dingen die Expressivität beim Asthmatiker extrem eingeschränkt ist (Bastiaans u. Groen 1955; Groen u. Bastiaans 1964). Die Autoren betonen, daß ganz besonders die unbewußt gewünschte Affektentladung und die Angst vor den Folgen des eruptiven Ausbruchs unterdrückt werden. Als Beispiel sei noch einmal aus der Analyse der an Asthma leidenden Frau berichtet:

Ich darf nicht wütend sein, irgendwie losschreien, das geht nicht, da ist der Hahn total zugedreht. Alles wird für mich schal und leer, da ist für mich nichts mehr erlebbar, da bin ich dann wie tot. Wenn ich mich erinnere, dann wurde jeglicher Laut in mir erstickt.

In diesen frühen Kindheitssituationen, in denen sich das kleine Kind der als übermächtig und ablehnend erlebten Mutter vollkommen wehrlos ausgeliefert fühlte, galt das ganze Hoffen und Sehnen einem Menschen, der durch seine Macht und Stärke in der Lage war, es aus der bedrohlichen mütterlichen Sphäre herauszuholen. Diese Hoffnung richtete sich ehemals auf den Vater oder auch auf eine als männlich (phallisch) erlebte Großmutter, v.a. dann, wenn die Familie unter ihrem Dach lebte. Zu beiden hatte das kleine Kind eine eher verborgene, wohlwollende Beziehung entwickelt, in der die kindlichen Bedürfnisse wenigstens teilweise befriedigt wurden, so daß in der Phantasie des Kindes der Vater bzw. die Großmutter als „Verbündete" errichtet wurden.

Erfährt nun die gegenwärtige sehnsuchtsvolle Ausrichtung auf den Verbündeten eine Versagung, dann taucht wie gesagt aus der Latenz eine riesenhafte Enttäuschungswut auf, die gleichsam zusammenfließt mit der oben erwähnten, ebenfalls unbewußten Frustrationsaggression, die der Mutter der frühen Kindheit gilt. Durch das Auftauchen des Verdrängten in der aktuellen Konfliktsituation leuchtet die ehemalige Erlebnisebene der in unserem Falle besonders strukturierten „frühen Triangulierung" (Abelin 1971; Rottmann 1978; Ermann 1985) auf. Meiner Ansicht nach stellt die Enttäuschung am „Verbündeten" eine Wiederholung der vergangenen, in früher Kindheit erfahrenen Enttäuschung am Vater dar, der emotionell nicht in der Weise ausreichend verfügbar war, um dem kleinen Kind zu ermöglichen, sich aus der gestörten symbiotischen Beziehung zur Mutter zu befreien.

Der „lautlose Notschrei" (French 1939) wurde – wie wir meinen – in früher Kindheit an den Vater gerichtet. Dieser nahm ihn nur auf, wenn die Mutter nicht anwesend war. Er blieb aber unbeantwortet oder der Vater wurde auch nicht von sich aus initiativ, wenn die Mutter im Raum war und das Kind seinen Beistand offensichtlich besonders gebraucht hätte. Dieses Verhaltensmuster wird auch in unserer Fallgeschichte deutlich. Der Vater stand der Patientin nicht bei, wenn die Mutter über sie vor allen anderen Familienmitgliedern spottete, sondern stimmte sogar noch in den mütterlichen Spottgesang mit ein. Zudem war dieser Notschrei lautlos. Denn bei der basalen Störung der Mutter-Kind-Beziehung erfuhr die primitive Lautgebung des kleinen Kindes von der Mutter sicher nicht genügenden, schon gar keinen anerkennenden Widerhall. Das Kind wurde in vorsprachlicher Zeit – so können wir vermuten – in seiner Lautgebung weder ausreichend wahrgenommen, noch darin hinreichend bestätigt oder bewundert, so daß ihm die narzißtische Freude und das Erleben der Allmacht der eigenen Laute versagt blieben, es also zu einer Hemmung der expansiven Anteile seiner intentionalen und/oder frühen oralen Strebungen kommen mußte.

Aus alledem können wir zusammenfassend sagen: Das dargestellte sehr komplexe Reaktionsmuster von Impulsen und Gegenimpulsen innerhalb der auslösenden Schicksalssituation kann psychodynamisch auf neurotisierende Einflüsse in der Kindheit bezogen werden. In der dem Asthmatiker *unbewußten Enttäuschungswut am Verbündeten* sehen wir ein besonders relevantes Element dieses Reaktionsmusters, weil es bei allen untersuchten Asthmapatienten nachweisbar war.

Obgleich wir die Enttäuschungswut als eines der zentralen psychodynamischen Elemente identifizieren konnten, bleibt die Frage noch unbeantwortet, ob und inwieweit der dargestellte Ambivalenzkonflikt mit einer reversiblen Atemwegsobstruktion einhergeht, die schließlich in das klinische Bild des Asthmas einmündet. Um dieser Frage nachzugehen bzw. die korrelativen somatischen Vorgänge zu erforschen, führten wir in Zusammenarbeit mit der Abteilung für Experimentelle Psychologie der Universitätsnervenklinik München (Leiter: Prof. Dr. R. Engel)[*] eine experimentelle Untersuchung mit den Asthmapatienten durch, die zum einen dafür ihr Einverständnis gaben und deren Krankheitszustand zum anderen eine derartige Untersuchung erlaubte. Denn es wurde vorausgesetzt, daß, falls Medikamente zur Behandlung des Asthmas eingenommen wurden, diese mindestens eine Woche vor der Untersuchung abgesetzt wurden, um die psychologischen Abläufe möglichst unbeeinflußt von pharmakologischen Wirkungen studieren zu können. Unter diesen Bedingungen konnte genau die Hälfte der anfänglich 30 Asthmapatienten dem Experiment zugeführt werden, wobei sich die Geschlechtsverteilung zu ungunsten der männlichen Asthmapatienten im Vergleich zur Ausgangssituation verschob (12 weib-

---

[*] Wir danken dem Direktor der Universitäts-Nervenklinik München, Herrn Prof. Dr. H. Hippius und dem Leiter der Abteilung für Experimentelle Psychologie der Nervenklinik, Herrn Prof. Dr. R. Engel, für ihre großzügige Unterstützung bei der Durchführung des experimentellen Teils dieser Arbeit.

liche, 3 männliche Asthmapatienten). Als Kontrollgruppe diente eine zahlenmäßig gleich große Gruppe von Probanden, die an verschiedenen körperlichen und/oder psychischen Symptomen auf neurotischer Grundlage litten.

Am Beginn der experimentellen Untersuchung stand, wie bereits näher ausgeführt, die Erhebung der tiefenpsychologischen Anamnese. Sie wurde als Ganzes schriftlich fixiert, darin einbezogen war insbesondere die zentrale Problematik jedes einzelnen Patienten. Anschließend wurde für jeden Patienten ein halbstandardisiertes Interview entworfen, das in seinem methodischen Aufbau von Zander entwickelt und bei seinen umfangreichen Korrelationsuntersuchungen zur Anwendung kam (Zander 1976, 1982).

Das Interview war folgendermaßen aufgebaut:

1) Beschwerden
2) Habituelles Sozialverhalten
   – Kontakt
   – Bindung
   – Aggression
3) Neid und Eifersucht
4) *Berufssituation*
5) Ärger und Wut
6) *Private Lebenssituation*
7) Ungeduld und Angst
8) *Partnerbeziehung*
9) Trauer und Haß
11) **Situation der Hilflosigkeit**
11) Allgemeine Genese
12) Spezifische Genese
13) Wiederholung der auslösenden Situation

Das Interview wurde in seiner Grundform (s. S. 111) etwas modifiziert, da aus theoretischen Gründen neben der beruflichen Situation, dem privaten und partnerschaftlichen Bereich die Situation der Hilflosigkeit für Asthmakranke als bedeutsam angesehen wurden. Die Hilflosigkeit interessierte uns deshalb, weil sie in dem von Engel u. Schmale (1969) so genannten Komplex des „Aufgeben und Aufgegebensein" („giving up – given up") miteinbezogen ist, der von den Autoren als eine häufige, allerdings unspezifische Bedingung angesehen wird, die zum Ausbruch einer Krankheit beiträgt. In dem halbstandardisierten Interview wurde demnach eine Situation angesprochen, in der der Asthmakranke sich bewußt als hilflos erfuhr. Grafisch wurde diese Situation in dem Interview deshalb von den anderen ebenfalls gekennzeichneten Gesprächspunkten abgehoben (**fett gedruckt**), weil die Hilflosigkeit als solche zumindest teilbewußt erlebt wurde, während wir arbeitshypothetisch davon ausgingen, daß der jeweilige individuelle *un*bewußte Konflikt sich in einer von den 3 hervorgehobenen Themenpunkten verbarg *(kursiv gedruckt)*.

Bei jedem Patienten wurden also im Experiment alle 13 Punkte immer in derselben Reihenfolge angesprochen. Dabei sollte durch ein Dazwischenschieben und Ansprechen bewußter Affekte verhindert werden, daß die interessierenden Gesprächspunkte emotionell bzw. körperlichfunktionell miteinander kontaminierten. Zum besseren Verständnis sei nochmals angemerkt, daß selbstverständlich die verschiedenen Themenpunkte des Interviews mit den persönlichen Daten des einzelnen Patienten ausgefüllt wurden. Von daher konnte natürlich nicht erwartet werden, daß der Ambivalenzkonflikt auf eine spezielle Lebenssituation festgelegt war. Er variierte von Patient zu Patient und damit von Situation zu Situation. Auffallend war jedoch schon eine gewisse Prävalenz für die private Lebenssituation bei den Asthmapatienten (8 Fälle) gegenüber der beruflichen Situation (4 Fälle) und der Partnerbeziehung (3 Fälle). Im Gegensatz dazu war bei der Kontrollgruppe überwiegend in der Partnerbeziehung der neurotische Konflikt zu finden (8 Fälle).

Auf einen besonderen Aspekt des Interviews sei noch hingewiesen. Da während des gesamten Experiments kontinuierlich der Atemwiderstand gemessen wurde und infolgedessen jeder Proband durch ein Mundstück atmete, konnte naturgemäß kein regelrechtes Interview durchgeführt werden. Aufgrund dieser besonderen Versuchsanordnung bestand das Interview mehr aus einem „Monolog" des Interviewers, dem der Proband aus dem Erstinterview bekannt war. Der Interviewer war nun in der experimentellen Untersuchung darauf bedacht, die jeweiligen Erlebnissituationen und Affektzustände, die der Patient in der erweiterten Anamnese geschildet hatte, mit ihrer besonderen emotionalen Tönung und wenn möglich mit den Worten des Patienten so wiederzugeben, daß dieser während des Experiments noch einmal so nah wie möglich mit seinem Erleben in Berührung kam. So wurde beispielsweise bei der Patientin, die uns aus der Fallskizze bekannt ist, die berufliche Situation als auslösende definiert, weil sie unseres Erachtens den relevanten Konflikt beinhaltete. Im Interview wurde nun die Szene mit dem Vorgesetzten der Patientin noch einmal angesprochen, in der dieser indirekt der die Patientin attackierenden Kollegin beipflichtete und der Patientin ankündigte, sie entlassen zu müssen, wenn sie nicht von sich aus ihre Arbeitseinstellung ändere. Diese Gesprächsszene mit ihrem Chef wurde sozusagen nochmals vor dem inneren Auge der Patientin detailgerecht im Interview entworfen und dem Punkt 4 zugeordnet.

Das Experiment selbst[*] war neben einer Ruhe- und Entspannungsperiode in eine Lärmphase und in die abschließende Phase des halbstandardisierten Interviews unterteilt. Die Lärmphase wurde deshalb mit in die Untersuchung aufgenommen, um die Reaktion auf einen äußeren unspezifischen Stressor zu prüfen (zu den äußeren Stressoren s. S. 50). Während der gesamten Dauer des Experiments wurden neben verschiedenen anderen physiologischen Parametern auch der Atemwiderstand (Ros) mit Hilfe der Oszillationsmethode (Smidt u. Muysers 1971) fortlaufend abgeleitet und automatisch registriert. Die Auswahl und Anzahl der Variablen war von der These geleitet, daß über die Spezifität der Konfliktantwort und ihre Reaktionskonstanz um so sicherer und genauer etwas ausgesagt werden kann, je mehr Organsysteme und Funktionsbereiche durch die Messung erfaßt wurden. Zumal es vor Beginn der Untersuchung noch völlig offen war, ob sich die körperlichen Korrelate des Ambivalenzerlebens bei den Asthmapatienten auf mehrere Organsysteme ausdehnen oder sich isoliert auf den Bronchialbaum beschränken. Durch die Versuchsanordnung war sicher gestellt, bei der ungeheuer großen Zahl von anfallenden Meßdaten die be-

---

[*] Frau U. King, M.Ed., danke ich für ihren ständigen Einsatz bei der Durchführung des experimentellen Teils der Untersuchung.

deutsamen Interviewsituationen exakt lokalisieren zu können. In diesem Zusammenhang sei erwähnt, daß die Zuordnung der Situationen erst erfolgte, nachdem ihre Mittelwerte rechnerisch durch einen an der Untersuchung teilnehmenden Mitarbeiter bestimmt waren, der nicht wußte, welche der Situationen bei den einzelnen Patienten vom Interviewer bereits vor der experimentellen Untersuchung als auslösende Konfliktsituation festgelegt war.

Kommen wir nun zu den Egebnissen der eigentlichen Korrelationsuntersuchung. Dazu ist zu sagen, daß die während des Interviews gewonnenen Meßdaten mit der Varianzanalyse und dem t-Test statistisch ausgewertet wurden. Hierbei wurden die Mittelwerte sämtlicher Variablen sowohl der Gruppe als auch den verschiedenen uns interessierenden Situationen zugeordnet und einem Gruppenvergleich oder innerhalb der Gruppe einem Vergleich der Situationen unterzogen (Tabelle 8). Um die Tabelle besser lesen und verstehen zu können, sollen die Zeichen S_1 bis S_4 näher erläutert werden. Unter S_1 ist die spezielle auslösende Schicksals-Situation gemeint und deren Mittelwert aufgeführt, der bei allen Patienten für jeden einzelnen physiologischen Parameter ermittelt wurde. In der gleichen Weise wurde bei den übrigen definierten

Tabelle 8. Mittelwerte der angewandten Variablen im Gruppenvergleich und im Vergleich der verschiedenen Interviewsituationen

Variable	Asthmagruppe				Kontrollgruppe			
	S_1	S_2	S_3	S_4	S_1	S_2	S_3	S_4
Resistance $\frac{mbar}{l/s}$	4,962*⟵⟶4,583 0,382		4,768	4,811*	3.479* 0.0293	3,451	3.493	3.442*
Herzfrequenz (Schläge/min)	83,294	83,217	83,368	83,392	79,643	78,201	78,882	80,533
Pulswellengeschwindigkeit [m/s]	4,425*	4,411	4,395	4,365*	5,006*	4,975	4,980	4,998*
Fingerpulsamplitude [mV]	23,616	25,022	24,893	23,493	19,802	19,451	20,283	19,910
Elektromyogramm [μV]	21,392	24,092	21,544	25,093	18,349	18,447	17,966	20,062
Hautleitreaktion [μS/cm^2]	6,765	5,370	7,082	6,287	4,083	4,017	4,470	4,738
Hautleitwert [μS/cm^2]	31,498	31,541	32,569	30,997	26,578	26,174	26,346	27,093

* $p \leq 0,01$, ⟵⟶ p=0,0066, ⟵⟶ p=0,0024

S_1 auslösende Konfliktsituation; S_2 Mittel der beiden jeweils anderen aktuellen Lebenssituationen; S_3 Situation der Hilflosigkeit; S_4 Wiederholung der auslösenden Konfliktsituation

Situationen vorgegangen. So bedeutet S_2 das Mittel der beiden jeweils anderen aktuellen Lebenssituationen, die psychodynamisch als eher neutral anzusehen waren, weil ja der relevante neurotische Konflikt der Situation S_1 zugeordnet war. Mit S_3 wurde die Situation der bewußten Hilflosigkeit (Gesprächpunkt 10 des Interviews) gekennzeichnet und schließlich bedeutet S_4 die Wiederholung der relevanten auslösenden Situation (Gesprächpunkt 13), um zu überprüfen, inwieweit sich die den unbewußten Affekt begleitenden körperlichen Reaktionen reproduzieren lassen.

Im folgenden soll nur auf die statistisch signifikanten Ergebnisse eingegangen werden. Vergleichen wir die beiden Gruppen hinsichtlich der auslösenden Situationen (S_1 und S_4), in denen während des Interviews der Ambivalenzkonflikt thematisch angesprochen wurde, in ihren Mittelwerten, dann fanden wir einen auf dem 1%-Niveau liegenden signifikanten und eindeutig meßbare Anstieg des Atemwiderstandes bei den Asthmapatienten. Dieselbe Signifikanz – und das in einem noch ausgeprägteren Maße ($p= 0,0066$) – in bezug auf den Anstieg des Atemwiderstandes war nachweisbar, wenn wir die auslösende Situation (S_1) den beiden anderen neutralen Erlebnisbereichen (S_2) gegenüberstellten und sie dann einem Gruppenvergleich unterzogen. Der auf dem 1%-Niveau signifikante Befund, nämlich der Anstieg des Atemwiderstandes beim Ansprechen des individuell bedeutsamen neurotischen Konfliktes, ist grafisch in dem folgenden Zeitresistogramm abgebildet (Abb. 12). Das Zeitresistogramm gibt den Kurvenverlauf des Atemwiderstandes über die gesamte Dauer des Experiments für einen asthmatischen und einen Partienten aus der Kontrollgruppe wieder. Bei beiden Patienten bezog sich die auslösende, das Am-

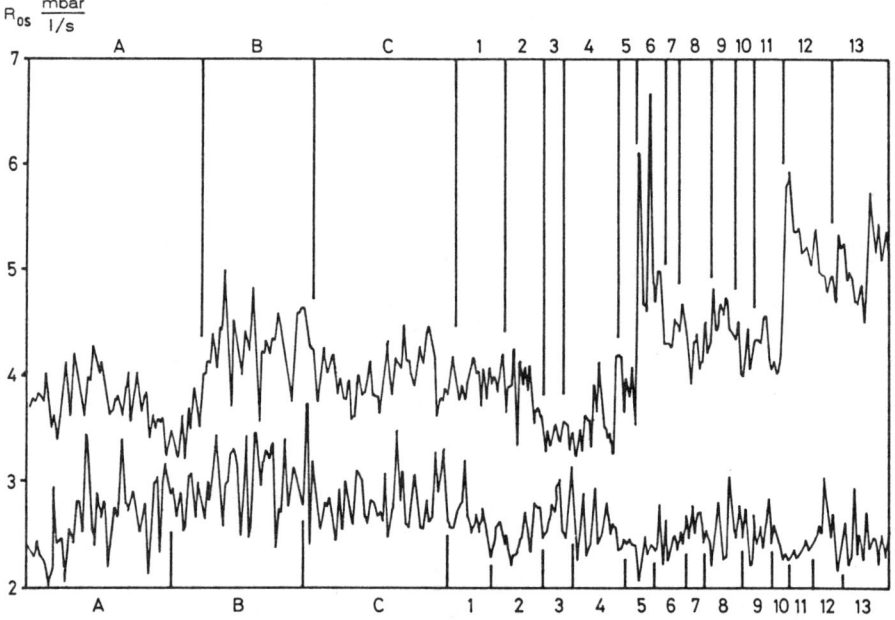

Abb. 12. Resistogramme, Mittelwertsverlauf des Atemwiderstandes (R_{OS})
Obere Kurve Asthmapatient; *untere Kurve* Patient der Kontrollgruppe
A initiale Ruhephase; *B* Lärmphase; *C* nachfolgende Entspannungsphase; 1-13 Themenpunkte des halbstandardisierten Interviews

bivalenzerleben tragende Situation auf die private Lebenssituation, die im Interview durch die Ziffer 6 repräsentiert ist. Gingen wir in der statistischen Analyse noch einen Schritt weiter und stellten innerhalb der Gruppe der Asthmapatienten den Mittelwert des Atemwiderstandes für die auslösende Situation (S_1) dem der beiden anderen, neurosenpsychologisch indifferenten Lebensbereichen (S_2) gegenüber, dann fand sich ebenfalls eine hochsignifikante Erhöhung des Atemwiderstandes (p= 0,0024, s. Tabelle 8). Wendeten wir diese Operation auf die Gruppe der psychoneurotischen Patienten an, dann war keine Signifikanz zu erheben. Wie überhaupt die statistische Auswertung der übrigen Variablen für die Asthmapatienten keine weiteren signifikanten Effekte ergab. Diese auf dem 1% – Niveau hochsignifikanten Befunde hinsichtlich des Atemwiderstandes waren in dieser Eindeutigkeit nicht erwartet worden. Sie besagen, daß nicht nur im Gruppenvergleich, sondern darüber hinaus sogar im Vergleich der benannten Situationen innerhalb der Asthmagruppe eine Widerstanderhöhung in den Atemwegen nur dann auftrat, wenn sich die Asthmapatienten während des Interviews mit ihrer zentralen seelischen Problematik konfrontiert sahen. Ausschließlich nur dann erfolgte eine gezielte körperliche Funktionsänderung am Bronchialsystem.

Wir können die Ergebnisse der psychophysiologischen Korrelationsuntersuchung an Asthmapatienten folgendermaßen zusammenfassen und aus ihnen diese Schlußfolgerungen ziehen:

1) Sahen sich die Asthmakranken in dem halbstandardisierten Interview mit ihrem persönlichen neurotischen Konflikt konfrontiert, dann stieg der Atemwiderstand in hochsignifikanter Weise an.
2) Dies bedeutet, daß die mit dem Ambivalenzerleben einhergehenden körperlichen Vorgänge keinem zufälligen, sondern einem systematischen Einfluß unterliegen, der auf das Bronchialsystem bezogen ist und jene Organsysteme, die außerdem noch durch die Versuchsanordnung erfaßt waren, unberührt läßt.
3) Vergegenwärtigen wir uns noch einmal, daß der Atemwiderstand ein direktes Maß für den Tonus der glatten Bronchialmuskulatur ist, dann haben wir in der bronchialen Tonuserhöhung ein *somatisches Korrelat* oder wie Zander (1976, 1982a u. 1982b) es nennt, ein *Strainelement* beim Erleben des neurotischen Konfliktes experimentell nachweisen können.

Diesem aufgefundenen Korrelationsvorgang die alleinige Ursache der Asthmakrankheit zuzuschreiben, wäre allerdings weit gefehlt. Nichtsdestotrotz ist es erlaubt, in dem Strainelement einen wichtigen Baustein in dem komplexen Ursachengefüge des Asthma bronchiale zu sehen.

Es versteht sich von selbst, daß die Ergebnisse unserer Korrelationsuntersuchung bei Asthmapatienten von anderen Forschern zu überprüfen sind. Dessen ungeachtet glauben wir, daß sie auf dem Gebiet der psychosomatischen Forschung die psychophysiologischen Vorstellungen erweitern und die theoretischen Konzeptbildungen bereichern können. Zudem belegen sie experimentell das Strainmodell (s. S. 56). Versuchen wir, dieses Modell unter Berücksichtigung der erhobenen Befunde auf das Asthma bronchiale zu übertragen, dann können wir in der bronchialen Tonuserhöhung als einem Strainelement der spezifischen Konfliktantwort ein relevantes funktionelles Glied innerhalb des komplexen neurophysiologischen Verschaltungsprozesses sehen. In ihm werden, so können wir mit Schifter (1985) annehmen, im Gehirn entstehende und in Regelkreisen zirkulierende bioelektrische Impulse über die absteigenden Efferenzen des autonomen Nervensystems an das Erfolgsorgan Bronchus herangeführt und auf ihn übergeleitet. Das Ineinandergreifen derartiger psychoneurophysiologischer Vernetzungen in zentralen und peripheren Organsystemen haben wir im Hinblick auf das Asthma bronchiale in vereinfachender und schematisierter Form darzustellen versucht (Abb. 13).

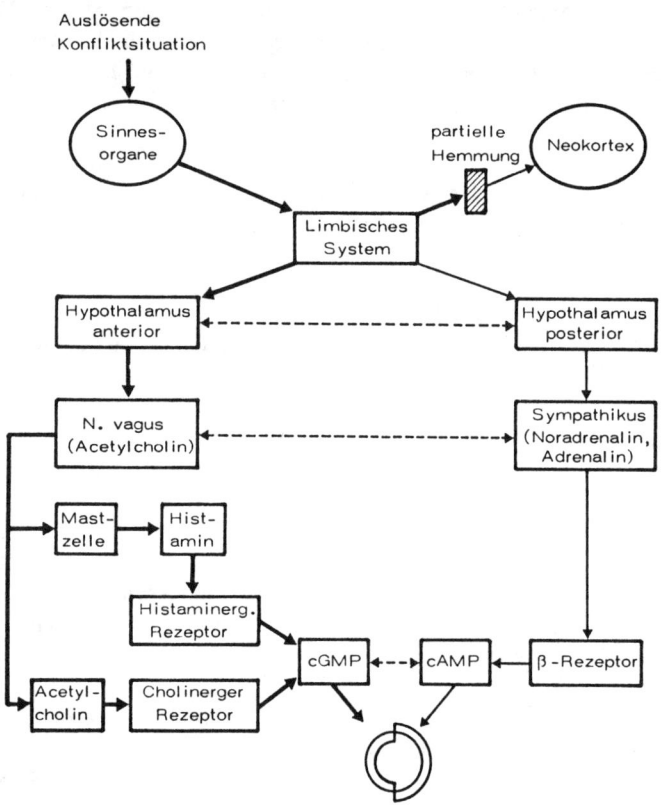

Wirkungen auf das Bronchialsystem

Bronchokonstriktion
Mediatorenfreisetzung ↑
Immunglobulinsynthese ↑

Bronchodilatation
Mediatorenfreisetzung ↓
Immunglobulinsynthese ↓

Abb. 13. Schematische Annäherung an den Strainvorgang beim Asthma bronchiale
c AMP zyklisches Adenosinmonophosphat; *c GMP* zyklisches Guanidinmonophosphat
Interaktionen ———→ Aktivierung
– – – → Hemmung

Wir hoffen, daß unsere Ergebnisse dazu beitragen mögen, psychoanalytische Erkenntnisse wie die von der Wirksamkeit unbewußter Prozesse, die eben gerade auch bei der Entstehung psychosomatischer Krankheiten im allgemeinen und des Asthma bronchiale im besonderen von zentraler Bedeutung sind, weiter in die Organmedizin hineinzutragen, um die Kluft zwischen objektivierender, organzentrierter Medizin und auf das Subjekt und dessen Erleben ausgerichteter psychosomatischer Medizin zu verschmälern und die Verständigung zwischen diesen Disziplinen zu verbessern. Als weiteren Effekt erhoffen wir uns aus der Kenntnis der spezifischen Konfliktantwort beim Asthma bronchiale, daß Asthmakranke nach einer differenzierten Indikationsstellung nicht allein internistisch-medikamentös behandelt, sondern häufiger als bisher einer psychotherapeutischen Behandlung zugeführt werden. Denn letzten Endes erscheint es uns notwendig, das therapeutische Vorgehen auf die verschiedenen ursächlichen Bedingungen (biologische, psychische und soziale) abzustimmen, die das Asthma bronchiale hervorrufen und es in unterschiedlichem Maße ausgestalten.

Zwischenbemerkung

In den Berichten und Falldarstellungen im Teil B und C des Buches war sehr häufig die Konstellation „schwacher Vater, starke Mutter" erwähnt worden, mit der die Patienten in den ersten 5 Lebensjahren konfrontiert waren. Auf die Bedeutung gerade dieser Fakten für eine schwere bis schwerste Neurotisierung des Kindes hatte Schultz-Hencke immer wieder hingewiesen. Wir konnten diese Zusammenhänge für die erheblicher gestörten unserer Patienten auch nachweisen. Wir möchten aber betonen, daß es sich dabei um eine Beschreibung mit übergeordneten Begriffen handelt und nicht um eine Darstellung direkt vergleichbarer neurotischer Vorprägungen. Die jeweiligen Varianten dieses „Kräftespiels" zwischen Vater und Mutter, geben der resultierenden Struktur beim Kind das individuelle Gepräge. Es ist eben nicht ohne Belang, ob die Mutter „dominiert", weil der Vater krank ist, beruflich viel abwesend oder gar im Krieg oder in der Gefangenschaft war bzw. ob die Mutter dominiert, weil sie mit dem Ehemann aus eigenen neurotischen Gründen rivalisierte, ihn depotenzierte, lächerlich machte, ihn betrog, oder ob sie nur eine Frau war, die aus angeborener Vitalität auch ihren an sich geliebten und geachteten Partner einfach „umrannte". Analoges gilt natürlich für die „schwachen Väter": waren sie schwer krank, waren sie nur zuhause der Ehefrau unterlegen, oder verhielten sie sich nur hilflos der Mutter oder Schwiegermutter gegenüber, während sie aber „draußen" angesehene Positionen innehatten und eine durchaus beachtenswerte Rolle spielten? Oder waren sie gerade im Beruf Versager, wurde dies verheimlicht oder lieferte dieser Umstand der Ehefrau weiteres Material gegen den Ehemann usw. usw.

So wie sich hinter der Formel „Härte und Verwöhnung" in der Erziehung für jeden Patienten ein sehr speziell-individuelles Schicksal verbirgt, verbirgt sich hinter der Formel „schwacher Vater – starke Mutter" ebenfalls eine Fülle von verschiedenen Varianten, die alle ihren prägenden Einfluß geltend machen und im Einzelfall für Prognose und Therapie von entscheidender Bedeutung sind.

II. Untersuchungen zum motorischen Grundmuster der Neurosenstrukturen

W. Zander und C. Völker

Obwohl vielerorts die Tendenz besteht, eine Strukturdiagnostik bei unseren Patienten als überholt abzuqualifizieren, wurde sie in diesem Buch immer wieder für notwendig erachtet. Auch wurde die dadurch zu erreichende „Klassifizierung" der Patienten für sinnvoll gehalten (s. S. 34). In der folgenden Arbeit über die Beziehung von Motorik und Neurosenstruktur wird dies weiter belegt.

Klassische Therapien werden in der Regel durchgeführt, während der Patient auf der Couch liegt. Dennoch werden Psychoanalytiker ihre Patienten jeweils auf dem Weg vom Wartezimmer bis zur Couch und nach der Stunde von dieser bis zur Tür in ihrem Bewegungsverhalten beobachten. Dabei fallen ihnen Phänomene auf, von denen sie sich, oft unbewußt, in ihrer täglichen Arbeit lenken lassen. Sie stellen nämlich Zusammenhänge her zwischen der Haltung bzw. dem Gang eines Analysanden und der Art seiner Persönlichkeitsstörung. Bei einem sehr vorsichtig gehenden Patienten kommt gewiß vielen Psychoanalytikern der Gedanke, daß er aggressiv gehemmt sein müsse. Stimmen solche Schlußfolgerungen wirklich?

Wie oft schon haben sich Beobachtungen in allen Disziplinen als trügerisch herausgestellt, sobald man daranging, sie mit wissenschaftlichen Methoden zu überprüfen.

Bleuler (1966) hat in seinem immer wieder lesenswerten Buch über „das autistisch-undisziplinierte Denken in der Medizin" den Wissenschaftlern einen Spiegel vorgehalten, wie häufig und wie schnell sie glaubten, von Zusammenhängen überzeugt sein zu dürfen, und wie sie diese „Erkenntnisse" dann leichtfertig ohne jede wissenschaftliche Erhärtung sogar in der Lehre tradierten. Auf diesem Hintergrund tauchte die Frage auf, ob und auf welche Weise sich wirklich Verbindliches über Haltung und Bewegungsablauf eines Menschen hinsichtlich seiner neurosenstrukturellen Eigentümlichkeiten aussagen ließe.

Bei der Durchsicht der Literatur fiel auf, daß sich das Interesse der Analytiker vorwiegend auf die Mimik als Ausdrucksphänomen, als nonverbale Kommunikation, konzentrierte. Zweckbewegungen dagegen, wie etwa der Gang, sind praktisch nicht systematisch untersucht worden. Nur in Einzeldarstellungen und Fallberichten finden sich auch einmal Hinweise auf die Bewegungsabläufe und die Körperhaltung eines Patienten.

Die wohl umfangreichste Sammlung von Arbeiten zur nonverbalen Kommunikation hat in Deutschland der Gießener Forscher Wallbott (1982) vorgelegt. Aber auch unter den von ihm zusammengefaßten 29 Arbeiten über den Zusammenhang zwischen Gestik bzw. Verhalten und Psychopathologie finden sich lediglich 6 Abhandlungen, bei denen nach Diagnosen erfaßte klinische Gruppen verglichen werden. In den restlichen Arbeiten wird die Änderung des Bewegungsverhaltens *während* der Therapie beschrieben: neunmal handelt es sich um Einzelfälle. Der Versuch einer experimentellen Untersuchung bzw. einer vergleichenden Beobachtung an einem gut definierten Krankenkollektiv mit *neurosentheoretischer* Fragestellung ist jedoch unseres Wissens noch nicht unternommen worden.

Empirische Daten zur Motorik eines Menschen finden sich in der psychoanalytischen Literatur natürlich von Anfang an. So hat z.B. Freud bereits 1923 konstatiert, daß das Ich v.a. ein körperliches sei. Und wie sehr diese Analyse die Motorik betrifft, geht aus seinem berühmt gewordenen Zitat hervor: „Die funktionelle Wichtigkeit des Ichs kommt darin zum Ausdruck, daß ihm normalerweise die Herrschaft über die Zugänge zur *Motorik* eingeräumt ist. Es gleicht so im Verhältnis zum Es dem Reiter, der die überlegene Kraft des Pferdes zügeln soll" (Freud 1923).

Von Adler wird berichtet, daß er seinen Studenten oft gesagt habe: „Wenn wir eine Person verstehen wollen, müssen wir die Ohren schließen, – wir dürfen nur schauen. Auf diese Weise erkennen wir die ganze Gestalt wie in einer Pantomime" (Seelmann 1977).

Spezieller mit Körperhaltung und Bewegung bei ihren Patienten haben sich von den Altanalytikern Ferenczi (1919), Fenichel (1928) und Deutsch (1947) beschäftigt. Ferenczi machte bereits 1919 die allerdings sehr allgemein gehaltene Bemerkung: „Es sind die Neurotiker, die sich durch übermäßige Vorsicht, Angemessenheit, Gewichtigkeit ihrer Gangart und Bewegungen auszeichnen." Und Fenichel weist 1928 darauf hin, daß „die volle Herrschaft über die Motilität in jeder Neurose, ja auch in den verbreitetsten leichten Hemmungszuständen Einbußen erleidet." Deutsch konzentrierte sein Interesse besonders auf die Veränderungen der Körperhaltung während der Analyse und zog den Schluß, daß jeder Patient sein „posturales pattern" habe. Die Beobachtung dieser Haltungsmuster statte den Analytiker mit zusätzlichen Anhaltspunkten für die Psychodynamik aus. So illustriere z.B. eine fixierte Haltung ein unbefriedigtes Bedürfnis und zugleich die Angst bzw. Hemmung, diesem Trieb nachzugeben.

Trotz solcher Hinweise war es in der Weiterentwicklung der klassischen Psychoanalyse für lange Zeit um dieses Thema relativ still geworden. Die *verbale* Sprache galt als *die* zwischenmenschliche Kommunikationsform in der Therapie. Seit ca. 10 Jahren kann man jetzt jedoch wieder eine ansteigende Flut von Veröffentlichungen zum Körper auch im sog. klassischen analytischen Raum registrieren (vgl. Grunert 1977). 1978 wurde u.a. von Blanck u. Blanck das bis dato als Widerstandsform verpönte „Agieren" als wichtige Informationsquelle und Bereicherung der therapeutischen Möglichkeiten wiederentdeckt (s. auch v. Lüpke 1985; Bielefeld 1986).

Ein anderes Schicksal hat die Beobachtung des Körpers jedoch in der von Reich (1933) gegründeten Schule erfahren. Reich hat in seiner Charakteranalyse von Anfang an Entsprechungen von seelischer Struktur und Körperhaltung beschrieben. Allerdings liegt den von ihm dargestellten Strukturen kein einheitliches Ordnungsprinzip zugrunde. Seine Anschauungen haben schließlich u.a. in der Bioenergetik ihren vornehmlichen Ausdruck gefunden. Lowen (1981) – wohl der bekannteste Reich-Schüler – stellt als grundlegendes Axiom der sog. „bioenergetischen Analyse" den Satz auf: „Der Mensch *ist* der Körper." In diesem Zusammenhang ist vielleicht am Rande interessant zu lesen, was der Pantomime Samy Molcho (1984) in seinem Buch „Körpersprache" schreibt: „...solange ich lebe und mit anderen kommuniziere, bin ich mein Körper. Die englische Sprache hat für diese Identität eindeutige Begriffe: somebody ist jemand, nobody ist niemand...".

Bioenergetik sowie andere Körper- bzw. Erlebnistherapieformen, die letztlich alle auf Reichschen Vorstellungen aufbauen, fanden in jüngster Zeit weite Verbreitung mit oft sensationellem Anstrich. Wir sind davon überzeugt, daß dies mit ein Grund war für die „Wiederentdeckung des Körpers", auch in der klassischen Psychoanalyse.

Erst nach Abschluß unserer Untersuchung bekamen wir Kenntnis von den ebenso interessanten wie sehr ausführlichen Beobachtungen, welche die Lersch-Schülerin Kietz (1966) in ihrem Buch „Gang und Seele"[1] geschildert hat. Bei ihren kategorialen Einteilungen unterscheidet sie ebenfalls zwischen Gesamthaltung und Haltung der einzelnen Körperteile wie Kopf, Schultern, Arme, Rumpf, Beine. Auch in ihren Bewegungskategorien verwendet sie Unterteilungen, die den unseren ähnlich sind. Sie bewertet jedoch – im Gegensatz zu uns – den Gang überwiegend insgesamt, und zwar besonders als Ausdrucksträger von Affekten. Ihr Bezugssystem ist u.a. die Kretschmersche Typenlehre (1940), wonach den Pyknikern weiche, runde, fließende und sperrungsfreie, den Leptosomen und Athletikern hingegen mehr eckige, steife bzw. fahrig-hastige Bewegungen zugeordnet werden. Ein Vergleich mit unseren tiefenpsychologischen bzw. neurosenstrukturellen Fragestellungen ist daher praktisch nicht möglich.

Ein historischer Hinweis von Kietz soll hier aber wegen seines originellen Charakters nicht unerwähnt bleiben. Nach einem Zeugnis von Jamblichus hätte bei den Pythagoräern der Brauch geherrscht, die neu ankommenden Schüler erst dann zuzulassen, nachdem man deren Gestalt, Gang und Körperbewegungen genau betrachtet habe.

Der hier unternommene literarische Rückblick entbehrte jedoch wesentlicher Aspekte, wenn wir die Arbeitshypothesen von Schultz-Hencke (1951) unerwähnt ließen.

Im Rahmen seiner streng durchgeführten psychosomatischen Theorienbildung, also im Rahmen seines ständigen Interesses auch an der Körperlichkeit der Patienten, hat er sich vielfach mit der Motorik befaßt. Am zusammenhängendsten äußerte er sich 1947 im „Gehemmten Menschen". Wegen der Wichtigkeit seiner Ansichten für unsere weitere Darstellung sei er etwas ausführlicher zitiert: „Eines der wesentlichsten Bedürfnisse aller Menschen ist dasjenige, sich zu bewegen. Nur weil der Bewegungsdrang so selbstverständlich ist und so selbstverständlich befriedigt wird, ist er so selten Gegenstand ausdrücklicher Untersuchung... Der motorische Drang ist ein existentielles Bedürfnis, in gewissem Sinn ist die innere, subjektive Lebensfähigkeit eines Menschen davon abhängig, wie weit er *so* motorisch sein darf, wie es in ihm liegt."

Wie in den theoretischen Kapiteln ausgeführt, spielt die Motorik im Rahmen der Antriebspsychologie *insgesamt* eine zentrale Rolle. Erst ein Zuschuß an motorischem Drang, ein Zuschuß an Expansion also, macht jedes einfache Gefühlsbedürfnis zum Antrieb. Wird nun, wie das häufig der Fall ist, eben dieser expansive Anteil in früher Kindheit durch pathogen wirkende Interaktionen gehemmt, ist also immer die Motorik betroffen.

---

[1] Herrn Dr. P. Buchheim sei für diesen Hinweis herzlich gedankt.

Die resultierenden Folgen für das Grundmuster der Bewegungsabläufe eines Menschen sind demnach um so gravierender, je früher die Traumatisierungen erfolgen; mit anderen Worten: je unausgereifter, je weniger differenziert die motorischen Möglichkeiten des Kindes noch sind. Beim Schizoiden werden die Auswirkungen daher erheblicher sein als beim Depressiven, bei diesem eingreifender als beim Zwangsneurotiker. Trifft die Neurotisierung ein Kind jedoch erst in der ödipalen Phase – also um das 5. Lebensjahr herum –, ist seine Motorik schon so weit entwickelt, daß sie einer Hemmung weitgehend widerstehen kann. Allerdings gelingt dem hysterisch Strukturierten in der Regel der konsequent gesteuerte, zielgerichtete Einsatz seiner Motorik nicht. Er wird planlos aktiv.

Unserer Meinung nach ist nicht zu übersehen, daß hiermit ein Konzept vorliegt, von dem aus sich eine Klassifikation motorischer Grundmuster für sämtliche Patienten aufbauen läßt, und zwar in Zuordnung zu ihrer jeweiligen Neurosenstruktur.

Schwidder (1959) hat diese Gedankengänge für seine klinischen Beobachtungen benutzt und hat die verschieden geartete Motorik der Patienten in einer Kurzformel zusammengefaßt. Er meinte:

1) bei der schizoiden Struktur gäbe es ein Schwanken der motorischen Steuerung zwischen abnormer Drosselung und gesteigertem Entladungsdrang;
2) bei der depressiven Struktur ein Erschlaffen des Muskeltonus und Bewegungsarmut;
3) bei der zwangsneurotischen Struktur eine starke Abriegelung in Richtung auf muskuläre und mimische Starre bzw. Gespanntheit; und schließlich
4) bei der hysterischen Struktur einen gesteigerten Bewegungsdrang mit Unruhe und planloser Aktivität sowie mit einer leicht störbaren Willkürinnervation.

Damit sind wir wieder beim Ausgangspunkt unserer Ausführungen angelangt, nämlich bei der Frage: Läßt sich diese Beobachtung einer strukturtypisch veränderten Motorik bei unseren Patienten auch experimentell belegen?

Unser Plan war es, verschieden strukturierte Patienten zu filmen und die Filme neutralen Beobachtern vorzuführen. Diese sollten dann das motorische Verhalten der einzelnen Patienten beurteilen, ohne etwas von der Neurosenstruktur bzw. Psychodynamik zu erfahren. Danach sollte mit statistischen Methoden geprüft werden, ob relevante oder gar signifikante Beziehungen von Haltung und Bewegung zu den jeweiligen Neurosenstrukturen der Patienten nachweisbar sein würden. Die Aufgabe war klar und einfach – aber wer je ähnlichen Fragen nachgegangen ist, weiß, welche Schwierigkeiten sich dabei auf dem Wege nach gesicherten Antworten ergeben.

Ehe wir mit der Schilderung desjenigen procedere beginnen, auf das wir uns schließlich einigten, sei vorweg gesagt, daß wir heute manches anders machen würden. Aber das ist schließlich bei allen Forschungen, für die es noch keine erprobten Vorbilder gibt, der Fall.

Unsere Studie wurde am Institut für Medizinische Psychologie und Psychotherapie der TU München innerhalb von 2 Jahren durchgeführt. In die Untersuchung gingen von einem bestimmten Stichtag an sämtliche Patienten ein, die folgende Kriterien erfüllten: Sie durften nicht jünger als 18 und nicht älter als 45 Jahre sein, damit möglichst sicher wachstumsbedingte bzw. degenerative Veränderungen am Körperbau ausgeschlossen werden konnten. Sie durften nicht an psychosomatischen Beschwerden – auch nicht funktioneller Art – im Muskelskelettsystem leiden, ebensowenig an einer orthopädischen oder neurologischen Erkrankung, da diese die Haltung und Bewegung hätten beeinflussen können. Aus demselben Grunde durften die Patienten nicht unter der Wirkung von Psychopharmaka stehen. Daß sie bereit sein mußten, sich filmen zu lassen, versteht sich von selbst. Erstaunlicherweise erklärten sich 80% der unter diesen Kriterien angesprochenen Patienten zu der Untersuchung bereit. (Vom 46. Patienten an wurden nur noch Männer in das Kollektiv aufgenommen, da wir sonst kein ausgeglichenes Geschlechterverhältnis erzielt hätten. Bekanntlich überwiegen in psychotherapeutischen Einrichtungen die Patientinnen.)

53 Patienten konnten auf diese Weise im Rahmen der uns zur Verfügung stehenden Zeit zunächst einem mehrstündigen tiefenpsychologischen Interview unterzogen werden (Interviewer: W. Zander). In der Regel vergingen dann wenigstens 2 Wochen, bis die Anamnese geschrieben vorlag. Erst dann wurde die Strukturdiagnose gestellt. Absichtlich enthielten die Aufzeichnungen keinerlei Notizen über den Eindruck von Haltung, Gestik oder Gang der Patienten, um – soweit dies nur irgend möglich – distanziert davon die Diagnose zu stellen. Gleichzeitig wurde eine Kollegin gebeten, die keinen der Patienten gesehen hatte, aber mit der Art der Strukturdiagnostik vertraut war, lediglich anhand der Anamnesen die jeweilige Struktur zu bestimmen.

Da es natürlich in praxi so gut wie nie reine schizoide, depressive, zwangsneurotische oder hysterische Strukturen gibt, hatten wir verabredet, daß *der* Strukturanteil mit dem größten Gewicht an die erste Stelle kam. So hatte bei einer zwangsneurotisch-depressiven Mischstruktur das Zwangsneurotische das Übergewicht, bei einer depressiv-zwangsneurotischen dagegen das Depressive. Auch wenn dadurch die Aussagekraft der Ergebnisse möglicherweise geschmälert sein würde, ging nur der gewichtigste Strukturanteil in die Studie ein, um nicht schon im Rahmen einer ersten Untersuchung dieser Art vor zu komplexen Problemen zu stehen; denn die Streuung der Mischstrukturen war sehr groß. Auch weiß jeder erfahrene Psychotherapeut, daß oftmals die Beurteilung der zusätzlichen Strukturbeimischungen bei näherem Kennenlernen eines Patienten noch revidiert werden muß, während man sich in bezug auf den Hauptschwerpunkt seltener irrt. So war denn auch im Hinblick auf die Strukturbeimischung die Ansicht der Kollegin etwas häufiger abweichend von der des Interviewers, was nach dem eben Gesagten für die Studie aber keine Rolle spielte. In bezug auf den gewichtigen ersten Strukturanteil wich ihr Urteil jedoch nur 3mal ab. In die Endbeurteilung nahmen wir diese 3 Strukturdiagnosen der Kollegin auf, weil ihre Diagnostik mit Sicherheit nicht durch eine Beobachtung der Motorik der Patienten beeinflußt sein konnte. Wir glaubten zu der Vernachlässigung der zusätzlichen Strukturanteile auch thematisch berechtigt zu sein, denn wir gingen von der Annahme aus, daß der größte Strukturanteil auch die Motorik am meisten prägt.

So konnten schließlich die 53 Patienten folgendermaßen klassifiziert werden:

10 Schizoide,
10 Depressive,
20 Zwangsneurotische,
13 Hysterische.

Diese Verteilung erscheint für ein poliklinisches Krankengut typisch, genau wie die Geschlechterverteilung auf die Strukturen den allgemeinen Erwartungen in etwa entspricht. Bei den Schizoiden und Zwangsneurotischen waren die Männer in der Überzahl (7:3 und 13:7). Bei den Frauen die Depressiven und Hysterischen (7:3 bzw. 10:3). Insgesamt waren es 26 Männer und 27 Frauen. Beim Vergleich der Krankheitssymptomatik, Altersstruktur, Geschlechtsverteilung (bis zu unserem 46. Patienten gerechnet) und Häufigkeit der Neurosenstrukturen ergaben sich deutliche Übereinstimmungen zwischen Literaturangaben und den eigenen Befunden. Somit schienen unsere Auswahlkriterien keinen wesentlichen Selektionseffekt auf die Zusammensetzung unseres Patientenkollektivs gehabt zu haben, was uns für die Aussagekraft der Ergebnisse besonders wichtig erscheint.

Um eventuelle tageszeitliche Schwankungen so gering wie möglich zu halten, wurden die Patienten jeweils am Vormittag – also nach dem Frühstück, aber vor dem Mittagessen – in unser Institut bestellt. Aus filmtechnischen Gründen baten wir sie außerdem, möglichst dunkle, eng anliegende Kleidung zu tragen.

Der Interviewer (W. Zander) machte jeden Patienten namentlich mit seinem Mitarbeiter (C. Völker) bekannt, der aber außer dem Namen der Patienten vorläufig noch nichts weiteres über diese erfuhr. In einem ca. 15minütigen Gespräch wurden die Patienten von ihm genau über den zu erwartenden Ablauf der Filmuntersuchung informiert. Diese Zeit erwies sich als voll ausreichend, um eine gute Atmosphäre herzustellen und evtl. bestehende Anfangsängste abzubauen. Gefilmt wurden die Patienten mit einer S 8-Kamera in 2 verschiedenen Geschwindigkeiten, einmal in Normalgeschwindigkeit mit 18 Bildern/s und dann in 3facher Zeitlupe mit 54 Bildern/s. Letzteres geschah in der Hoffnung, evtl. durch diesen Zeitlupeneffekt über die normale Beobachtung hinaus zusätzliche Informationen zu gewinnen. (Bei der Auswertung hat dies aber kaum eine Rolle gespielt.)

Wir haben dann die Patienten in 5 standardisierten Situationen gefilmt, wobei der Interviewer in 3 Szenen als Partner fungierte.

Situation 1 ist eine *Begrüßungsszene*. Der Patient kommt durch die Tür ins Zimmer. Begrüßung per Handschlag, Hinsetzen an einen Tisch. Der Szenenpartner schenkt ein Glas Mineralwasser ein, das der Patient auf Aufforderung hin trinkt. Dann erfolgt eine Verabschiedung mit Handschlag.

Situation 2 ist eine *Ballspielszene*. In Gegenüberstellung wirft der Szenenpartner dem Patienten 3mal einen Ball zu, und zwar jeweils zunächst von oben, dann von unten, und dann wieder von oben.

Situation 3 eine *Fechtszene*. Es werden Therapiekeulen aus Schaumstoff benützt. Der Szenenpartner beginnt den „Kampf", überläßt dem Patienten dann aber zwischendurch die Initiative.

In Situation 4 filmen wir den *Gang*. Der Patient geht 2mal den ganzen Raum auf und ab. Zum Abschluß nehmen wir

in Situation 5 den Patienten beim *Treppengehen* auf, wobei er die 14stufige Treppe zu unserem Institut hinunter- und dann wieder hinaufgehen muß.

Gang und Treppensteigen waren uns besonders wichtig, weil wir bei diesen *Zweck*bewegungen davon ausgingen, daß sie durch die experimentelle Situation am wenigsten beeinflußt sein würden.

Erst nach Abschluß sämtlicher Filmaufnahmen erfuhr der Mitarbeiter (C. Völker) die Strukturzugehörigkeit der einzelnen Patienten. Im Hinblick auf eine leichtere statistische Vergleichbarkeit wurde auch die Gruppe der zwangsneurotischen und hysterischen Patienten auf je 10 beschränkt. Die Auswahl orientierte sich lediglich an der technischen Güte der Filmaufnahmen.

So bestand unser Patientenkollektiv schließlich aus 40 Patienten, nämlich aus 10 schizoid, 10 depressiv, 10 zwangsneurotisch und 10 hysterisch Strukturierten.

Die nächste Aufgabe bestand in der Aufbereitung des Materials. Wir entschieden uns dabei für die Erstellung eines Fragebogens, der mehreren Ratern, also den eingangs erwähnten neutralen Beobachtern, vorgelegt werden sollte. Wir mußten diese subjektive Methode wählen, da uns der hohe technische Aufwand für physikalische Parameter nicht zur Verfügung stand. Dies ist jedoch kein wesentlicher Nachteil; denn wie Wallbott zeigen konnte, erreichen subjektive Beurteilungen eine hohe Korrelation zu den Ergebnissen physikalischer Meßdaten. Sie sind danach als Methode in der nonverbalen Kommunikationsforschung also durchaus effektiv. Der „Mangel" an „objektiven" Daten ist für die klinische Verwertbarkeit der Ergebnisse sogar ein Vorteil; denn im Experiment wird simuliert, was ein Psychoanalytiker in der täglichen Arbeit *tatsächlich* beobachten *kann*.

Bei der Aufstellung des Fragebogens ließen wir uns von folgenden Überlegungen leiten: Einmal sollten die Rater auf keinen Fall durch eine zu große Anzahl von items überfordert werden. Andererseits durften es aber von der Fragestellung her nicht zu wenige items sein. Ferner wollten wir die Gefahr einer Pseudogenauigkeit vermeiden. So setzten wir nur solche Bewegungsmerkmale in items um, die bei der Vorführung des Films relativ mühelos beobachtet werden konnten. Wir wählten schließlich aus der Fülle von bewegungsbeschreibenden Begriffen 45 Merkmale aus. Dabei gaben uns die beschreibenden Attribute von Wallbott grundlegende Anhaltspunkte. Die 45 Merkmale wurden dann inhaltlich sinngemäß auf 10 skalierte Gruppen verteilt. Mit ihrer Hilfe sollten jene 3 Aspekte des Bewegungsverhaltens erfaßt werden, die uns im Rahmen unserer Studie interessierten; nämlich *Körperhaltung*, *Gang* und *Gestik* als motorische Grundmuster der Patienten – nicht aber ihre Mimik.

Der Gestik, dem Gang insgesamt und den Beckenbewegungen während des Gehens wurden dabei je 2 Merkmalsreihen zugeordnet: Eine Skala galt den mehr tempobezogenen Kriterien, eine zweite beschrieb mehr die Form der motorischen Abläufe. (s. Fragebogen S. 186).

Für die Beurteilung des Filmmaterials konnten wir 11 Rater gewinnen. In einschlägigen Arbeiten wird darauf hingewiesen, daß eine *größere* Anzahl von Untersuchern keine Verbesserung der Ergebnisse gebracht hätte (Wallbott 1982). Bei der Auswahl der Rater erschien uns wichtig, daß sie aus unterschiedlichen Berufsgruppen stammten, bei ihrer Arbeit aber betont mit der Beobachtung und Beurteilung von Bewegungsabläufen befaßt waren. Wir fanden schließlich folgende 11 Rater: einen Ballettlehrer, eine Bewegungstherapeutin, eine Gymnastiklehrerin, eine Krankengymnastin, 2 Neurologen, einen Orthopäden, einen Dirigenten, 2 Psychoanalytiker[2], einen Bioenergetiker.

---

[2] Diese beiden Kollegen waren mit der Studie sonst nicht befaßt.

Fragebogen zur Bewegungsstudie
Name des Beobachters: Patient Nr.

Körperhaltung:
Gesamthaltung: 1. verkrampft   – steif   – gestrafft   – locker   – schlaff
Kopf: 2. vorgestreckt   – Mittelstellung   – zurückgezogen   – seitl. geneigt
Schultern: 3. vorgeschoben   – zurückgezogen   – hochgezogen   – locker   – schlaff hängend

Gang: 4. gebremst   – vorsichtig   – langsam   – ruhig   – zügig   – hastig
                 5. unrhythmisch   – schwerfällig   – flüssig   – dynamisch   – elastisch   – schlaksig

Arme: 6. unkoordiniert   – beide fixiert   – einseitig fixiert

Becken: 7. fixiert   – locker   – betont mitschwingend   – mitschwingend
                 8. vorgeschoben   – Mittelstellung   – zurückgezogen

Gestik: 9. starr   – müde   – ruhig   – ausgewogen   – lebhaft   – hektisch
                 10. verkrampft   – eckig   – rund   – ausladend   – manieriert   – fahrig

Besonderheiten:

Die Beurteilung hatte dann folgenden Ablauf: Allen 11 Beobachtern, die sich freiwillig und völlig unentgeltlich zur Verfügung gestellt hatten[3], war der Fragebogen vorher zugegangen, damit sie sich mit ihm vertraut machen konnten. Die Auswertung erfolgte dann für alle gemeinsam an einem Tag. Das Filmmaterial wurde in 4 Abschnitten zu je 1 1/2 h – pro Abschnitt also 10 Filme – mit dazwischengeschalteten größeren Pausen vorgeführt. Selbstverständlich bekamen die Rater über die Patienten sonst keinerlei Informationen. Es wurden lediglich folgende Anweisungen gegeben:

a) Ein item sollte nur dann angekreuzt werden, wenn es eindeutig zutreffend erschien.
b) Es konnten in einer Merkmalsreihe auch mehrere items angekreuzt werden.
c) Die Rubrik „Besonderheiten" konnte für zusätzliche Auffälligkeiten benutzt werden.

Nach der Vorführung des Films von einem Patienten erfolgte jeweils sofort die Beurteilung. Auf Wunsch konnte die Filmvorführung ganz oder in Teilabschnitten wiederholt werden. Diese Art des Vorgehens hat u.E. dazu beigetragen, daß die Rater – vielleicht abgesehen von individuell unterschiedlichen leichten Ermüdungserscheinungen – sich hinsichtlich ihrer Aufnahmefähigkeit während des ganzen Tages nicht überfordert gefühlt haben.

Ehe wir zu den Ergebnissen unserer Untersuchung kommen, sei noch erwähnt, daß sich die Reliabilität der Rater als außerordentlich zufriedenstellend erwies. Die statistische Überprüfung ergab, daß keiner von ihnen überzufällig häufig vom Mittelwert abwich. Es gab also keinen einzigen sog. Ausreißer.

Auch unser Fragebogen hat sich im ganzen bewährt, selbst wenn wir heute im einzelnen Veränderungen vornehmen würden. Bei 10 der 45 items war die Trennschärfe vom Sprachlichen her nicht optimal. Beispielsweise bestand eine zu große Ähnlichkeit zwischen Merkmalen wie „steif" und „verkrampft" bzw. „langsam" und „gehemmt". Trotzdem haben die Rater nur in 8% der Fälle innerhalb einer Merkmalsreihe items kombiniert. Das heißt mit anderen Worten: Das Bewegungsverhalten ließ sich überwiegend durch eines der jeweils angebotenen Attribute eindeutig erfassen. Ferner lag die Quote der nicht beantworteten Fragen – also die „missing data – mit 3,3% sehr niedrig. Im Rahmen unseres Fragebogens war also in 96,7% der Fälle eine positive Zuordnung möglich.

Auf dem Boden dieser Qualitätsprüfungen werteten wir dann das Material aus.[4] Zunächst wurde dabei festgestellt, wie oft von den Ratern jedes einzelne item insgesamt gewählt wurde. Danach wurde die Verteilung auf die 4 Strukturen ermittelt. Mit Hilfe des Chi-Quadrat-Tests an der Mehrfeldertafel konnten dann Signifikanzen in bezug auf die Häufigkeitsverteilung errechnet werden.

---

[3] Allen Ratern sei nochmals für ihre zeitlich aufwendige Mitarbeit sehr herzlich gedankt.
[4] Wir möchten an dieser Stelle Herrn Dr. J. Scherer sehr herzlich für seine hilfreiche Unterstützung bei der statistischen Verrechnung danken.

Die Ergebnisse waren für uns selbst überraschend eindeutig. Es zeigte sich nämlich, daß 36 der 45 Merkmale statistisch signifikant den einzelnen Neurosenstrukturen zugeordnet worden waren, und zwar 7mal auf dem 5%-Niveau, 13mal auf dem 1%- und 16mal sogar auf dem 1‰-Niveau (Zur Illustration 2 Beispiele: Gang und Gestik in Abb. 14 und 15).

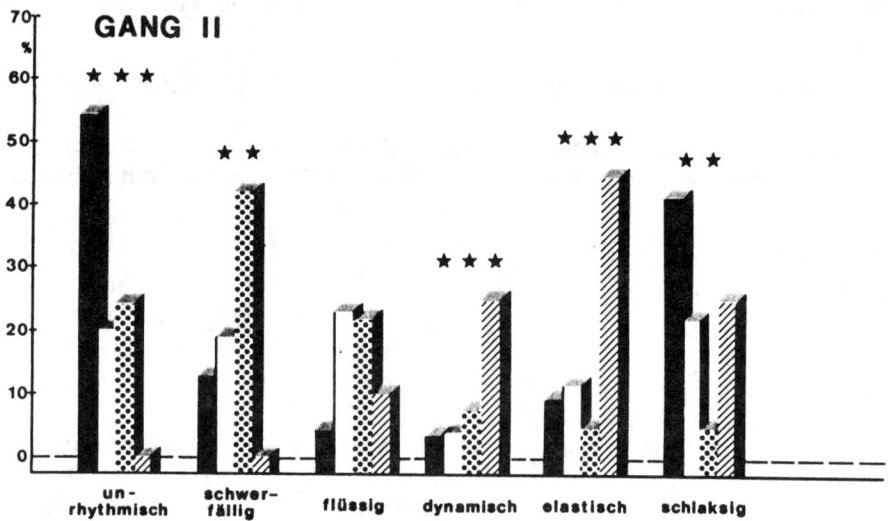

Abb. 14. Fragenskala zum qualitativen Aspekt des Ganges
▬ schizoid, ▭ depressiv, ▦ zwanghaft, ▨ hysterisch; * signifikant auf dem 5%-Niveau, ** signifikant auf dem 1%-Niveau, *** signifikant auf dem 1‰-Niveau.

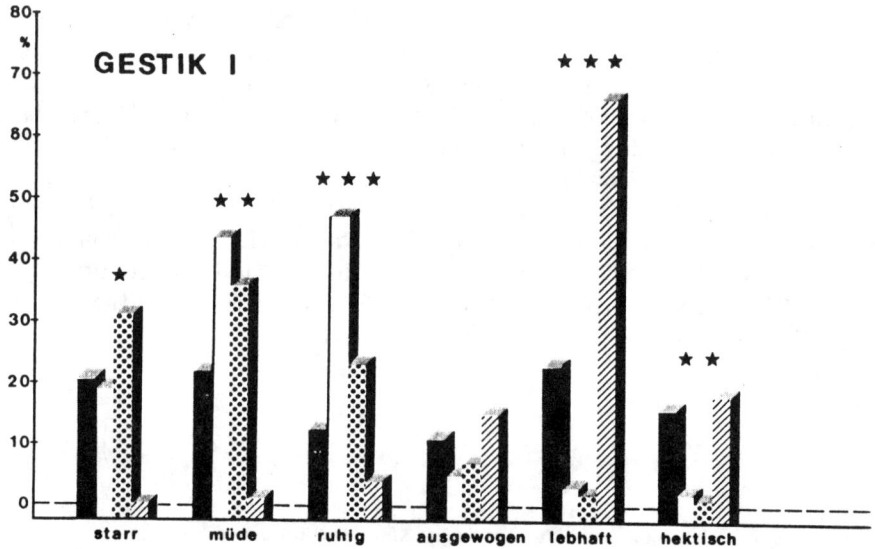

Abb. 15. Fragenskala zum quantitativen Aspekt der Gestik (Erläuterungen s. Abb. 14).

Nach unseren Auswertungen ergaben sich für die einzelnen Strukturen nun folgende motorische Grundmuster, wobei die Übereinstimmung unserer Ergebnisse mit den Aussagen von Schwidder nicht zu übersehen ist.

Für die **schizoide Struktur** waren signifikant:
- Bei der *Haltung* der „vorgestreckte Kopf" und die „schlaffen Schultern".
- Beim *Gang* die Merkmale „unrhythmisch", „schlaksig", „unkoordinierte Armbewegungen".
- Bei der *Gestik* das Merkmal „fahrig".

Insgesamt ergab sich daraus ein Aspekt, den man als *unrhythmisch-unkoordiniertes Bewegungsverhalten* beschreiben könnte.

Schwidder hatte für die Motorik des Schizoiden klinisch ein Schwanken der Steuerung zwischen abnormer Drosselung und gesteigertem Entladungsdrang beschrieben.

Für die **depressive Struktur** waren in unserer Studie signifikant:
- Bei der *Haltung*: die „hochgezogenen Schultern", ein Befund, auf den wir noch eingehen werden.
- Beim *Gang* waren es die Merkmale „vorsichtig" und „langsam" „Arm einseitig fixiert".
- Bei der *Gestik* die items „müde" und „ruhig".

Insgesamt zeigte sich ein Aspekt, den man als *ängstlich-langsames Bewegungsverhalten* beschreiben könnte.

Schwidder hatte bei der depressiven Struktur auf ein Erschlaffen des Muskeltonus und Bewegungsarmut hingewiesen.

Für die **zwangsneurotische Struktur** waren in unserer Untersuchung signifikant:
- Bei der *Haltung* die Merkmale „steif" und „verkrampft", „die Schultern zurückgezogen".
- Beim *Gang*: „gebremst" und „schwerfällig", wobei die Arme und das Becken fixiert blieben.
- Bei der *Gestik* waren es die Merkmale „starr" und „verkrampft" bzw. „eckig".

Als Gesamtaspekt folgerten wir hier ein *rigides, steifes Bewegungsverhalten*. Daß man dabei unwillkürlich an den sog. Muskelpanzer von Reich erinnert wird, sei am Rande bemerkt. Schwidder hatte von einer Abriegelung der Motorik in Richtung auf muskuläre Starre bzw. Gespanntheit gesprochen.

Für die **hsyterische Struktur** schließlich waren in unserer Studie signifikant:
- Bei der *Haltung* das Merkmal „locker" sowohl insgesamt als auch bei den „Schultern" allein.
- Beim *Gang* die items „dynamisch", „elastisch", „zügig", „hastig". Es schwangen die Arme mit, das Becken war locker und ebenfalls mitschwingend.
- Bei der *Gestik* waren es die Merkmale „lebhaft", „hektisch", „rund", „ausladend", teilweise „maniriert".

Als Gesamtaspekt folgerten wir hier ein *lebhaftes, häufig, aber nicht immer, ausgewogenes Bewegungsverhalten.*

Auch hier als Vergleich die Charakterisierung von Schwidder: Er hatte einen gesteigerten Bewegungsdrang mit Unruhe und planloser Aktivität hervorgehoben.

Die Parallelen zwischen den klinisch-psychoanalytischen Beobachtungen und den Ergebnissen unserer experimentellen Studie sprechen wohl für sich. Es gab *ein* unerwartetes Ergebnis: die hochgezogenen Schultern bei der depressiven Struktur.

Das Phänomen als solches ist natürlich bekannt. Schon Deutsch u.a. haben darin einen Ausdruck von Angst und Abwehrreaktionen gesehen. Auch Schultz-Hencke (1947) wies darauf hin, daß in der späteren Haltung des frühkindlich gehemmten Erwachsenen sich eine ängstliche Spannung in denjenigen Muskelgruppen zeigen würde, die phylogenetisch der Verteidigung und Abwehr zugeordnet seien: nämlich Schultern, Nacken und Rückenbereich. Wenn man annimmt, die hochgezogenen Schultern wären eine Reaktion auf die experimentelle Laborsituation, so bliebe die Frage unbeantwortet, warum dies bei den anders Strukturierten keine Bedeutung zu haben schien. Reagieren vielleicht nur die überwiegend depressiv Strukturierten in dieser Weise bevorzugt auf so künstliche Randbedingungen? Es liegt der Gedanke nahe, daß die hochgezogenen Schultern *hier* wirklich einem antagonistischen (Abwehr-)Impuls entsprechen, da bei unserer Versuchsanordnung den Patienten die Form der motorischen Aktivität weitgehend vorgeschrieben war. Hätten wir den Probanden die Initiative vollständig *selbst* überlassen, wäre möglicherweise statt der hochgezogenen Schultern die sonst so bekannte Spontaneitätshemmung der depressiv Strukturierten deutlich zum Ausdruck gekommen.

Über die bisher referierten Ergebnisse hinaus wurden noch weitere statistische Berechnungen angeschlossen, über die aber nur kurz berichtet werden soll. Mit Hilfe einer Faktorenanalyse wurden die Merkmale aus allen Skalen auf korrelative Zusammenhänge hin untersucht. Es konnten dabei 2 Faktoren eruiert werden; ein Faktor entsprach dem schizoiden und einer dem hysterischen motorischen Gesamtbild. Dieses Ergebnis kann u.a. als zusätzliche Bestätigung für die Validität des Fragebogens gewertet werden.

Von Wichtigkeit in bezug auf unser Thema war noch eine weitere Berechnung, die mit Hilfe der *Varianzanalyse* (Anova) durchgeführt wurde. Danach unterschieden sich nur 7 der 45 items statistisch signifikant bzgl. des *Geschlechts,* und zwar folgendermaßen: Bei den Frauen zeigte sich häufiger eine mittlere Kopf- und eine lockere Schulterhaltung bei ruhiger, runder Gestik. Die Männer hatten den Kopf eher vorgestreckt, die Gestik war häufiger ausladend und fahrig. Allerdings – und dies ist das Interessante – : der Unterschied in der Verteilung der Merkmale auf die beiden Geschlechter war sehr gering im Vergleich zu der großen Unterschiedlichkeit bei den einzelnen Strukturen. Die *Strukturen* hatten also einen viel relevanteren Einfluß auf das Vorkommen eines Merkmals als das *Geschlecht*.

Experimentellen Untersuchungen wie der unsrigen wird oft vorgeworfen, die Patienten seien lediglich Versuchsobjekte, und der Versuchsleiter betrachte sie rein technisch. Für unsere Studie konnten wir dies jedoch weitgehend ausschließen. Den Patienten wurde nach Abschluß der Untersuchung ein Fragebogen vorgelegt. Danach wären alle Patienten bereit gewesen, wieder an einem solchen Projekt teilzunehmen. Insgesamt wurde die Untersuchung als positiv erlebt, besonders das Ballspielen und das Fechten hätten sehr auflockernd gewirkt. Viele Patienten waren der Überzeugung, für sich wichtige Erfahrungen gemacht zu haben. Vielleicht sollte noch erwähnt werden, daß zusätzlich bei allen Patienten weiterführende Gespräche angeschlossen wurden, bei welchen auch die Beobachtungen aus der Studie therapeutisch verwertet werden konnten. In vielen Fällen wuchs dadurch die Motivation zu einer Psychotherapie.

Gehen wir jetzt rückblickend nochmals der Frage nach, was uns diese Untersuchung gebracht hat. Generell konnten wir zeigen, wie prägend die 4 Neurosenstrukturen für die motorischen Grundmuster sind; sie sind sogar prägender als die Geschlechtszugehörigkeit.

Zwar haben schon die Altanalytiker auf die veränderte Motorik neurotischer Patienten hingewiesen: u.E. jedoch war Schwidder der erste, der systematisch auf dem Boden eines sehr großen Krankengutes des Landeskrankenhauses Tiefenbrunn spezielle Verhaltensmuster für die einzelnen Neurosenstrukturen beschreiben konnte. Eine experimentelle Überprüfung hat es – wie anfangs erwähnt – aber bislang nicht gegeben.

Die hochsignifikanten Untersuchungsergebnisse sind unserer Meinung nach geeignet, die bestehenden Arbeitshypothesen über die Zusammenhänge von Neurosenstruktur und dem jeweiligen motorischen Grundmuster zu unterbauen. Damit wird zugleich die Wichtigkeit, um nicht zu sagen Notwendigkeit, unterstrichen, die Beobachtung von Haltung und Bewegung bei der tiefenpsychologischen Diagnostik und Therapie miteinzubeziehen. Andererseits sind unsere Ergebnisse wohl auch ein Beweis dafür, wie sinnvoll es ist, an der Differenzierung der Psychodynamik unserer Patienten in die Neurosenstrukturen festzuhalten, wie zu Beginn des Kapitels bereits betont.

So sehr unsere Studie Körpertherapieverfahren als berechtigt erscheinen läßt, so dokumentiert sie andererseits die Notwendigkeit, auch dabei die strukturelle Psychodynamik zu berücksichtigen. Wenn es bei diesen Therapieformen zu ungünstigen Verläufen kommt, liegt die Ursache u.E. überwiegend in mangelnden Kenntnissen auf dem Gebiet der Neurosenlehre.

Zwar ist unsere experimentelle Untersuchung nur ein erster Schritt. Sie kann aber Ausgangspunkt und Anreiz werden, weitere Fragestellungen im Bereich der gesamten Psychotherapie zu bearbeiten, allerdings nur so weit, wie dies eben mit Menschen möglich ist. So könnten wir uns Versuchsanordnungen denken, bei welchen den Patienten mehr Eigeninitiative überlassen bleibt, um z.B. das Verhalten von Spontanimpulsen zu untersuchen. Auch eine Studie, bei der Patienten vor und nach einer psychotherapeutischen Behandlung gefilmt werden, wäre evtl. sinnvoll. Es ergäbe sich zusätzlich die Möglichkeit, Patienten während des Therapieverlaufs bei bestimmten Indikationen zu bestimmten Zeiten mit ihrem Film zu konfrontieren. Ganz besonders erfolgversprechend schienen uns ähnliche Untersuchungen im Bereich der Psychosomatik, vornehmlich bei Erkrankungen aus dem rheumatischen Formenkreis.

Es wird immer wieder Kollegen geben, welche die Notwendigkeit derartiger Untersuchungen anzweifeln mit dem Hinweis, *das alles sei doch ohnehin bekannt*. Wir sind aber nach wie vor der Meinung, daß eine wissenschaftliche Disziplin wie die unsrige nach etwa 100jähriger Erfahrung aufgerufen ist, ihre Arbeitshypothesen – so weit dies nur möglich ist – kritisch zu überprüfen bzw. experimentell zu erhärten.

D. Rückblick und therapeutische Schlußfolgerungen

E. und W. Zander

Ehe wir uns therapeutischen Fragen zuwenden, sei folgendes rückblickend nochmal zusammengefaßt:

Es ging in diesem Buch um jenen Teilbereich der Medizin, dem man ohne Kenntnisse auf dem Gebiet der Neurosenlehre, also der Tiefenpsychologie bzw. Mikropsychologie, weder theoretisch noch praktisch gerecht werden kann. Wir hatten diesen Teilbereich mit der Mikrochirurgie verglichen. Fußend sowohl auf der These einer Gleichzeitigkeitskorrelation von Seelischem und Körperlichem wie den Modellvorstellungen der Antriebspsychologie wurde die Summe aller körperlichen Veränderungen, die sich abspielen, während ein Patient seinen neurotischen Ambivalenzkonflikt erlebt, als „Strain" bezeichnet. Die psychosomatischen Erkrankungen im engeren Sinn konnten danach auch als *Strainkrankheiten* definiert werden. Im Vergleich zu der unvorstellbaren Fülle von Einzelelementen, aus denen Strain sich zusammensetzt, konnte bislang nur ein winziger Bruchteil experimentell nachgewiesen werden. Immerhin gelang es unserem Team, beim Asthma bronchiale, der Colitis ulcerosa bzw. dem M. Crohn und dem Ulcus duodeni gerade solche Strainfacetten aufzuzeigen, die sicher keine ganz unwichtige Rolle im ursächlichen Konditionenbündel dieser Erkrankungen spielen.

Wegen der Begrenztheit dessen, was man Menschen in einer Untersuchung zumuten kann, werden unsere Kenntnisse in bezug auf die Korrelationsvorgänge bei neurotischem Erleben immer lückenhaft bleiben. Dennoch scheint es lohnend, auf dem begonnenen Weg mit aller gebotenen Vorsicht weiterzuforschen. Je mehr Fakten man über die Relevanz bestimmter vorherrschender Konfliktantworten mit dem zugehörigen Strain kennt, um so gezielter wird man sich therapeutisch verhalten können. Aussichtsreich müßten solche Untersuchungen v.a. bei jenen Krankheitsbildern bzw. Syndromen sein, deren Ätiopathogenese von medizinischer Seite bisher noch nicht völlig abgeklärt werden konnte. Allerdings darf nicht vergessen werden, daß man bei derartigen Korrelationsuntersuchungen mit einem sehr großmaschigen Netz auszieht in der Hoffnung, dennoch relevante Details „einzufangen". Dabei können sich Versuchsanordnungen als ungeeignet erweisen, ebenso das Untersuchungsinstrumentarium. Wo Neuland zu erobern ist, sind Mißerfolge unvermeidlich. Auch wir sind von ihnen nicht verschont geblieben. Wenn wir trotz dieser Schwierigkeiten aber dennoch in einigen Fällen wichtige Strainelemente nachweisen konnten, ist dies u.E. nach um so mehr ein Beleg für die hier vertretenen Modellvorstellungen.

Im Rahmen dieser Vorstellungen konnten auch für die so häufige Polysymptomatik der Patienten Erklärungsmöglichkeiten gefunden werden. Die Primärursachen in der Kindheit sind von großem Variantenreichtum. Ein Patient kann aufgrund der vielfältigen interaktionellen Einflüsse seitens aller Bezugspersonen[1] und im Hinblick auf seine verschiedenen Antriebe ein sehr zusammengesetztes neurosenstrukturelles „Muster" erwerben. In auslösenden Situationen kann er dann auch später u.U. zahlreiche Symptome produzieren, in der Mehrzahl der Fälle sowohl „psychische" wie „somatische". Ebenso kann er auch von auslösender Situation zu auslösender Situation unterschiedlich reagieren.

Wir versuchten weiterhin zu zeigen, daß es keinen prinzipiellen Unterschied zwischen denjenigen neurotischen Symptomen gibt, die vorwiegend als „seelisch" und denen, die vorwiegend als „körperlich" bewußt werden, und wir erörterten die jeweiligen Konditionen, die entweder das eine oder das andere „bewirken".

Nach diesen Fakten liegt die Schlußfolgerung nahe, daß sich die Psychotherapie bei neurotischer *Körper*symptomatik nicht grundsätzlich von der Psychotherapie bei Psychoneurosen unterscheidet. Wir hatten schon ausgeführt, daß ein Patient mit einer neurotischen Depression oder mit Grübelzwängen[2] von seinen eigentlichen seelischen Bedürfnissen genau so weit entfernt ist wie ein Patient mit einer Körpersymptomatik. Bei letzteren sind lediglich wegen der körperlichen Eigengesetzlichkeit der Strainkrankheiten einige Besonderheiten zu beachten.

Die Therapierbarkeit eines Patienten ist also nicht abhängig von der Art der Symptome, sondern von jenen prognostischen Kriterien, die ganz allgemein bei der Indikationsstellung für analytische Therapieformen gelten (z.B. Heigl 1972); also für die Gruppen- oder Einzelanalysen, für analytische Kurzverfahren und für die dynamische Psychotherapie nach Dührssen (1972, 1988). Deshalb ist es so wichtig, diese Kriterien im Erstinterview zu klären.

Damit kommen wir zum *prognostischen* Teil der Anamneseerhebung. Zunächst ist zu eruieren, ob die neurotische Struktur überhaupt bei der jeweiligen Krankheit Gewicht hat und ferner – falls dies zutreffen sollte –, ob es sich um eine leichte, mittelschwere oder schwere Neurose handelt. Wir orientieren uns dabei nicht nur an der Dynamik des anamnestischen „Gruppenprozesses zu zweit" (s. S. 64), sondern fahnden zusätzlich auch nach Sekundär- und Tertiärfolgen der Gehemmtheit, also nach neurotischen Bequemlichkeiten, Riesenerwartungen, Riesenansprüchen, neurotischen Ideologien usw. Richtungweisend ist auch die symptomauslösende Ursache. Je ubiquitärer die Schicksalssituation ist – also etwa eine Schwellensituation des Lebens –, die mit Symptomatik „beantwortet" wird, desto schwerer ist in der Regel die neurotische Entwicklung. Aufschlußreich kann ferner sein, welche Fragen ein Patient spontan nach der Anamneseerhebung stellt, wieweit er also noch mit „gesunden Anteilen" reagieren kann (ob er z.B. genauer nach Art, Dauer, Kosten einer Therapie fragt usw.).

Genau wie bei Psychoneurosen müssen Faktoren wie Leidensdruck, Gesundungswille, Ausmaß der Fixiertheit in der jeweiligen sozialen Situation usw. in die Überlegungen mit einbezogen werden, um zu entscheiden, ob eine Psychoanalyse aussichtsreich sein kann oder nicht. Zusätzlich ist bei Bestehen einer Körper-

---

[1] Auch Geschwister und sonstige Beziehungspersonen sind von Bedeutung.
[2] Diese „psychischen" Symptome sind im Rahmen der hier vertretenen Modellvorstellungen im Grunde auch *psycho-somatisch* (s. S. 8).

symptomatik zu bedenken, welche Bedeutung evtl. schon vorhandene irreversible organische Veränderungen haben.[3]

> Selbst wenn bereits derartige organische Folgen bestehen, kann ein Patient u.U. durchaus noch von einer analytischen Therapie profitieren, wenn die übrigen prognostischen Kriterien relativ günstig sind. Gelingt es dann z.B., die Zahl von Asthmaanfällen wesentlich zu reduzieren, fällt neben der Entlastung von diesen ängstigenden Situationen auch ein Teil der Medikation fort. Schon allein das wird vom Patienten häufig mit großer Erleichterung erlebt, auch wenn er Beschwerden seitens des Emphysems behalten sollte. Deshalb ist es notwendig, daß solche Fakten vor Behandlungsbeginn genau besprochen werden, um keine falschen Hoffnungen zu erwecken.

Haben wir einem Patienten nach Abschluß der Anamnese z.B. eine Einzeltherapie empfohlen und hat er sich nach einer Bedenkzeit dann zu dieser entschlossen, gelten sowohl für die Einleitung wie für die Durchführung der Behandlung dieselben Regeln wie bei Psychoneurosen. [S. dazu die einschlägigen ausführlichen Lehrbücher, wie z.B. Balint (1957, 1970), Greenson (1973), Rohde-Dachser (1979), Schultz-Hencke (1951), Strotzka (1975), Thomä u. Kächele (1986) u.v.a.m. Eine Kurzdarstellung der therapeutischen Empfehlungen von Schultz-Hencke bei Zander u. Zander (1985)].

Unabhängig davon, wie die einzelnen Forscher je nach eigener Persönlichkeit und eigenem Menschenbild das Ziel einer analytischen Behandlung auch immer formuliert haben mögen, Einigkeit herrscht darüber, daß der Weg dorthin u.a. über das Bewußtmachen bislang unbewußter Mechanismen geht. Die Erlebnislücken eines Patienten werden aufgehoben, und so können aus neurotischen Ambivalenzkonflikten normale Antinomien werden. Damit weicht die Dauerspannung des korrelierenden Strain ebenfalls physiologischen Abläufen und es kommt zur verbesserten Gesundheit, häufig auch zum völligen Fortfall der körperlichen Symptome.

Wie in der Anamneseserhebung geht es auch in der Therapie darum, die allgemeine Theorie *sinngemäß* anzuwenden. Je nachdem, welche gehemmten Bedürfnisse angstfrei erlebbar und einer bewußten Steuerung zugänglich gemacht werden sollen, wird der Analytiker sein Verhalten entsprechend differenzieren: Für den zu Realitätsverkennungen, Propulsivität, auch zum unfruchtbaren Agieren neigenden hysterisch strukturierten Patienten wird in der Regel ein klassisches setting optimal sein, für einen schwer schizoiden Patienten meist jedoch nicht; denn bei letzterem geht es um das langsame „Erlernen" intentionaler, gefühlsmäßiger liebender Zuwendung zu Mensch und Welt. Aber auch einem depressiven Patienten wird man anders begegnen als einem zwangsneurotischen, und einem Patienten, der viel Versagungen in der Kindheit erlebte, anders als einem verwöhnten. Bedenkt man die individuellen Varianten innerhalb der Strukturen, so steht man bei jedem Patienten erneut vor der Notwendigkeit, die therapeutische Haltung bald mehr, bald weniger zu modifizieren. Diese notwendige Flexibilität, die eine psycho*logische* Konsequenz aus dem Variantenreichtum neurotischer Entwicklung ist, verwirrt verständlicherweise den Anfänger.

---

[3] Allerdings trennt auch das Kriterium „irreversible" Veränderungen nicht wirklich die körperlichen von den seelischen Symptomen. Auch im Bereich der Psychoneurosen begegnen wir als klinischem Faktum irreversiblen Veränderungen, z.B. bei chronischen Depressionen oder chronifizierten Zwängen, deren körperliches Korrelat wir jedoch nicht kennen (zerebrale Veränderungen, die evtl. durch die neuesten bildgebenden Verfahren faßbar werden?).

Wir halten weiterhin wegen der neurosenpsychologisch notwendigen Modifikationen der „Technik" eine Strukturdiagnose vor Beginn der Therapie für wichtig. Wenn man bedenkt, daß z.B. Schwindel und Hautsensationen besonders häufig sowohl bei schizoiden wie bei hysterischen Patienten auftreten, wird die Relevanz einer Anfangsstrukturdiagnose besonders deutlich. Eine solche Diagnose legt nicht fest. Sie braucht nicht den Blick einzuengen bzw. das Fühlen zu blockieren. Auf diese Weise können anfängliche Fehldiagnosen revidiert werden und damit dann auch das Verhalten der Therapeuten.

Von vielen Seiten (s. Bräutigam u. Sellschopp-Rüppell 1977; v. Rad 1981) ist immer wieder betont worden, daß sich bei „psychosomatisch Erkrankten" eine Gruppentherapie als besonders günstig erweist. Wir können diese Erfahrung für eine bestimmte Gruppe von Patienten voll bestätigen, nämlich für jene Kranken, bei denen neben den strukturellen Merkmalen zusätzlich strukturunabhängige lebensgeschichtliche Daten ein besonderes Gewicht hatten.

Kinder, deren seelische Not von den Eltern, Lehrern usw. nicht gesehen wurde, die keine Konflikte haben durften, halten oft als Erwachsene noch mit besonderer Zähigkeit an der Somatogenese ihrer Beschwerden fest. Nach anfänglichen Schwierigkeiten erleben sie es zunehmend als Befreiung, wenn sie Zeuge werden, wie andere Gruppenmitglieder über ihre Probleme reden können. Dadurch kann das Vertrauen wachsen, daß auch sie Konflikte haben dürfen, und nicht nur ihre körperlichen Symptome ernstgenommen werden.[4]

> Ein 45jähriger Patient mit schwerer Colitis ulcerosa wagte ein ganzes Jahr nicht, über eigene Probleme in der Gruppe zu reden, bis seine persönlichen Schwierigkeiten aus ihm herausbrachen. Erst nach einem Jahr war er endlich überzeugt, daß auch er Schwierigkeiten haben dürfe.

Halten sich die strukturtypischen und strukturunabhängigen Konditionen die Waage, hat sich uns auch eine Kombination von Einzel- und Gruppentherapie bewährt, entweder nach- oder sogar nebeneinander.

Homogene Gruppen von Ulkuspatienten haben sich dagegen als problematisch erwiesen. Die Psychodynamik ist hier im Kern offenbar zu ähnlich. Die Schonhaltung der „Geschwister" untereinander ist ebenso gleichförmig wie die passiv-orale Erwartungshaltung dem Therapeuten – „Vater" – gegenüber.

Wenn Wittich (1968) mit homogenen Gruppen von Kolitispatienten gute Erfahrungen macht, so liegt das nach unserer Meinung daran, daß ihre zentrale Psychodynamik wesentlich „bunter" ist als die der Ulkuspatienten.

Kleinsorge u. Klumbies berichteten 1954 auf einem Kongreß von sehr guten Chancen bei homogenen Gruppen mit impotenten Männern. Trotz des gleichen Symptoms sind die neurotischen Bedingungsgefüge bei der Impotenz doch recht verschieden. Die Patienten haben also nicht alle den „blinden Fleck" an derselben Stelle. Zum anderen ist hier für die Teilnehmer entlastend zu erleben, daß man mit diesem Zeichen der „Unmännlichkeit" nicht allein dasteht.

Es seien hier auch die guten Erfahrungen mitgeteilt, die Deter (1986) mit homo-

---

[4] Es soll am Rande darauf hingewiesen werden, daß es aber auch Patienten gibt, die an der Krankheit leiden, nicht krank sein zu dürfen, und bei denen der Psychoanalytiker erst einmal die Aufgabe hat, das Gefühl für „Körperliches" (Schmerz oder andere Körpersignale) zu wecken.

genen Gruppen von Asthmakranken gemacht hat, auch wenn sein therapeutischer Ansatz anders, nämlich krankheitsorientiert, ist.

Auf die Möglichkeiten und Chancen analytisch orientierter Kurztherapieverfahren wurde bei den einzelnen Krankheitsbildern hingewiesen. Dabei wurde vorgeschlagen, bei den therapeutischen Interventionen den individuellen Ambivalenzkonflikt gewissermaßen zum Fokus zu machen. Wenn die Wirksamkeit von Kurztherapien im Bereich der Psychosomatik vielfach noch angezweifelt wird (vgl. Baastians 1976), so liegt das u.E. nach an der Heterogenität des Krankengutes, das von Therapeut zu Therapeut wechselt. (Die Indikationen zur dynamischen Psychotherapie s. Dührssen 1972, 1988).

So weit die Überlegungen zur Anwendung verschiedener analytischer Verfahren bei mittelschweren bis schweren Neurosen.

Je nach Art der psychotherapeutischen Einrichtung und deren Klientel wird der Prozentsatz der Patienten, denen man eine analytische Therapie empfehlen kann, variieren. Dieser Ratschlag wird allerdings dann keineswegs von allen Patienten realisiert. Die schon erwähnte katamnestische Studie (s. S. 67) ergab, daß nur jeder 4. Patient eine Analyse begonnen hatte.[5] Dies deckt sich mit den Erfahrungen derjenigen Beratungsstellen, in welche die Mehrzahl der Patienten „geschickt" und dort oft sogar erstmalig mit Fragen einer Psychogenese konfrontiert werden. So wichtig es auch ist, dieses Phänomen auf seine Hintergründe – u.a. die eventuellen Therapeuten- und Patientenvariablen – hin zu untersuchen, so sind wir aber andererseits der Meinung, man sollte diese Form der „Non-compliance" der Patienten nicht zu sehr beklagen, besonders in Anbetracht der Tatsache, daß Körpersymptome immer wieder, wenigstens für einige Zeit, rein medikamentös zu bessern sind.[6]

Die Psychoanalyse ist ja kein indifferentes Verfahren. Im Rahmen dieser Therapie kann es u.a. darum gehen, den Lebensaufbau in Frage zu stellen. Da man sowieso nur denjenigen Patienten eine psychoanalytische Behandlung anrät, deren neurosenstrukturelle Entwicklung von Gewicht ist, sind mit Sicherheit bei ihnen die äußeren Lebensumstände von ihrer Neurose in erheblichem Maße mitgeprägt. Oft werden daher viele Veränderungen dieser Lebensumstände notwendig sein, ehe eine spürbare Bessung oder Heilung eintritt. Auch darf man den doch recht erheblichen Einsatz an Zeit (das Geld spielt seit der Kassenleistungspflicht *in der Regel* für den Patienten keine Rolle mehr) nicht außer acht lassen. Nur diejenigen Menschen, denen ihre Erkrankung wirklich unerträglich geworden ist, werden in der Regel zu derartigen Opfern bereit sein. So wie es unter Analytikern allgemeiner Konsens ist, daß man gewöhnlich während einer Psychoanalyse nicht aktiv für einen Patienten „Schicksal spielt", so sind wir der Überzeugung, man sollte auch den ersten Entschluß für oder gegen eine Psychotherapie dem Patienten überlassen und diese Entscheidung dann akzeptieren. Allerdings ist es bei körperlicher Symptomatik besonders wichtig, einen Patienten über die möglichen Folgen aufzuklären. So erscheint es notwendig, z.B. einen Ulkuspatienten darauf hinzuweisen, daß ohne psychotherapeutische Hilfe die Gefahr besteht, immer wieder an einem Ulkus zu erkranken, bis schließlich evtl. ein

---

[5] In der Privatpraxis liegen die Verhältnisse anders, weil die Klientel anders ist. Ein Vorschlag zur Psychotherapie wird hier u.E. seltener abgelehnt.
6 Es wird oft vergessen, daß es auch sehr viele Patienten mit Psychoneurosen gibt, die eine jahrelange medikamentöse Therapie einer Psychotherapie vorziehen.

Narbenbulbus eine Operation notwendig machen kann. Wir sagten „eventuell"; denn niemand kann wissen, ob sich nicht die Lebensumstände eines Menschen unvorhergesehen und ohne sein Zutun so günstig verändern, daß es nicht zu weiterer gravierender Symptomatik kommt. Wichtig erscheint uns aber auch, dem Patienten zu vermitteln, daß wir ihm selbst bei einem negativen Entschluß nicht unsere Achtung entziehen oder unsere Bereitschaft, ihm ggf. später zu helfen; daß er also auch dann akzeptiert ist, wenn er unseren Rat nicht „brav" befolgt.

In der Regel ist es nicht der Analytiker, sondern der Praktiker, Internist, Neurologe und auch der klinisch arbeitende Arzt, der die Patienten zuerst sieht. Daher fällt ihm für den Verlauf der Erkrankung eine besondere Verantwortung zu. Aber selbst wenn der Arzt sehr früh psychogenetische bzw. neurotische Zusammenhänge vermutet, werden nur wenige Patienten gleich zu einer Differentialdiagnostik im hier vorgeschlagenen Sinne bereit sein. Dies ist aber auch nicht immer sofort erforderlich. Tritt jedoch trotz sorgfältiger symptomatischer Maßnahmen nach einigen Wochen keine Besserung ein, sind Patienten in der Regel für eingehendere Gespräche aufgeschlossener. Hier besteht für den Praktiker ein großes Betätigungsfeld. Streßfaktoren können erkannt, Verhaltensänderungen vorgeschlagen werden u.v.m. Vor allen Dingen erfährt der Kranke durch diese Zuwendung, daß sein Leiden genauso ernst genommen wird wie eine primär organische Symptomatik. Lehnt ein Patient eine tiefenpsychologische Differentialdiagnostik bei persistierender Symptomatik weiterhin ab, kann er evtl. statt dessen zu pragmatischen Verfahren zu gewinnen sein (katathymes Bilderleben, autogenes Training, Hypnose, Bewegungstherapie, Atemtherapie, funktionelle Entspannung, weitere Körpertherapien usw.). Diese Verfahren sind in vielen Fällen vollgültige Therapien, v.a. bei psychogenen wie auch bei leichten neurotischen Körpersymptomen, weil das „somatische System" (s. S. 13) in diesen Fällen nicht zu weit von der mittleren Norm entfernt ist.

Da im somatischen System „alles mit allem" in leitende Verbindung treten kann, werden sich die genannten Therapiemethoden oft günstig auswirken, weil sie entweder direkt oder „gleichzeitigkeitskorrelativ" über Vorstellungen das ganze System in Richtung auf Homöostase hin beeinflussen können. Solche Verfahren eignen sich auch als Differentialdiagnostikum, zu einer Diagnose ex juvantibus. Gibt es nämlich mit Hilfe pragmatischer Psychotherapie nach 10 bis 12 Monaten keine wesentliche Besserung oder Heilung, handelt es sich mit großer Wahrscheinlichkeit um eine schwere neurotische Störung. Angesichts des therapeutischen Mißerfolgs sind die Patienten dann vielleicht eher zu einem tiefenpsychologischen Interview bereit. Zum mindesten ist nach einem Jahr fruchtloser Therapie der Patient mit der Notwendigkeit einer weiteren Diagnostik zu konfrontieren, wenn Chronifizierungen vermieden werden sollen.

So wie für *jeden* Psychoanalytiker medizinische *Grund*kenntnisse notwendig sind, sind heute andererseits für *jeden* Arzt *Grund*kenntnisse in der Neurosenlehre bzw. analytischen Therapie wichtig.

Manche Mediziner haben darüber hinaus das Bedürfnis, sich so weit neurosenpsychologische Kenntnisse und Fähigkeiten anzueignen, daß sie eine Differentialdiagnostik durchführen und auch einige ihrer Patienten selbst in psychotherapeutische Behandlung nehmen können.

Hat ein Arzt gar keine Neigung – und wir halten eine solche Entscheidung ausdrücklich für berechtigt –, sich *persönlich* mit diesem Gebiet zu befassen, ist es dennoch notwendig, daß er den Zeitpunkt einer Überweisung zur Spezialdiagnostik bei einem Patienten nicht verpaßt.

> Rohrmeier konnte 1982 bei einer kritischen Auseinandersetzung mit allen bislang veröffentlichten katamnestischen Daten über die Therapie von psychosomatischen Leiden zeigen, daß in bezug auf Langzeitwirkung psychotherapeutische Maßnahmen reiner Somatotherapie überlegen sind. An der Wirksamkeit der Psychotherapie kann danach heute nicht mehr gezweifelt werden.

Es ist ferner notwendig, daß jeder Arzt wenigstens Basiskenntnisse über den Verlauf von analytischen Therapien besitzt; denn der Haus- bzw. Facharzt ist in der Regel gerade dann der Ansprechpartner für den Patienten, wenn dieser sich im Stadium der negativen Übertragung zu seinem Psychotherapeuten befindet. Weiß der „Organiker", daß es sich dabei um Wiederholungen frühkindlicher Gefühle den Eltern gegenüber handeln kann, wird er seinen Patienten ermuntern, alle kritischen Gedanken dem Analytiker direkt zu sagen, und er wird seinem Patienten erklären können, daß solche negativen Episoden in allen Therapien vorkommen. Durch diese Unterstützung sind schon manche schwierigen Krisensituationen gemeistert und Analysenabbrüche verhindert worden. Natürlich können alle (nicht nur die negativen) Äußerungen über die Psychotherapeuten bzw. über das, was sie gesagt haben sollen, aus Übertragungsphänomenen gespeist sein. Der Patient ist subjektiv dabei absolut ehrlich; dennoch müssen seine Berichte nicht der Realität entsprechen. Es ist also für den „Organiker" vorsichtige Zurückhaltung geboten. Es kommt auch vor, daß Patienten Probleme ihrem Hausarzt mit der Bemerkung anvertrauen, diese könnten sie dem Analytiker unmöglich sagen. Daß hier Ermutigung wichtig ist, es doch zu tun, braucht kaum erwähnt zu werden. Auch hinter solchem Patientenverhalten stecken alte neurotische Muster. Ebenso wichtig ist, daß der organisch behandelnde Arzt seinem Patienten mitteilt, wie notwendig es ist, daß – falls nicht schon geschehen – dieser Arztbesuch in der Analyse besprochen wird. Daß der Psychotherapeut mit dem Hausarzt seinerseits über die Inhalte dessen, was der Patient ihm anvertraut, nicht reden kann – da er sich zum absoluten Schweigen verpflichtet hat –, ist heute so allgemein bekannt, daß es nur am Rande erwähnt sein soll.

Bei jeder psychosomatischen Erkrankung im engeren Sinne, also jeder ernsteren Strainkrankheit, ist naturgemäß eine enge Zusammenarbeit von „Organikern" und Psychotherapeuten von Anfang an notwendig. Selbst wenn die Psychotherapie in einem relativ symptomfreien Intervall beginnt, halten wir es für ratsam, besonders bei Patienten mit Colitis ulcerosa, M. Crohn, Asthma bronchiale, Anorexia nervosa u.a.m., die internistische Mitbehandlung im Bedarfsfall vor Therapiebeginn fest zu verabreden. Der Patient muß vorbereitet sein, daß es im Rahmen bestimmter Konfliktverarbeitungen zu Exazerbationen kommen kann.

Beginnt die Psychotherapie aber in einem *akuten* Krankheitsstadium, ist die sofortige ärztliche Mitbehandlung eine conditio sine qua non. In all diesen Fällen kommt es wesentlich darauf an, daß zwischen den beiden Behandlern eine unproblematische Beziehung besteht; also eine Beziehung, die getragen ist von gegenseitiger Achtung und vom Verständnis für die Arbeit des anderen. Es hätte für den Patienten weitreichende negative Konsequenzen, wenn der Organiker der bessere Psychotherapeut und der Psychotherapeut der bessere Organiker sein wollte. Besonders unheilvoll wird sich dies auswirken, wenn sich damit für den Patienten Traumatisierungen aus früher Kindheit wiederholen, wenn also auch damals Vater und Mutter um die

Rolle des besseren Elternteils rivalisierten. Gelegentlich werden solche Verhaltensweisen nicht deutlich erkennbar; beide Behandler bemerken lediglich, daß sich die Zusammenarbeit immer schwieriger gestaltet bzw. die Therapien ungünstig verlaufen. Lassen sich dann diese oder andere interpersonelle Probleme weder im Gespräch noch in Selbsterfahrungsgruppen bzw. in Balint-Gruppen klären, sollte diese Teamarbeit im Interesse der Patienten aufgegeben werden.

Daß sich bei einem körperlich desolaten Zustand der ambulante Beginn einer analytischen Behandlung verbietet, versteht sich von selbst. Eventuell ist sogar zunächst stationär eine reine Somatotherapie erforderlich.[7] In Deutschland gibt es inzwischen zahlreiche entsprechende klinische Spezialeinrichtungen. Meist werden dort Kombinationsprogramme verschiedener Therapieformen angeboten, in einigen Kliniken auch die Kombination mit Verhaltenstherapie.

Die Verhaltenstherapie hat sich seit ihrem Beginn sehr gewandelt und ist anscheinend noch weiter im Wandel begriffen. Daß sie auch im psychosomatischen Bereich Erfolge hat, kann nicht bestritten werden. Im Rahmen der hier vertretenen Theorien erscheint Verhaltenstherapie besonders da sinnvoll, wo Mechanisierungen im Konditionenbündel eine spezielle Rolle spielen.[8] Haben Patienten z.B. einen Kreislaufkollaps erlebt und haben im Anschluß daran über entsprechende Vorstellungen (Erwartungsangst) gehäuft hypotone Zustände, spielen bei ihnen Konditionierungen für die Symptomatik eine besondere Rolle. Hier kann sich Verhaltenstherapie günstig auswirken.

Auch in gravierenden Erkrankungsfällen scheint uns das Einbeziehen moderner verhaltenstherapeutischer Techniken zunehmend aussichtsreich, z.B. bei allen schweren Fällen der Anorexia nervosa und der Bulimie, die den Analytiker schon immer vor große Probleme gestellt haben. Im Eßverhalten vieler dieser Patienten kommen nämlich auch antrainierte Mechanismen zum Tragen. Neue Wege der Therapie scheinen sich hier zu eröffnen (vgl. Dippel et al. 1988).

Besonders bei der Anorexie hat sich noch eine weitere Therapieform als wirksam erwiesen. Magersüchtige verweigern aus neurotischen Gründen u.a. das Erwachsenwerden. Daher leben sie oft noch in einem Alter, in welchem andere sich bereits emanzipiert haben, weiter in ihrer Ursprungsfamilie, deren pathogene Interaktionen diese schwere neurotische Entwicklung bei den Patienten ausgelöst haben. Darum lag es nahe, die Anorexiekranken auch in bzw. mit der Familie zu therapieren (Vgl. Sperling u. Massing 1970, 1972). Welche der zahlreichen Familientherapiekonzepte sich als besonders günstig erweisen, ist z.Z. kaum möglich zu entscheiden. Wenn man insgesamt die Wirksamkeit einzelner und ganz besonders auch der nichtanalytischen Therapieverfahren, z.B. auch der körperbezogenen Therapien, beurteilen will, so sehen wir uns z.Z. noch vor großen Schwierigkeiten. Veröffentlichungen über Therapieerfolge sowie Nachuntersuchungen sind in der Regel symptomorientiert. In bezug auf differentialtherapeutische Überlegungen erscheint dies nicht sehr fruchtbar. Wir zeigten, daß man der Symptomatik allein nicht entnehmen

---

[7] Auch dies ist bei Psychoneurosen im Prinzip ähnlich. Bei schwer suizidalen depressiven Patienten wird auch eine stationäre pharmakologische Therapie zu Beginn einer Psychotherapie u.U. notwendig sein.
[8] Psychodynamische und moderne verhaltenstherapeutische Konzepte sind sich nicht so unähnlich, wie man zunächst glauben mag. Auch die neurosenpsychologischen Zusammenhänge könnten als Lernprozesse beschrieben werden (vgl. auch Dührssen 1972).

kann, ob sie primär organisch, primär psychogen oder wirklich primär neurotisch ist; auch ist ohne tiefenpsychologische Diagnostik nicht ersichtlich, welcher Struktur ein neurotisches Symptom zugeordnet werden kann und ob es sich um eine leichte, mittelschwere oder schwere neurotische Entwicklung handelt.[9] Erst wenn man in dieser Weise geordnete Patientengruppen miteinander vergleichen könnte, würde man zu klareren Ergebnissen kommen. Hier finden sich viele lohnende Ansatzpunkte für weitere Forschung. Im Augenblick überwiegen im Bereich der Psychosomatik noch die symptombezogenen katamnestischen Arbeiten, die unserer Meinung nach nur bedingt aussagekräftig sind. (Es wäre ja auch wenig aufschlußreich, eine Arbeit über die Therapiemethoden und -erfolge beim Ikterus zu schreiben, ohne dieses Symptom zuvor den verschiedenen ursächlichen Erkrankungen wie etwa Hepatitis A und B, Metastasenleber, Leberzirrhose usw. diagnostisch zuzuordnen.)

Es ist uns abschließend noch ein Anliegen, zu einem weiteren therapeutischen Problem Stellung zu nehmen. Dank der Fortschritte in der Organmedizin gibt es zunehmend Patienten, die mit ihrer schweren Krankheit noch lange leben können. Es sei nur an die Dialysepatienten erinnert, deren spezielle Situation ebensowenig ohne Auswirkungen auf das gesamte seelische Befinden bleiben wird, wie das Wissen eines Menschen darum, an Krebs, Aids, Lupus erythematodes o.ä. erkrankt zu sein. Es ist erfreulich, daß „coping", also die Bewältigungsstrategien, jetzt mehr und mehr Gegenstand der Forschung geworden sind. Von den Ergebnissen sind vielleicht doch Hinweise auf besseres Verhalten im Umgang mit solchen Schwerkranken zu erhoffen, denn natürlich bedürfen diese Menschen neben der organmedizinischen Behandlung auch besonders intensiver seelischer Betreuung. Selbstverständlich wird sich auch ein analytischer Psychotherapeut solchen Aufgaben nicht verschließen, wo immer sie aus menschlichen und/oder ärztlichen Gründen (solche Probleme können ja auch während einer Analyse auftreten) notwendig werden. Aber *tiefen*psychologische Spezialkenntnisse sind bei dieser Form der Hilfe für unser Verständnis nur in seltenen Ausnahmefällen erforderlich; nämlich nur dann, wenn ein Patient eindeutig neurotisch auf sein Schicksal reagiert. In diesem Zusammenhang sind die Ergebnisse von Parekh et al. (1988) im Rahmen des epidemiologischen Projekts von Schepank aus Mannheim von besonderem Wert, weil sie an einer Stadtbevölkerung gewonnen wurden. Die Autoren stellten fest, daß die Fähigkeit zur psychischen Verarbeitung von Belastungssituationen den analytischen definierten Persönlichkeitsstrukturen nicht analog sind, sondern vielmehr *eigenständige Persönlichkeitsparameter* kennzeichnen. Es geht dabei also um Anthropologie bzw. Psychologie, *nicht* um *Tiefen*psychologie.

Wir halten es nicht für glücklich, wenn heute viel von einer Psycho-Onkologie, Psycho-Geriatrie usw. geredet wird, weil dies leicht den Eindruck erweckt, als gäbe es auch eine Onkologie, Geriatrie usw., welche die Seele des erkrankten Patienten getrost außer acht lassen dürfte. In *diesem* Sinne sollte *jede* Medizin „psychosomatisch" (also Ganzheitsmedizin bzw. antropologische Medizin) sein, bei den schweren ebenso wie bei den leichten Erkrankungsfällen; denn es erkrankt immer ein fühlender Mensch.

Wir hatten uns aber dafür ausgesprochen, nur dort von psychosomatischer Medizin

---

[9] Nicht jede „frühe" Störung ist eine schwere Neurose; und nicht jede „spätere", also z.B. ödipale, ist dagegen leicht.

als einem Spezialfach zu reden, wo *neurosen*psychologische Kenntnisse unabdingbar sind.

Wir hoffen, wir konnten deutlich machen, welche Vorteile es für dieses Spezialgebiet bringt, auf einem Neurosenkonzept aufzubauen, das in sich psychosomatisch ist. Wir hoffen ferner, daß es gelungen ist zu zeigen: Es bestehen keine *prinzipiellen* Unterschiede zwischen Patienten mit „seelischen" und solchen mit „körperlichen" Symptomen, und darum gibt es keinen Grund, an dem so weit verbreiteten therapeutischen Pessimismsus „psychosomatisch" Erkrankten gegenüber festzuhalten.

E. Anhang: Kritische Überlegungen zur primären Psychogenese des menschlichen Karzinoms

E. Zander

Vorbemerkung

Wir sind der Überzeugung, daß das Karzinom des Menschen in der Regel kein psychosomatisches Leiden im engeren Sinne ist. Darum erscheinen die Überlegungen zu dieser Krankheit im Rahmen des hier vertretenen theoretischen Modells in einem Anhang, also deutlich abgesetzt.

Die Frage, ob der menschliche Krebs eine primär psychogene Erkrankung bzw. eine psychosomatische Erkrankung im engeren Sinn d.h. eine Strainkrankheit sein kann, wird mit großem Interesse diskutiert. Um Lesern, die das Buch bei diesem Anhangskapitel beginnen, den Einstieg zu erleichtern, seien kurz die Bedingungen genannt, die erfüllt sein müssen, um körperliche Symptome als primär neurotisch zu diagnostizieren.

1) Im ursächlichen Konditionenbündel der Erkrankung muß die Psychogenese eine *relevante* Rolle spielen.
2) Dieser relevante Faktor muß in die von der Psychoanalyse her bekannten Regelhaftigkeiten einzuordnen sein. Detaillierter heißt dies: Die Primärursache ist in den pathogenetischen Interaktionen des Kleinstkindes mit seiner Umwelt zu suchen. Durch diese entsteht eine neurotische Struktur, die sich im weiteren Verlauf stabilisiert. In späteren Versuchs- und Versagungssituationen besteht die Gefahr des Wiederauftauchens des strukturspezifisch Verdängten. Das Symptom ist dann ein „Sprengstück" des verdrängten Antriebes und bietet zugleich Schutz gegen den totalen Durchbruch des Tabuierten (s. S. 38, 42).
3) Die auslösende Konfliktsituation, für deren dynamischen Bedeutungsgehalt der Patient blind ist, muß eindeutig zeitlich *vor* dem Beginn der Erkrankung liegen. Dabei haben wir in bezug auf körperliche Symptomatik physiologische Gesetzmäßigkeiten zu beachten; d.h. für eine Ohnmacht, eine Tachykardie, ein Erröten o.ä. werden wir den jeweiligen Konflikt unmittelbar vor Symptombeginn suchen, weil es sich hier um Phänomene handelt, die in Sekundenschnelle entstehen. Die volle Ausbildung einer Migräne dauert schon etwas länger, und ehe die ersten faßbaren Erscheinungen seitens einer Kolitis o.ä. auftreten, sind in der Regel Wochen vergangen. Entsprechend weit liegt die jeweilige Versuchungs- und Versagungssituation – d.h. die Zuspitzung konflikthaften Erlebens – zurück. *Die präklinische Zeit ist also unterschiedlich lang,* was für die Abschlußüberlegungen von besonderer Wichtigkeit ist.
4) Man wird sich nur dann zur Diagnose einer relevanten Psychogenese entschlie-

ßen können, wenn die Vorgänge in der Kindheit das Scheitern in einer späteren Konfliktsituation psychodynamisch verstehbar machen.

Nicht mehr zur Psychogenese gehörig – und dies kann bei dem Thema nicht intensiv genug betont werden – ist die Art und Weise, wie ein Patient auf die ausgebrochene Symptomatik und/oder auf die vom Arzt gestellte Diagnose reagiert bzw. wie er mit ihr umgeht.[1] Diese sekundäre Reaktion auf die Krankheit darf mit der Symptom*entstehung* unter gar keinen Umständen verwechselt werden. Die Verarbeitung, also die individuelle Antwort eines Patienten auf die Symptomatik bzw. auf die Diagnose, ist auch nicht identisch mit den sog. chronifizierenden Faktoren.

Zusammengefaßt: Eine psychosomatische Erkrankung im engeren Sinn ist eine typisch menschliche Erkrankung, weil sie ohne eine speziell geartete menschliche Umwelt mit all ihren Aspekten nicht entstehen kann. Die konflikthaften zwischenmenschlichen In*ter*aktionen, die dann zu den in*tra*psychischen Konflikten werden, können wir mit Hilfe unserer theoretischen Bezüge aus der Psychoanalyse erfassen.

Fragt man sich nun, was man über das Karzinom weiß bzw. was man überhaupt unter Krebs versteht, so ist die erste Antwort der Forscher darauf relativ leicht. In der Folge von Veränderungen im genetischen Code einer Zelle[2] gehen deren benigne Eigenschaften in maligne über. Die Veränderungen spielen sich also auf molekularbiologischer Ebene ab – einer Ebene, auf der sich Physik, Chemie bzw. Informatik treffen.

In bezug auf diese erste Transformation einer gesunden Zelle in eine maligne gibt es viele offene Fragen. Als relativ gesichert kann gelten, daß es maligne Lymphome gibt, auch Karzinome im Nasen-Rachen-Raum, die durch Viren (Retroviren) ausgelöst werden. Das Burkitt-Lymphom entsteht vermutlich im Gefolge einer Infektion mit dem Epstein-Barr-Virus. (*Wie* diese Viren den genetischen Code der Wirtszelle ändern, soll hier nicht interessieren.) Die nichtviral ausgelösten Transformationen sind aber wahrscheinlich die viel häufigeren.[3]

Weinberg hat 1980 (zit. nach Karcher 1982) auch beim Menschen Onkogene nachgewiesen. Wie es im einzelnen zu ihrer Aktivierung kommt, in deren Gefolge die Zelle transformiert wird, ist nur sehr bruchstückhaft bekannt.

Was sind nun die wichtigsten Zeichen von Malignität? Zunächst einmal können sich derartig veränderte Zellen ohne jeden Stop immer wieder teilen. Auch ändert sich der Kontakt zu den benachbarten Zellen. Malignes Wachstum ist aber entgegen dem subjektiven Gefühl vom Krebs in der Regel eher langsam. Es ist infiltrativ, d.h. die Turmorzellen brechen in das umgebende Gewebe ein. Die Bedingungen hierfür sind noch keineswegs geklärt. Wir sind aber mit dieser Beschreibung an einem wichtigen Punkt der Tumorkrankheit angelangt. Man nimmt an, daß hier zusätzlich multiple äußere Faktoren, u.a. immunologische, Einfluß gewinnen. Darauf wird später noch einzugehen sein.

Je nach anatomischer Lage sowie der jeweiligen individuellen Eigenart der entarteten Primärzellen durchwandern die Krebszellen früher oder später die Wände von

---

[1] Vgl. die Copingforschung, u.a. in der Z. Psychosom. Med. Psychoanal., Vandenhoeck & Ruprecht, 3/1988, 34. Jhrg.
[2] Auf die Diskussion über unizellulären bzw. multizellulären Ursprung soll hier nicht eingegangen werden.
[3] Es spricht vieles dafür, daß es *den* Krebs nicht gibt, sondern verschiedene Modi maligner Entartung; vgl. dazu Anders (1981).

Blut- und/oder Lymphgefäßen. Auf diese Weise wird das tumoröse Zellmaterial durch den Körper transportiert. Die Krebszellen siedeln sich unter ebenfalls noch keineswegs geklärten Umständen an bestimmten Stellen der Innenwände von Gefäßen an, durchwandern sie und bilden dann in anderen Organsystemen die Tochtertumore, die Metastasen, die in der Regel den Verlauf der Krankheit bestimmen.

Epidemiologische Besonderheiten seien angeschlossen. Weltweit sinkt die Häufigkeit des Magenkrebses. Der Lungenkrebs der Männer war vor Jahren noch im Steigen begriffen, der der Frauen nicht, obwohl das Rauchen bei den Frauen schon lange sehr verbreitet war. Dieser Trend aber ist gebrochen: Während sich die Mortalität an Bronchialkarzinomen bei Männern auf ein gleichbleibendes Niveau einzupendeln scheint, steigt dieses bei den Frauen seit etwa 1981 kontinuierlich an (vgl. Müller 1986). In den Vereinigten Staaten ist es bereits häufiger als das Mammakarzinom. In Japan und in den Balkanländern gibt es mehr Magenkrebserkrankungen als Erkrankungen an Brustkrebs. In den USA und Europa dagegen ist der Brustkrebs der Frau häufiger als in Japan und in den Balkanländern. Bei Einwanderern bzw. deren Kindern ist aber schon relativ bald eine Angleichung der Inzidenzrate an die neue Heimat festzustellen. Hier drängen sich immunologische Erklärungen ebenso auf wie erbgenetische. Sicher denkt auch der eine oder andere Leser „reflektorisch" tiefenpsychologisch und meint, die Gesellschaftstruktur in Amerika fördere vielleicht den Brustkrebs in besonderem Maße und die japanische Gesellschaftsstruktur den Magenkrebs. Aber wird dabei nicht doch vorschnell aus einem Riesenarsenal von Möglichkeiten etwas konstruiert, nur weil es in das psychoanalytische Denkmodell paßt? Ebenso einseitig machen z.B. für dieselben Tatbestände Ernährungsforscher, je nach privater Überzeugung oder Forschungsrichtung, die verschiedensten Fette, Eiweiße, Alkohol oder sonstige potentielle Kanzerogene in der Ernährung der Völker verantwortlich, Umweltschützer dagegen spezifische Luftverunreinigungen.

Ehe das eigentliche Thema dieser Arbeit behandelt werden kann, erscheint es notwendig, weitere Fakten über den Krebs zu erwähnen.

1) Sektionsergebnisse aus verschiedenen Ländern der zivilisierten Welt mit hohem medizinischem Standard lassen den Schluß zu, daß die Wahrscheinlichkeit, in einem bestimmten Lebensalter an irgendeinem Krebs zu erkranken, seit der Jahrhundertwende gleich geblieben ist (vgl. Oeser u. Koppe 1978). Unter diesen Statistiken, vorwiegend aus den großen Städten Englands, Dänemarks, Japans,[4] aus den USA usw., befinden sich auch solche, die aus den Prosekturen der großen Krankenhäuser von Berlin stammen. Diese sind vielleicht besonders beweiskräftig. Es starben nämlich (und sterben wohl auch heute noch) ca. 80% der Berliner Bevölkerung nicht zu Hause, sondern in diesen Krankenhäusern. Fast ohne Ausnahme wurden und werden alle in der Klinik Verstorbenen dort seziert. Die Sektionsprotokolle erfassen also tatsächlich in etwa einen repräsentativen Bevölkerungsanteil. Wenn nun der Prozentsatz von Krebskranken in einem bestimmten Lebensalter seit etwa 1900 (in Berlin gehen die Statistiken bis 1880 zurück) gleich blieb, läge sogar fast eher der Schluß nahe, der Krebs habe sich verringert.

---

[4] Die Tumorrate der Japaner liegt jedoch insgesamt etwas unter der anderer Industrienationen.

Denn die Möglichkeiten unserer histologischen und sonstigen Diagnostik haben sich seit 1900 ganz erheblich verbessert.

Gestiegen ist lediglich die absolute Zahl der Krebskranken in all denjenigen Ländern, die eine Bevölkerungspyramide mit Überhang der über 60jährigen haben. Denn es besteht eine gesicherte Beziehung zwischen dem Lebensalter und dem Karzinom, welche die Biomathematiker sogar in einer Formel erfassen konnten. Das heißt natürlich nicht, daß das Alter etwa *die* Ursache des Krebses sei. Möglicherweise haben aber Alter und Krebs einige Faktoren im Ursachengefüge gemeinsam.[5]

Die Bundesrepublik hat eine ungüstige Bevölkerungspyramide mit Überhang der älteren Menschen. So ist also die absolute Zahl Krebskranker in der Bundesrepublik gestiegen, der Prozentsatz an Krebskranken innerhalb eines bestimmten Lebensalters aber ist mit großer Wahrscheinlichkeit gleich geblieben. Alle allgemeinen Aussagen oder Arbeiten über den Krebs ohne statistische Alterskorrektur sind daher von vornherein wissenschaftlich kaum vertretbar.

Die eben genannte Formel der Biomathematiker hat sich als so schlüssig herausgestellt, daß mit ihrer Hilfe z.B. vorhergesagt werden konnte, wieviele Krebserkrankungen man bei Obduktionen finden werde. Die tatsächlichen Sektionsergebnisse in einem großen Berliner Krankenhaus stimmten mit der Vorhersage überein.

2) Es ist ferner gesichert, daß das Karzinom mit einer ersten fehlerhaften Zellteilung beginnt. Es vergeht dann aber lange Zeit, bis wir klinisch einen Tumor nachweisen können. Über die Periode, die dazwischen liegt, herrscht noch kein allgemein verbindliches gesichertes Wissen. Gibt es wirklich eine echte Latenzperiode ohne jede Zellteilung? Gibt es sie nicht? Falls ja – in welchem Stadium der Entwicklung liegt sie? Welche Repairmechanismen hat ein Organismus, um evtl. einzelne maligne Zellen zu zerstören und eine Vermehrung zu verhindern? Schon durch die Boulevardpresse ist heute jedem Laien bekannt, daß es sog. „Killerzellen" gibt, die fehlerhafte Zellen vernichten können. Welche Faktoren sonst, welche nerval-humoral-hormonalen Bedingungen z.B. wirken andererseits als Anlasser einer Tumorkrankheit? Darüber weiß man noch sehr wenig. Aber man weiß bereits etwas über die Länge der sog. präklinischen Zeit, die für unsere Abschlußüberlegungen, wie wir eingangs sagten, von besonderer Wichtigkeit ist. Man ging dabei in der Hauptsache von nicht operierten Brusttumoren aus, beobachtete die Tumorverdoppelungszeit und rechnete dann auf die Entstehungszeit zurück. Die Wachstumsgeschwindigkeit des Tumors stellte sich als *sehr* unterschiedlich heraus. Sie scheint u.a. abhängig von der Art der entarteten Primärzelle. Je ausdifferenzierter diese, desto langsamer wächst der Tumor. Je jünger in der Funktion bzw. Ausdifferenzierung z.B. eine entartete Milchdrüsenzelle ist, desto schneller wächst und desto bösartiger ist in der Regel der Krebs. Je „älter" die Zelle ist, desto „benigner" das Karzinom. Als Mittelwert für die präklinische Zeit rechnet man so z.B. beim Brustdrüsenkrebs mit 5-8 Jahren. Eine Entstehungsdauer bis zu 20 Jahren wird aber angenommen, wenn der Primärtumor –

---

[5] Einige Forscher sehen im Alter zwar nicht *die* Ursache für den Krebs, halten es aber für einen Kofaktor.

wie das klinisch sehr häufig der Fall ist – etwa im Alter von 55 Jahren festgestellt wird und sehr langsam wächst.

3) Absolut gesichert ist die Tatsache, daß auch Tiere, und zwar nicht nur domestizierte, sondern auch frei lebende, genau wie der Mensch an Krebs erkranken können, wobei ebenfalls die Krebshäufigkeit mit dem Alter korreliert. Interessant ist in diesem Zusammenhang, daß sich sogar bei Muscheln und Austern, also Wirbellosen, Malignome entwickeln können; interessant deshalb, weil diese Tiere keine Antikörper bilden, immunologische Prozesse daher bei ihnen keine Rolle spielen. Reinerbige Wildpopulationen erkranken seltener als Bastarde, die in Überlappungsgebieten auch in freier Wildbahn vorkommen (vgl. Anders et al. 1979; Anders 1981).

4) Sehr wichtig für die späteren Abschlußüberlegungen erscheint, daß nicht nur Tiere am Karzinom erkranken, sondern auch Pflanzen, z.B. Kohl, Lilie, Tomate usw. Auch hier entwickeln sich, besonders bei Artkreuzungen, Spontankrebse bzw. Suszeptibilität für Malignome, d.h. die Empfänglichkeit, bei Kontakt mit Kanzerogenen an Krebs zu erkranken.

Da die Ursache der Tumorkrankheit bis heute unbekannt ist, wird im großen und ganzen auf 4 Gebieten geforscht, um dieser Ursache allmählich näherzukommen. 1. erfolgt die Suche nach den sog. Kanzerogenen in der Umwelt. 2. werden Untersuchungen auf molekular-biologischer Ebene durchgeführt. 3. wird nach Erbfaktoren geforscht. In diesen 3 Forschungsbereichen gibt es natürlich Überschneidungen. Schließlich gibt es 4. die Forschung im Bereich der Psychosomatik.

1) Kanzerogene sind seit langem bekannt. Chemikalien scheinen ihre Wirkung erst nach schrittweise erfolgender Umwandlung im Organismus zu entfalten. Ionisierende Strahlen dagegen stören offenbar die DNS-Basen (den genetischen Code) direkt. Die karzinogene Wirkung der Radioaktivität ist nicht erst seit Tschernobyl bekannt. An dem durch Röntgenstrahlen ausgelösten Krebs aus der Pionierzeit der Strahlenentdeckung ist ebensowenig zu zweifeln wie an dem gehäuften Auftreten von Hautkrebsen z.B. bei Fischern durch Bestrahlung mit UV-Licht. Aber abgesehen von solchen Krebssteigerungsraten in bestimmten Umfeldern hat die Suche nach Kanzerogenen angesichts der großen Wahrscheinlichkeit einer sonstigen Konstanz der Krebshäufigkeit seit der Jahrhundertwende neben ihrer absolut *unbezweifelbaren* wissenschaftlichen Notwendigkeit mancherorts auch fragwürdige Seiten. Fragwürdig u.a. deshalb, weil diese Suche mit Hilfe von Tierversuchen durchgeführt wird und hier die Erfahrung längst gelehrt hat, daß Erkenntnisse, die an einer Spezies gemacht werden, nur selten unbesehen auf eine andere übertragbar sind. Was bei einer bestimmten Mäuserasse stimmt, stimmt u.U. bei der nächsten schon nicht mehr, noch sind die Ergebnisse etwa ohne weiteres auf Hunde oder Katzen übertragbar; um wieviel weniger auf den Menschen.

2) Von den interessanten und geradezu atemberaubenden Forschungen auf molekularbiologischer Ebene sei hier nur ein einziges Experiment herausgegriffen, weil dieses für die Schlußüberlegungen von Wichtigkeit erscheint. Die Ergebnisse sind sicher insofern aussagekräftig, als eine „normale" Krebsentstehung dabei simuliert wird. Es wurde schon erwähnt, daß Karzinome virusinduziert entstehen können. Auch bei Hühnern gibt es ein Malignom, das durch ein bestimmtes Virus

ausgelöst wird. Nun ist es Bauer (1981) gelungen, in vitro normale Zellen mit diesem Virus zu konfrontieren. Durch diese In-vitro-Infektion wird ein Tumorwachstum der Zellkultur angeregt. Und zwar konnte man hier beobachten, wie durch den Einbau des zwar sehr ähnlichen, aber eben virus-eigenen, Genoms ein deutlicher Strukturwandel eintritt, der besonders an der Zellmembran sichtbar wird. Diese verliert den normalen Kontakt zur Nachbarzelle, auch geht die Binnenstruktur zugrunde, wodurch die Zelle sich abrundet. Es wird ferner ein Makromolekül produziert und durch die Membran ausgeschieden, das ein wachstumsanregendes Protein, ein wachstumsanregendes Enzym zu sein scheint. Die entartete Zelle produziert gewissermaßen ihren eigenen Anlasser, der dann von außen wieder auf sie einwirkt. Die so tumorinduzierten Zellen werden relativ unabhängig, können sich leicht aus dem Zellverband lösen und werden durch die kugelige Gestalt beweglich. Hier ist ein Ansatzpunkt gefunden, der es uns eines Tages gestatten könnte zu verstehen, weshalb Tumorzellen metastasieren können. Für das Thema bleibt festzustellen, daß Zellentartung zur Malignität in vitro zu simulieren ist, d.h. ohne jeden Anschluß an einen Gesamtorganismus und dessen Zentralvervensystem.

3) Im Rahmen der Forschung nach Erbfaktoren gibt es ebenfalls interessante Experimente. Interessant, weil hier die Erblichkeit als molekularbiologischer Vorgang sichtbar wird. Es handelt sich um Kreuzungsexperimente bei Fischen, und zwar beim Xiphophorus (Vgl. Anders et al. 1979). Das ist jener gebärfreudige und noch dazu lebend gebärende Zahnkärpfling, der außer seinem Wunsch nach einem etwa auf 24°C temperierten Wasser kaum Ansprüche an pflegerische Sorgfalt stellt und der sich daher für Laborversuche ganz besonders eignet. Dieser Fisch hat noch weitere Vorteile, die ihn für solche Experimente geradezu prädestinieren. Er lebt normalerweise in Seen, Tümpeln und Bächen Amerikas in reinerbigen Typen bzw. Rassen: In *einer* Gemeinschaft leben nur völlig pigmentlose Xiphophoren, in einer *anderen* nur solche mit einer pigmentierten Rückenflosse, einem pigmentierten Schwanzabschnitt oder sonst verstreuten Pigmentflecken. Warum sich die Xiphophoren in dem einen See *so*, in einem anderen Gewässer *so* evolutioniert haben, ist hier nicht von Interesse. Wichtig ist, daß diese reinerbigen Tiere untereinander kreuzbar sind. Während nun bei den reinerbigen Stammformen selbst noch in 70-100 Generationen in der Regel kein Krebs auftritt, ist er jedoch bei Bastarden zu beobachten. Am leichtesten ist das maligne Melanom dem Experiment zugänglich. Durch sehr genaue Studien der auftretenden Veränderungen bei den verschiedenen Kreuzungsexperimenten sowie durch Genmanipulation ist man schon zu recht genauen Genkarten in den einzelnen Chromosomen des Xiphophorus gekommen. Die Ergebnisse lassen kaum eine andere Deutung zu, als daß bei den pigmentierten Tieren in ihrer Erbmasse das Pigmentgen ein potentielles Tumorgen ist. Es sitzt endständig an einem Chromsom, ist aber bei den Stammformen, den reinerbigen Fischen, mit sog. Regulationsgenen am selben Chromsom vergesellschaftet. Diese verhindern zusammen mit weiteren Regulationsgenen, die nicht gekoppelt, sondern auf anderen Chromosomen vorhanden sind, eine Malignität. Kreuzt man nämlich pigmentierte Tiere mit völlig pigmentlosen Stammfischen, entstehen durch Ausmendelung in einem bestimmten Prozentsatz Bastarde, die nun von einem Elternteil ein Pigmentgen besitzen, aber keine „schützenden" Regulationsgene mehr. Hier entwickelt sich ein malignes

Melanom, das zum Tode der Fische führt. Es soll nicht näher ausgeführt werden, unter welchen speziellen Bastardisierungsbedingungen sich spontan Krebse entwickeln und wann „nur" Suszeptibilität für Kanzerogene (Strahlen, Chemikalien) vererbt wird. Nachweisbar ist, daß die Krebsrate mit dem Grad der Bastardisierung zunimmt. (Mit zunehmendem Chromosomen-Heteromorphismus erfolgt nämlich ein Abbau der koadaptierten Gensysteme, die als Regulationsgene sonst vor Krebs schützen.)

Diese seit über 20 Jahren international anerkannten und jederzeit reproduzierbaren Untersuchungen erhalten ein besonderes Gewicht dadurch, daß Weinberg 1980 die Existenz von Tumorgenen auch beim Menschen nachgewiesen hat; und es wird angenommen, daß es ebenfalls übergeordnete Regulatorgene gibt.

Eine früher geäußerte Vermutung von Anders gewinnt dadurch mehr und mehr an Boden. Er war der Auffassung, beim Betrachten des Ursachengefüges neoplastischen Wachstums sei der wissenschaftliche Blick angezogen von der Spitze des Eisbergs, nämlich den weithin sichtbaren Karzinogenen unserer Umwelt. Man sähe einen der letzten Schritte und meine, den ganzen Vorgang vor sich zu haben.

Die Forschung auf dem Gebiet des Krebses hat große Fortschritte gemacht. Das kann nicht darüber hingwegtäuschen, daß die Ätiopathogenese dennoch nicht völlig geklärt ist. Damit ist 4. psychoanalytische Forschung gerechtfertigt und notwendig.

Wenn hier in großer Breite zunächst nichtpsychologische Fakten zusammengetragen wurden, so aus folgendem Grund: Die Güte psychonalytischer Arbeitshypothesen erweist sich u.a. eben gerade daran, ob alles gesicherte Wissen über den Forschungsgegenstand – hier also über das Malignom – widerspruchsfrei integrierbar ist oder nicht.

Die Literatur zur Psychogenese des Karzinoms ist unübersehbar geworden. Das außerordentlich sorgfältige Literaturverzeichnis von Bammer (1981), das natürlich auch einige nichtpsychologische Titel umfaßt, enthält weit über 1000 Arbeiten. Eine Auseinandersetzung mit diesem Material im einzelnen ist hier nicht geplant.

Denkt man dagegen einmal „kursorisch" an entsprechende Vorträge auf Kongressen oder aber auch an allgemein bekannte Veröffentlichungen in der Literatur, wird stets zunächst verbal auf eine multifaktorielle Genese des Krebses hingewiesen. Dann aber werden im großen und ganzen 2 „Lager" sichtbar. Eine Reihe von psychoanalytisch vorgebildeten Kolleginnen und Kollegen – Psychologen oder Ärzte –, die in speziellen Tumorberatungsstellen oder Tumorzentren arbeiten, gehen im Prinzip doch von der Relevanz einer primären Psychogenese des Krebses aus. Es wird dabei oft wenig reflektiert, daß Patienten, die solche Anlaufstellen aufsuchen, von vornherein ein sehr spezielles Kollektiv darstellen. Ein Kollektiv, das noch dazu, gemessen an der Häufigkeit des Krebses, vergleichsweise sehr klein ist. Wenn Hahn et al. (1985) schon für Herzneurotiker, die psychotherapeutische Einrichtungen aufsuchen, einen Selektionseffekt gegenüber Herzneurotikern in einer kardiologischen Ambulanz nachweisen konnte, um wieviel mehr muß das auf ein so heterogenes Krankengut, wie es die Krebskranken sind, zutreffen. In solchen psychoanalytisch ausgerichteten Krebszentren wird meist auf dem (an sich unspezifischen) „given up-giving up"-Schema von Engel (1968) bzw. Bahnson (1979) aufgebaut. Hier wird u.E. dann oft die eingangs erwähnte Diagnosenverarbeitung von Patienten, die um ihren Krebs wissen, mit der Ursache des Krebses verwechselt, wie das vielfach auch in der Literatur geschieht.[6]

Im anderen Lager stehen psychoanalytisch vorgebildete Referenten oder Autoren, die aber mehr an der breiten medizinischen Basis arbeiten und sich also der „Front" eines unausgesuchten Patientengutes gegenübersehen. Hier sind die Formulierungen zur Psychogenese des Karzinoms im großen und ganzen sehr vorsichtig. Aber auch bei ihnen schwingt implizit oft die Überzeugung mit, daß durch saubere prospektive Studien relevantes psychogenetisches Material erfaßt werden könnte. Bei der Suche nach prospektiven Forschungsmöglichkeiten erscheinen Patienten mit Portiooder Zervixkarzinom und Patienten mit dem „verdächtigen" Knoten in der Brust für psychologische Untersuchungen besonders geeignet, noch ehe durch die Operation bzw. Histologie die Diagnose gesichert ist. In der Regel ergeben solche Untersuchungen, daß die Krebspatientinnen statistisch signifikant sexualfeindlicher eingestellt sind, insgesamt rigider, zwangsneurotischer oder depressiver als die Kontrollgruppe. Abgesehen davon, daß die Gruppe der Krebskranken meist ein sehr deutlich höheres Durchschnittsalter aufweist, darf nicht vergessen werden, daß die Art der Überweisung einer Patientin zur Operation ja weder eine identische noch eine neutrale Ausgangsbasis darstellt. Kein überweisender Arzt hat sich so in der Gewalt – und das wäre nicht einmal menschlich wünschenswert –, daß eine Patientin nicht spürte, ob Gefahr im Verzug ist oder nicht, was mit Sicherheit die Testergebnisse nicht unbeeinflußt läßt.

In einer streng prospektiv angelegten Studie glaubte der jugoslawische Krebsforscher Grossarth-Maticek (1977) nachgewiesen zu haben, daß ein autoritärer Erziehungsstil für Krebs prädestiniert. Seine Studie ist wegen methodischer Mängel nicht unkritisiert geblieben. Wäre eine autoritäre Erziehung tatsächlich die Primärursache des Krebses, müßte dieser in den Zeiten repressiver Erziehung in die Höhe geschnellt sein.

Zahlreiche eigene tiefenpsychologische Untersuchungen an Tumorpatienten haben zu anderen Ergebnissen geführt. Bei den völlig unausgesuchten Krebskranken an den verschiedensten Orten medizinischer Tätigkeit ließ sich eine bunte Fülle psychopathogenetischer Einflüsse in der Kindheit nachweisen.[7] Unter den individuellen Lebensläufen ließ sich auch keine psychodynamisch übereinstimmende Kernproblematik, wie z.B. bei den Patienten mit hyperkinetischem Herzsyndrom oder den Arthritiskranken, eruieren.

Daneben fiel folgendes auf: Von Ausnahmen abgesehen waren die meisten Kranken, bei denen erst im Laufe der Untersuchung die Diagnose des Malignoms gestellt wurde, von der Psychogenese ihres Leidens überzeugt. Dabei wurde der Konflikt oder der seelische Kummer immer in die Zeit des Auftretens erster klinischer Symptome gelegt. Besonders die älteren Krebspatienten gaben sehr häufig Todesfälle – also die in der psychosomatischen Medizin so strapazierten „Trennungserlebnisse" – als Urache an. Dies ist natürlich schon allein vom Zeitpunkt her fragwürdig, kennt man doch nie im Einzelfall die Tumorverdoppelungszeit. Man kann daher nicht auf die Entstehungszeit des Krebses zurückrechnen und weiß in keinem Fall, wann

---

[6] Vgl. dazu die kritischen Studien von Jäger (1981) und Schwarz (1986).
[7] Leider kann kein Zahlenmaterial vorgelegt werden, da die Untersuchungen nicht in der BRD durchgeführt wurden.

die Erkrankung begann. Man kennt auch nicht den Zeitpunkt, an dem die zusätzlichen Faktoren ihre Anlasserfunktion ausübten. Die tatsächliche auslösende Konfliktsituation müßte aber *vor diesen* Zeitpunkten liegen und nicht kurz vor der klinischen Faßbarkeit der Erkrankung. Das persönliche Kausalitätsbedürfnis war bei den Patienten in einigen Fällen so groß, daß sogar Trennungserlebnisse angegeben wurden, die nachweislich *nach* Symptombeginn lagen.

Wenn die psychoanalytischen Theorien nicht völlig falsch sind, muß dieses Ergebnis auch in anderer Hinsicht hellhörig machen. Welche Mühe hat normalerweise ein Psychotherapeut aufzuwenden, um einem Patienten die neurotische Genese von Körpersymptomatik nahezubringen. Wenn unsere Hypothesen stimmen, muß das auch so sein; wehrt sich doch das Verdrängte, das Gehemmte, gegen die Aufdeckung. Klinische Erfahrung auch an anderen Todgeweihten oder Schwerkranken hat gelehrt, daß es eine Abwehr, eine Verdrängung des körperlichen, des organischen Bedrohtseins bzw. auch des Todes geben muß.[8] Sich „nur für seelisch krank" zu halten, beinhaltet Hoffnung auf Heilung. Ebenso ist für die Menschen, die verzweifelt nach Ursachen ihres Leidens Ausschau halten und keine finden, das Kausalitätsbedürfnis befriedigt, wenn es gelingt „nachzuweisen", daß man nur aus Kummer krank geworden ist.

Wäre der Krebs primär auch nur überwiegend psychogen, so hätten wir Menschen alle die Hoffnung, das Unheimliche, das Übermächtige, unseren „Todfeind Nr. 1" zu besiegen. Die Unheimlichkeit eines Körpergeschehens, die sich im Krebs offenbart, ist es auch, die den Gedanken nahelegt, es handle sich entweder um eine Selbstbestrafung, um einen latenten Suizid oder um eine ins „Körperliche abgeschobene" Schizophrenie.

Wir halten folgende Deutungen, die man gar nicht selten hören kann, ausdrücklich für nicht gerechtfertigt bzw. für unerlaubt kurzschlüssig.:
Im Entstehen der Krebskrankheit wird das Abgewehrte (die destruktiven Tendenzen) sichtbar... Vor dem Hintergrund unbewußter Größenphantasien erlebt die Patientin in sich eine zerstörerische Macht... Im Sinne einer Selbstbestrafung für ihre verbotenen ödipalen und präödipalen Triebwünsche richtet sich der unbewältigte Haß gegen das negative mütterliche Introjekt, die Gebärmutter, als Hinweis für eigene fressende Impulse, u.ä.m.
Dabei wird dann in der Regel ursächlich ein „unbewältigter" Konflikt zur Zeit der Diagnosestellung angegeben.

Vor Jahrzehnten gab es ein ähnliches Phänomen. Auch die Lungenschwindsucht wurde als Suizid oder als Körperpsychose seitens mancher Psychotherapeuten gedeutet. War die Lungenschwindsucht damals doch ebenfalls eine von den unheimlichen tödlichen Bedrohern. Diese lautstarken psychologischen Thesen sind seit Entdeckung der Tuberkulostatika verstummt.

Es will scheinen, als seien diese Phänomene ein Ausdruck dafür, daß Menschen Unbekanntes, Unheimliches, Lebensbedrohliches nicht einfach hinnehmen. Wo früher dann oft die Götter zur Erklärung herhalten mußten, bieten sich heute „wissenschaftliche Erklärungen" an. Glücklicherweise haben sich nicht alle Forscher mit

---

[8] Diese Verdrängung ist nicht identisch mit der sog. 1. Phase des Nicht-wahr-haben-Wollens bei E. Kübler-Ross. Sie vollzieht sich nämlich, noch ehe eine Diagnose gestellt ist, als wüßte der Mensch instinktiv um die Wahrheit.

psychologisierenden Erklärungen der Phthisis zufrieden gegeben, sonst wären die Tuberkulostatika nicht entdeckt worden. Ob man eines Tages so weit Genmanipulation[9] wird treiben können, daß der Krebs besiegt wird, ist nicht vorherzusagen.

Auf die Themafrage zurückkommend, läßt sich folgendes sagen: Eine Erkrankung, die nicht nur beim Menschen, sondern auch bei Pflanzen und Tieren spontan vorkommt, scheint von daher eher ein Charakteristikum alles Lebendigen zu sein, als daß man sie etwa bedenkenlos für eine psychosomatische, also eine psychosozial bedingte Erkrankung halten könnte. Auch die Simulation karzinomatösen Geschehens in vitro weist in dieselbe Richtung und spricht gegen eine *typisch* menschliche, letztlich also gesellschaftsverursachte Krankheit. Dasselbe gilt für die relativ wahrscheinliche Konstanz der Inzidenzrate an Krebs seit der Jahrhundertwende, trotz veränderter Gesellschaftsstruktur einerseits – ebenso wie die Konstanz der Inzidenzrate bei sehr verschiedenen Völkern bzw. in sehr verschiedenen Kulturen. (Einzige Ausnahme: der Anstieg des Lungenkrebses; erst bei Männern, jetzt bei Frauen.) Wir Menschen sind an Fehlerhaftigkeit unseres Organismus durchaus gewöhnt, auch an eine solche, die sich zellulär abspielt. Bei der Kompliziertheit molekularbiologischer Vorgänge ist es eher erstaunlich, wie reibungslos sie meist ablaufen, als daß man sich über „Betriebsfehler" wundern müßte.

Viele solcher „Fehler" sind bekannt, ohne daß sie die Analytiker tangiert oder zu tiefenpsychologischen Theorien herausgefordert hätten: Pigmentierungen, Depigmentierungen, die vielfältigen gutartigen Geschwulstbildungen, die die Malignome zahlenmäßig wahrscheinlich weit übersteigen. Noch hat niemand sehr genau errechnet, in welchem prozentualen Verhältnis alle gutartigen Zellbetriebsfehler zu den malignen stehen. Vielleicht wären wir dann erstaunt, ein wie seltenes Ereignis die maligne Entartung darstellt.

Beim augenblicklichen Stand unseres Wissens erscheint es schwer, sich ein verdrängtes ambivalentes Antriebserleben vorzustellen, dessen Funktionskorrelat, dessen Strain, u.a. ein Genumbau in einer Zelle sein sollte. Da man aber die Bedingungen, die dafür in einem menschlichen Körper vielleicht in Abweichung von Pflanzen und Tierwelt herrschen könnten, nicht alle kennt, wäre es auch vermessen zu behaupten, dies könne unter gar keinen Umständen der Fall sein.

Psychische Einflüsse – und damit auch einmal deutlich neurotische (das sind ja 2 sehr verschiedene Dinge) – auf den *Verlauf* der Krebserkrankungen sind jedoch nicht nur wahrscheinlich, sondern auch klinisch zu beobachten (vgl. u.a. v. Kerekjarto 1982). Aber dies gilt für alle Erkrankungen und ist *nicht* krebsspezifisch. Daß unsere körperliche Abwehrfähigkeit oder Tragfähigkeit für Störungen *unter anderem auch* in korrelativer Abhängigkeit von psychologischen Faktoren steht, ist schon so lange bekannt, wie es überhaupt eine Heilkunde gibt. Zum Teil sind solche Zusammenhänge heute immunbiologisch faßbar geworden (vgl. u.a. Schlewinski 1975).

Es sei als ein Beispiel erinnert an die Sorge, die das gesamte Personal – auf „guten" Stationen – früher um diejenigen Patienten hatte, die an Lungenentzündung erkrankt waren und deren kritische Entfieberung in der kommenden Nacht zu erwarten war. Man fürchtete, sie könnten in der Besuchszeit von schlimmen Nachrichten aufgeregt werden, oder es könnte z.B. gerade die Person, deren Besuch die Patienten am

---

[9] Auf die *großen* Gefahren der Genmanipulation soll hier nicht eingegangen werden.

meisten erhofften, nicht kommen. Seit Erfindung der Antibiotika und seit Einrichtung der Intensivstationen hat es die Psyche, wenn das einmal so lax ausgedrückt werden darf, sehr viel schwerer, an einer Lungenentzündung zu sterben, da es kaum noch kritische Entfieberungen gibt. Was hier an der Pneumonie beschrieben wurde, ist ärztliches Allgemeingut. *Typisch* oder gar *spezifisch* für den Krebs sind solche Verlaufszusammenhänge nicht; das sollte damit noch einmal ausdrücklich betont werden.

Dennoch ist es von großer Wichtigkeit, daß ein Arzt sich solcher Zusammenhänge immer bewußt bleibt, denn die Notwendigkeit einer umfassenden seelischen Betreuung von Krebskranken steht außer Frage. Die Folgen aber, die aus vorschnellen psychoanalytischen Hypothesen über eine primär seelische bzw. neurotische Krebsentstehung erwachsen, sollten immer wieder kritisch überdacht werden. Ein Analytiker, der mit einem solchen Konzept einem Krebskranken begegnet – etwa dem Konzept des latenten Suizides oder der „Körper-Schizophrenie" –, wird kaum der Gefahr entgehen, noch zusätzliche Schuldgefühle zu wecken. Zunächst im Patienten selbst, der bald das Gefühl entwickeln wird, er hätte seine Erkrankung verhindern können, wäre er nur früher zum Therapeuten gegangen. Der Patient wird dann sein „Versagen" durch die unberechtigten psychotherapeutischen Interventionen als Folge falscher Erziehung „begreifen" und Schuldzuweisungen an die Familie werden die Folge sein. Was gemeinsam getragenes Schicksal sein könnte, wird so zu gegenseitiger Quälerei (vgl. Bräutigam 1981).

Will man psychogene oder neurotische Mechanismen in bezug auf den *Verlauf* der Tumorkrankheit diskutieren, könnte man sich hypothetisch eine Wirksamkeit bei denjenigen Faktoren vorstellen, die als Anlasser für die Tumorerkrankung aktiv werden oder bei der Absiedelung in andere Organe. Denn hier kann der Prozeß der Karzinomentstehung *eindeutig* Anschluß an das nerval-humoral-hormonale System gewinnen und damit an das „somatische System". Aber das alles ist z.Z. noch Hypothese, weil im konkreten Fall niemand den Zeitpunkt der Anlasseraktivität kennt und weil damit die auslösende Situation nicht zu bestimmen ist.

Selbst unter den Organmedizinern warnen allmählich immer mehr Kollegen, sich beim heutigen Stand unseres Wissens vorschnell auf *eine* Theorie des Krebses festzulegen und das therapeutische Handeln danach auszurichten: etwa sich bedingungslos von der Vorstellung leiten zu lassen, nur radikale Therapiemethoden seien die einzigen Garanten für das Überleben eines Erkrankten.

So schreibt z.B. Gregl (1979):

> Im Schweiße seines Angesichts hackt der Krebstherapeut an den Symptomen einer Krebsgeschwulst. Gönnen wir ihm öfter eine Pause um nachzudenken, ob es im einen oder anderen Falle angebracht sein könnte, beim Nichtstun weniger Schaden anzurichten als bei der Arbeit um jeden Preis.

Übertragen auf das Fachgebiet der Psychosomatischen Medizin sollten wir Psychoanalytiker diesem Appell nacheifern – forschen, aber nachdenken und uns auch öfter eine Pause gönnen, um noch einmal nachzudenken, damit wir nicht vorschnell psychogenetische Krebstheorien aufstellen. Wir sollten uns immer fragen, inwieweit wir mit solchen vorschnellen Theorien einerseits therapeutischen Omnipotenzvorstellungen nachjagen, andererseits damit genau wie manch *über*eiliger Mediziner Abwehr gegen die eigene Angst vor Krebs und Tod betreiben.

Literaturverzeichnis

Einleitende Überlegungen (W. Zander)

Bräutigam W, Christian P (1974) Psychosomatische Medizin. Thieme, Stuttgart
Hau TF (1986) Psychosomatische Medizin. Lehr- und Handbuch der Krankheitsbilder. Verlag für Angewandte Wissenschaften, München
Naatz T (1984) Argumente zum Psychotherapievergleich (Forschungsberichte). Beltz, Weinheim Basel
Naatz T (1988) Wissenschaftstheoretische Anmerkungen zum Konzept Schultz-Henckes. In: Rudolf G, Rüger U (Hrsg) Die Psychoanalyse Schultz-Henckes. Thieme, Stuttgart, S 103–110
Rangell D (1978) Die Konversion. In: Overbeck G, Overbeck A (Hrsg) Seelischer Konflikt – Körperliches Leiden. Rowohlt, Reinbek, S 17–45
Schultz-Hencke H (1951) Lehrbuch der analytischen Psychotherapie. Thieme, Stuttgart
Schur M (1978) Zur Metapsychologie der Somatisierung. In: Overbeck G, Overbeck A (Hrsg) Seelischer Konflikt – Körperliches Leiden. Rowohlt, Reinbek, S 83–142
Uexküll T von (1979) Lehrbuch der psychosomatischen Medizin. Urban & Schwarzenberg, München Wien
Uexküll T von (1985) Der Körperbegriff als Problem der Psychoanalyse und der somatischen Medizin. Prax Psychother Psychosom 30:85–103

Theoretische Grundlagen (E. und W. Zander)

Adler A (1965) Studie über Minderwertigkeit von Organen. Urban & Schwarzenberg, Berlin Wien
Alexander F (1951) Psychosomatische Medizin. De Gruyter, Berlin New York
Bräutigam W (1954/55) Über die psychosomatische Spezifität des Asthma bronchiale. Psyche 8/9:481–52
Dührssen A (1952) Kongreßbericht der analytischen Psychotherapie und Erziehungshilfe. Daehler, Berlin
Dührssen A (1954) Psychogene Erkrankungen bei Kindern und Jugendlichen. Verlag für Medizinische Psychologie, Göttingen
Elhardt S (1974) Aggression als Krankheitsfaktor. Verlag für Medizinische Psychologie, Göttingen
Freud S (1940–1952) Gesammelte Werke. Imago, London
Garma A (1953) Internalized mother as harmful food in peptic ulcer patients. Int Z Psychoanal 34:10
Hagedorn E, Meßner K, Studt HH (1971) Zur Symptomverteilung bei psychosomatischen Kranken. Z Psychosom Med Psychoanal 17:144–160
Heigl-Evers A, Schepank H (1970) 100 Zwillingspaare. Ein psychoanalytischer Beitrag zur Ätiologie neurotischer Erkrankungen. In: Chranowski G (Hrsg) Fortschritte der Psychoanalyse, Bd 4. Verlag für Psychologie Hogrefe, Göttingen, S 57–90
Kohut H (1973) Narzißmus. Suhrkamp, Frankfurt am Main
Kriechhauff G (1955/56) Bemerkungen zu genetischen und neurosestrukturellen Faktoren beim endogenen Ekzem. Z Psychosom Med 2:184–192
Marty D, de M'Uzan M, David C (1963) L'Investigation psychosomatique. P.U.F., Paris
Mirsky JA (1958) Physiologic, psychologic and social determinants in the etiology of duodenal ulcer. Am J Dig Dis 3:285
Mirsky JA, Kaplan S, Broh-Kahn RH (1950) Pepsinogen excreation as an index of the influence of various life situations and gastric secretion. Res Publ Assoc Nerv Ment Dis 29:628
Naatz T (1988) Wissenschaftstheoretische Anmerkungen zum Konzept Schultz-Henckes. In: Rudolf G, Rüger U (Hrsg) Die Psychoanalyse Schultz-Henckes. Thieme, Stuttgart, S 103–110
Pawlow JP (1953) Ausgewählte Werke. Adademie-Verlag, Berlin
Rudolf G (1977) Psychodynamik aus poliklinischer Sicht. Z Psychosom Med Psychoanal 23:207–218

Schepank H (1987) Psychogene Erkrankungen der Stadtbevölkerung. Springer, Berlin Heidelberg New York Tokyo
Schultz-Hencke H (1940) Der gehemmte Mensch. Thieme, Stuttgart
Schultz-Hencke H (1951) Lehrbuch der analytischen Psychotherapie. Thieme, Stuttgart
Schwidder W (1972) Neopsychoanalyse. In: Frankl VE, v. Gebsattel VE, Schultz JH (Hrsg) Grundzüge der Neurosenlehre, Bd 2. Urban & Schwarzenberg, München, S 563–579
Spitz R (1957) Die Entstehung der ersten Objektbeziehungen. Klett, Stuttgart
Uexküll T von (1963) Grundfragen der psychosomatischen Medizin. Rowohlt, Reinbek
Zander E, Zander W (1988) Das psychosomatische Konzept Schultz-Henckes. In: Rudolf G, Rüger U (Hrsg) Die Psychoanalyse Schultz-Henckes. Thieme, Stuttgart, S 112–137
Zander W (1968) Schwindel als Symptom bei schizoiden Patienten. Z Psychother Med Psychol 18/5 167–177
Zander W (1976) Beitrag zur Verifizierung der spezifischen Konfliktverarbeitung bei psychosomatischen Krankheitsbildern. Médecine et Hygiène (Genf) 34:152–154
Zander W (1973) Individuation und Kommunikation bei den verschiedenen Neurosestrukturen. Z Psychosom Med Psychoanal 19:46–57
Zander W (1976) Kränkung aus tiefenpsychologischer Sicht. Z Psychother Med Psychol 26/1:1–9
Zander W (1978) Streß und Strain. Ciba-Geigy, Basel (Kurzmonographie)
Zander W (1982) Psychosomatische Grundlagenforschung. Z Psychosom Med Psychoanal 28:126–138
Zander W (1984) Psychophysische Korrelationsvorgänge bei psychosomatischen Krankheiten. Prax Psychother Psychosom 29:163–170
Zander W (1986) Psychosomatik – eine Gratwanderung. Z Psychosom Med Psychoanal 32:201–215

Streß und Strain (W. Zander)

Albus M (1977) Spezifität physiologischer Parameter in experimentellen Streß-Situationen. Diplomarbeit, München
Alexander F (1951) Psychosomatische Medizin, Grundlagen und Anwendungsgebiete. De Gruyter, Berlin New York
Ariens ES (1970) Pharmakologie des adrenergen Systems (Monographie). In: Das medizinische Prisma. Boehringer, Ingelheim am Rhein, S 2
Cannon WB (1929) Bodely changes in pain, hunger, fear and rage. Branford, Boston
Cannon WB (1939) The wisdom of the body. Norton, Chicago
Eiff AW von (1976a) Die Diagnose des Streß. In: Eiff AW von (Hrsg) Seelische und körperliche Störungen durch Streß. Fischer, Stuttgart New York, S 194–217
Eiff AW von (1976b) Zur Physiologie des emotionalen Streß. In: Eiff AW von (Hrsg) Seelische und körperliche Störungen durch Streß. Fischer, Stuttgart New York, S 18–46
Freud S (1940–1952) Gesammelte Werke. Imago, London
Ganong WF (1972) Medizinische Physiologie. Springer, Berlin Heidelberg New York
Görres A (1976) Der Urschmerz als Stressor. In: Eiff AW von (Hrsg) Seelische und körperliche Störungen durch Streß. Fischer, Stuttgart New York, S 79–91
Hydén H (1967) Biochemical changes accompanying learning. In: Quarton GC, Melnechuk T, Schmitt FO (eds) The neurosciences. New York, pp 765–771
Janus L (1978) Psychoanalytisch-psychophysiologische Untersuchungen bei Patienten mit funktionallem Cervikalsyndrom Z Psychosom Med Psychoanal 24:101–115
Kovach AGB (1976) Kardiovaskuläre Regulationen und Gehirnschädigung im schweren, durch Blutung ausgelösten Streßzustand. In: Eiff AW von (Hrsg) Seelische und körperliche Störungen durch Streß. Fischer, Stuttgart New York, S 121–139
Krück F (1976) Streß und Hypertension. In: Eiff AW von (Hrsg) Seelische und körperliche Störungen durch Streß. Fischer, Stuttgart New York, S 103–120
Levi L (1976) Streß: Nebenniere und Schiddrüse. In: Eiff AW von (Hrsg) Seelische und körperliche Störungen durch Streß. Fischer, Stuttgart New York, S 47–64

Lolas F, Mayer H (Hrsg) (1987) Perspectives on stress and stress-related topics. Springer, Berlin Heidelberg New York Tokyo

MacLean PD (1955) The limbic system and emotional behaviour. Arch Neurol Psychiatry 73:130–134

Ploog D, Fichter M, Doerr P, Pirke KM (1981) Anorexia nervosa. Neurobiologie, Psychosomatik und Verhaltenstherapie. Internist 22:7

Richter-Heinrich E, Knust U, Sprung H, Schmidt KH (1976) Psychophysiologische Untersuchungen zur Streß-Sensibilität von arteriellen essentiellen Hypertonikern. In: Eiff AW von (Hrsg) Seelische und körperliche Störungen durch Streß. Fischer, Stuttgart New York, S 158–177

Schäfer H (1976) Streß als gesellschaftliches Problem. In: Eiff AW von (Hrsg) Seelische und körperliche Störungen durch Streß. Fischer, Stuttgart New York, S 5–17

Schmidt RF (1976) Grundriß der Neurophysiologie. Springer, Berlin Heidelberg New York (Heidelberger Taschenbücher, Bd 96)

Schultz-Hencke H (1951) Lehrbuch der analytischen Psychotherapie. Thieme, Stuttgart

Schwidder W (1965) Psychosomatik und Psychotherapie bei Störungen und Erkrankungen des Verdauungstraktes. Acta Psychosomatica, Documenta Geigy, Basel

Schwidder W (1970) Psychoanalyse und Psychosomatische Medizin. In: Salzmann L (Hrsg) Fortschritte der Psychoanalyse, Bd 3. Hogrefe, Göttingen, S 11–30

Selye H (1946) The general adaption syndrom and the diseases of adaption. J Clin Endocrinol 6:117

Tschabitscher H, Czerwenka-Weckstetten HC (1961) Affekt und Muskelspannung. In: Fellinger K (Hrsg) Funktionsabläufe und emotionelle Belastungen. Karger, Basel New York, S 188–201

Zander E, Zander W (1977) Die Neopsychoanalyse von H. Schultz-Hencke. In: Psychologie des XX. Jahrhunderts, Bd 3. Kindler, Zürich, S 426–474

Zander W (1976) Beitrag zur Verifizierung der spezifischen Konfliktverarbeitung bei psychosomatischen Krankheitsbildern. Médecine et Hygiène (Genf) 34:152–154

Zander W (1978a) Psychosomatische Forschungsergebnisse beim Ulcus duodeni. Hogrefe, Göttingen

Zander W (1978b) Streß und Strain. In: Soma und Psyche. Ciba-Geigy, Basel

Zauner J (1967) Beitrag zur Psychosomatik der operierten Ulcuskranken. Z Psychosom Med Psychonal 1:24–30

Zauner J (1972) Psychosomatische Aspekte der Erkrankungen des Verdauungstraktes. Internist 13 Heft 11:443–447

Tiefenpsychologische Anamnese und ihre Besonderheiten bei körperlicher Symptomatik (E. Zander)

Argelander H (1967) Das Erstinterview in der Psychotherapie. Psyche 21:373, 429, 455

Dattenberg T, Zander E, Zander W (1976) Über zwei Kriterien zur Erleichterung der Differentialdiagnose primär-psychogener bzw. primär-organischer Körpersymptomatik. Z Psychosom Med Psychoanal 22:240–249

Dührssen A (1981) Die biographische Anamnese unter tiefenpsychologischem Aspekt. Vandenhoeck & Ruprecht, Göttingen

Freud S (1940–1952) Gesammelte Werke. Imago, London

Rüger U (1987) Fehldiagnose: Psychosomatische Erkrankungen. Prax Psychother Psychosom 32:12–20

Schepank H (1987) Psychogene Erkrankungen der Stadtbevölkerung. Springer, Berlin Heidelberg New York Tokyo

Schultz-Hencke H (1951) Lehrbuch der analytischen Psychotherapie. Thieme, Stuttgart

Winter E (1958/59) Über die Häufigkeit neurotischer Symptome bei „Gesunden". Z Psychosom Med 5:153

Zander E, Zander W (1988) Das psychosomatische Konzept H. Schultz-Hencke. Thieme, Stuttgart, S 112–137

Tiefenpsychologische Aspekte beim hyperkinetischen Herzsyndrom
(E. Zander)

Alexander F (1951) Psychosomatische Medizin. De Gruyter, Berlin
Cremerius J (1978) Zur Theorie und Praxis der psychosomatischen Medizin. Suhrkamp-Taschenbuch, Frankfurt am Main
Davis A, Mares A, Pool J, Taylor A (1987) Mitral valve prolaps symptoms of beta-adrenergic hypersensitivity. Am J Med 82:2
Hahn P, Mayer H, Stanek B (1985) Biometrische Befunde bei Herzneurose. In: Hahn P (Hrsg) Psychosomatische Medizin. Wissenschaftliche Buchgesellschaft, Darmstadt
Koller S (1969) Graphische Tafeln zur Statistik, 4. Aufl. Steinkopff, Darmstadt
Lohmüller H, Lydtin H (1969) Das hyperkinetische Herzsyndrom. Med Klin 44:2015
Lydtin H (1967) Die medikamentöse Blockade der andrenergen β-Receptoren. Dtsch Med Wochenschr 92:401
Lydtin H, Trenkwalder P (1987) Hyperdyname cardiovaskuläre Störungen. In: Riecker G (Hrsg) Therapie innerer Krankheiten, 6. Aufl. Springer, Berlin Heidelberg New York, Tokyo, S 126–129
Mitscherlich A (1949) Über die Reichweite psychosomatischen Denkens in der Medizin. Psyche 3:342
Richter H-E, Beckmann D (1969) Herzneurose. Thieme, Stuttgart
Schultz-Hencke H (1951) Lehrbuch der analytischen Psychotherapie. Thieme, Stuttgart
Winter E (1959) Über die Häufigkeit neurotischer Symptome bei „Gesunden". Z Psychosom Med 5:153
Zander E, Zöllner N (1969) Psychosomatische Aspekte des hyperkinetischen Herzsyndroms. Verh Dtsch Ges Inn Mec 75:741

Zur Nosologie der sero-(rheumafaktor-)negativen Arthritiskrankheiten
(M. Schattenkirchner)

Brewerton DA, Caffrey M, Hart FD, James DCO, Nicholls A, Sturrock RD (1973) Ankylosing spondylitis and HLA 27. Lancet I:904
Ebringer RW, Cooke D, Cadwell DR, Cowling P, Ebringer A, (1977) Ankylosing spondylitis and the presence of HLA B27 cross-reacting klebsiella pneumoniae species. XIV. International Congress of Rheumatology, San Francisco
Krüger K, Schattenkirchner M (1983) Die reaktive Arthritis – Klinik und Verlauf. Wien Klin Wochenschr 95:884
Schattenkirchner M (1983) Seronegative, B27-assoziierte Arthritisformen. Verh Dtsch Ges Inn Med 89:205
Schattenkirchner M, Steinbauer-Rosenthal J, Schürer W, Scholz S, Albert ED (1974) Spondylitis ankylosans und Histokompatibilitätsantigen HLA 27. Verh Dtsch Ges Inn Med 80:1414
Schattenkirchner M, Schürer W, Diem K, Scholz S, Albert ED (1976) Die Bedeutung der Histokompatibilitäts-Antigene (HLA-Antigene) für die Rheumatologie. Aktuel Rheumatol 1:23
Schlosstein L, Terasaki PJ, Bluestone RT (1973) High association of an HLA antigen, W27 with ankylosing spondylitis. N Engl J Med 288:704
Torrigiani G, Roith J (1957) Antiglobulin factors in sera from patients with rheumatoid arthritis and normal subjects. Ann Rheum Dis 26:334
Waaler E (1940) On the occurrence of a factor in human serum actuating the specific agglutination of sheep blood corpuscles. Acta Pathol Microbiol Scand 17:172
Wright V (1971) Seronegative spondarthritides. The Gilbert Scott Memorial Lecture. Royal Society of Medicine, London
Zander W (1976) Zum Problem der spezifischen Syndrombildung bei psychosomatischen Krankheitsbildern. Z Psychosom Med Psychoanal 22:150–168
Zander W (1981) Zur Psychodynamik des Morbus Bechterew. Z Psychosom Med Psychoanal 27:201–215

Zur Psychodynamik seronegativer Arthritiden: palindromer Rheumatismus, M. Reiter, Arthritis psoriatica (W. Zander)

Alexander F (1951) Psychosomatische Medizin. De Gruyter, Berlin New York
Antonelli F (1957) Die Rheumaneurose. Psychosom Med 3:3
Beck D (1968) Zur Behandlungstechnik der psychoanalytischen Kurztherapie. Z Psychosom Med 14:125–136
Beck D (1971) Psychosomatische Aspekte des chronischen Gelenkrheumatismus. Hoffmann-La Roche, Basel (Wissenschaftlicher Dienst)
Bois R du (1971) Aspects psychosomatiques de l'arthritis rhumatoide. Schweiz Rundsch Med 23:747–751
Boyle JH, Watson Buchanan W (1971) Clinical rheumatology. Blackwell, Oxford Edinburgh
Broglie M (1957) Krankheiten des Stütz- und Bewegungsapparates. In: Denning H (Hrsg) Lehrbuch für innere Medizin, Bd 2. Thieme, Stuttgart, S 301–378
Cannon WB (1931) Again the James-Lange and the thalamic theory of emotion. Psychol Rev 38:281–295
Carbit M, de Sèze S (1966) Exo.Med.Arth. and Rheum. Rev Rheum 2/2:33–35
Cleveland SE, Fisher S (1954) Behaviour and unconscious fantasies of patients with rheumatoid arthritis. Psychosom Med 16:327
Cleveland SE, Fisher S (1958) Body image and personality. Van Nostrand, Princeton/NY
Cleveland SE, Fisher S (1960) A comparison of psychological characteristics and physiological reactivity. Psychosom Med 22:283
Cremerius J (1954/55) Rheumatische Muskel-Gelenkerkrankungen. Z Psychosom Med 1:173–181
Dührssen A (1952) Kongreßbericht Analytische Psychotherapie und Erziehungshilfe. Daehler, Berlin
Dührssen A (1972) Analytische Psychotherapie in Theorie, Praxis und Ergebnissen. Vandenhoeck & Ruprecht, Göttingen
Elhardt S (1968) Über gesunde und neurotische „Aggression". Z Psychosom Med 14:175
Elhardt S (1974) Aggression als Krankheitsfaktor. Vandenhoeck & Ruprecht, Göttingen
Geist H (1966) The psychological aspekts of rheumatoid arthritis. Thomas, Springfield/IL
Golding DN (1967) Rheumatische Erkrankungen. Thieme, Stuttgart
Haas van de (1964) J Belge Med Phys (1963), 17–43, zit. in: Z Rheumaforsch 23, 9/10:378
Halliday JL (1937) Psychological factors in rheumatism. Br Med J 1:213, 264
Hamperl H (1967) Über die „zweite Krankheit". Lehmanns, München (Sonderdruck aus der MMW 109)
Hench PS, Rosenberg EF (1941) Proceedings of the Staff Meetings of the Mayo-Clinic, No 16
Hoff H (1954) Die ärztliche Fortbildung 1
Holmes TH, Wolff HG (1952) Life situations, emotions and backache. Psychosom Med 14:18
Johnson AM, Shapiro L, Alexander F (1947) Preliminary report on a psychosomatic study of rheumatoid arthritis. Psychosom Med 9:295
Jores A (1960) Vom kranken Menschen. Thieme, Stuttgart
Kerekjarto M von (1970) Rheuma und Nervensystem. Hoffmann-La Roche, Basel
King S H (1960) Z Rheumaforschung 19, 3/4:15
Krammer F (1965) Hippokrates 36:304–310
Ludwig AO (1949) Physiother Rev 29:339
Ludwig AO (1952) Bull Rheum Dis 2/8
Malan DH (1965) Psychoanalytische Kurztherapie. Huber, Bern; Klett, Stuttgart
Mathies H (1974) Klinik der chronischen Polyarthritis. Med Welt (Fortbildung 25) Heft 47
Medelenyi M, Marton M (1963) Persönlichkeitsuntersuchungen an Kranken mit primär chronischer Polyarthritis. Z Psychosom Med 3:153–163
Miehlke K (1974) Die chronische Polyarthritis und ihr heutiges therapeutisches Konzept. Sandoz, Basel (Kurzmonographien)
Morrison L, Short G, Ludwig A, Schwab R: The neuromusuclar system in rheumatoid arthritis. Am J Med Sci 214:33
Papez JAW (1937) A proposed mechanism of emotion. Arch Neurol Psychiatry 38:725–743
Reiter H (1957) Die Reitersche Erkrankung. Dtsch Med Wochenschr 82/33:1336
Reiter H (1961) Über eine bisher unbekannte Spirochäteninfektion. Dtsch Med Wochenschr 1535
Schattenkirchner M (1970) Zur Symptomatologie der Arthritis psoriatica. Med Klin 29/30:1360–1363
Schellack D (1955) Psychische Muskel- und Gelenkerkrankungen. Z Psychosom Med 3:161
Schettler G (1970) Innere Medizin. Thieme, Stuttgart

Schild R (1972/73) Medizinisch-psychologische Untersuchungen bei Patienten mit rheumatischen Krankheiten. Psyche 26/27/Heft 12:929–938; 26/27Heft 1:50–68
Schultz-Hencke H (1947) Der gehemmte Mensch. Thieme, Stuttgart
Selye H (1953) Einführung in die Lehre vom Adaptationssyndrom. Thieme, Stuttgart
Strotzka H (1975) Psychotherapie. Grundlagen, Verfahren, Indikationen. Urban & Schwarzenberg, München Berlin Wien
Tschabitscher H, Czerwenka-Wenckstetten H (1964) Affekt und Muskelspannung. In: Fellinger K (Hrsg) Funktionsabläufe und emotionale Belastungen. Karger, Basel New York, S 188–201
Vogel P (1975) Über die psychodynamischen Hintergründe der Psoriasis (Vortrag vor der Universitäts-Nervenklinik, München)
Wegmann T (1963) Psychische Faktoren bei primär-chronischer Polyarthritis. Med. Dissertation, Universität München
Weintraub A (1970) Rheuma und Nervensystem. Wissenschaftlicher Dienst Hoffmann-La Roche, Basel
Weintraub A (1973) Psychosomatische Aspekte des Weichteilrheumatismus. In: Mathies H (Hrsg) Weichteilrheumatismus. Banaschewski, München, S 90–99
Zander E, Zander W (1977) Die Neo-Psychoanalyse von H. Schultz-Hencke. In: Psychologie des XX. Jahrhunderts, Bd 3. Kindler, Zürich, S 426–474
Zander W (1972) Die psychodynamische Situation beim palindromen Rheumatismus. Z Psychosom Med Psychoanal 18 3:233–243
Zander W (1973) Individuation und Kommunikation bei den verschiedenen Neurosestrukturen. Z Psychosom Med Psychoanal 19:46–57
Zander W (1976) Beitrag zur Verifizierung der spezifischen Konfliktverarbeitung bei psychosomatischen Krankheitsbildern. Médecine et Hygiène (Genf) 34:152–154

Zur Psychodynamik des M. Bechterew (W. Zander)

Alexander F (1971) Psychosomatische Medizin. De Gruyter, Berlin New York
Antonelli F (1957) Die Rheumaneurose. Z Psychosom Med 3:3
Bechterew W von (1893) Steifigkeit der Wirbelsäule und ihre Verkrümmung als besondere Erkrankungsform. Neurol Zentralbl 12:663
Bechterew W von (1899) Über ankylosierende Entzündung der Wirbelsäule und der großen Extremitätengelenke. Dtsch Z Nervenheilkd 15:37
Beck D (1968) Zur Behandlungstechnik der psychoanalytischen Kurztherapie. Z Psychosom Med 14:125
Beck D (1971) Psychosomatische Aspekte d. chron. Gelenkrheumatismus. Wissenschaftlicher Dienst „Roche", Hoffmann-La Roche, Basel, S 2
Bois R du (1971) Aspects psychosomatiques de l'arthritis traumatoide. Schweiz Rundschau Med 23:747–751
Boyle JH, Buchanan W (1971) Clinical rheumatology. Blackwell, Oxford Edinburgh
Büll U, Schattenkirchner M, Frey KW (1974) Vergleich röntgenologischer und szintigraphischer Befunde bei der Spondylitis ankylopoetica (sog. M. Bechterew). Roefo 121:369–377
Cremerius J (1954/55) Rheumatische Muskel- u. Gelenkerkrankungen als funktionelles Geschehen. Psychosom Med 1:173
Dührssen A (1951) Kongreßbericht Analytische Psychotherapie und Erziehungshilfe. Daehler, Berlin
Dührssen, A (1972) Analytische Psychotherapie in Theorie, Praxis und Ergebnissen. Vandenhoeck & Ruprecht, Göttingen
Elhardt S (1974) Aggression als Krankheitsfaktor. Vandenhoeck & Ruprecht, Göttingen
Golding DN (1967) Rheumatische Erkrankungen. Thieme, Stuttgart
Good AE (1965) Reiter's disease and ankylosing spondylitis. Acta Rheumatol Scand 11:305
Halliday IL (1937) Psychological factore in rheumatism. Br Med J 213:264
Holmes TH, Wolff HG (1952) Life situations, emotions and backache. Psychosom Med 14:18
Johnson AM, Shapiro L, Alexander F (1947) Preliminary report on a psychosomatic study of rheumatoid arthritis. Psychosom Med 9:295
Jörgensen G (1968) Zur Genetik der ankylosierenden Spondylitis. Z Rheumaforsch [Suppl] 1:105–113

Literaturverzeichnis

Kerekjarto M von (1970) Rheuma und Nervensystem. Hoffmann-La Roche, Basel
Malan DH (1965) Psychosomatische Kurztherapie. Huber, Bern, Klett, Stuttgart
Mathies H (1974) Klinik der chronischen Polyarthritis. Med Welt (Fortbildung 25) Heft 47
Medelenyi M, Marton M (1963) Z Persönlichkeitsuntersuchungen an Kranken mit primärchronischer Polyarthritis. Psychosom Med 9:153–163
Miehlke K (1974) Die chronische Polyarthritis und ihr heutiges therapeutisches Konzept. Sandoz, Basel (Kurzmonographien)
Morrison L, Short G, Ludwig A (1947) The neuromuscular system in rheumatoid arthritis. Am J Med Sci 33:214
Müller-Faßbender H (1977) Neue Aspekte der Nosologie der Spondylitis ankylosans. Habilitationsschrift, Universität München
Müller-Faßbender H, Fischer LI, Schattenkirchner M (im Druck) Quantitative Bestimmung der Immunglobuline bei Spondylitis ankylosans. Aktuel Rheumatol
Rokitansky C (1855) Lehrbuch der speziellen pathologischen Anatomie, Bd 3. Wilhelm Braumüller, Wien, S 101, 173
Schattenkirchner M (1976) Die Histokompabilitätsantigene (HLA-Antigene) bei rheumatischen Krankheiten. Therapiewoche 26:8124
Schattenkirchner M, Albert ED (1975) HLA-antigens in ankylosing spondylitis, Reiter's disease and psoriatic arthritis. Scand J Rheumatol [Suppl] 4
Schattenkirchner M, Steinbauer-Rosenthal J, Schürer W, Scholz S, Albert ED (1974) Spondylitis ankylosans und Histokombabilitätsantigen HLA 27. Verh Dtsch Ges Inn Med 80:1414
Schellack D (1955) Psychische Faktoren bei Muskel- und Gelenkerkrankungen Psychosom Med 3:161
Schettler G (1970) Innere Medizin. Thieme, Stuttgart
Schilling F (1969) Röntgenmorphologische Befunde bei der Spondylitis ankylosans. Verh Dtsch Ges Rheumatol 1:33
Schultz-Hencke H (1951) Lehrbuch der analytischen Psychotherapie. Thieme, Stuttgart
Strümpell A (1897) Bemerkungen über die chronische ankylosierende Entzündung der Wirbelsäule und der Hüftgelenke. Dtsch Z Nervenheilkd 16:338
Tschabitscher H, Czerwenka-Wenckstetten H (1964) Affekt und Muskelspannung. In: Fellinger K (Hrsg) Funktionsabläufe und emotionale Belastungen. Karger, Basel New York, S 188–201
Wegmann T (1963) Psychische Faktoren bei pirmär-chronischer Polyarthritis. Med. Dissertation, Universität München
Weintraub A (1973) Psychosomatische Aspekte des Weichteilrheumatismus. In: Mathies H (Hrsg) Weichteilrheumatismus. Banaschewski, München, S 90–99
Zander E, Zander W (1977) Die Neo-Psychoanalyse von H. Schultz-Hencke. In: Psychologie des XX. Jahrhunderts, Bd 3. Kindler, Zürich, S 426–474
Zander W (1972) Die psychodynamische Situation beim palindromen Rheumatismus. Z Psychosom Med Psychoanal 18/3:233–243
Zander W (1975) Psychodynamische Faktoren bei einigen rheumafaktor-negativen polyarthritischen Erkrankungen. MMW 117:37
Zander W (1976a) Beitrag zur Verifizierung der spezifischen Konfliktverarbeitung bei psychosomatischen Krankheitsbildern. Médecine et Hygiène (Genf) 34:152–154
Zander W (1976b) Zum Problem der spezifischen Syndrombildung bei psychosomatischen Krankheitsbildern. Z Psychosom Med Psychoanal 22/2:150–168
Zander W (1978) Streß und Strain. Ciba-Geigy, Basel (Kurzmonographie)

Korrelationsuntersuchungen mit halbstandardisiertem Interview (W. Zander)

Zander W, Engel RR, Kitscha M, Wiedemann G (1981) Psychophysiologische Korrelationsuntersuchungen während eines halbstandardisierten Interviews bei Patienten mit Ulcus duodeni und Hypertonie. In: Zander W (Hrsg) Experimentelle Forschungsergebnisse in der psychosomatischen Medizin. Vandenhoeck & Ruprecht, Göttingen Zürich, S 120–128

Zur formalen Pathogenese des Magengeschwürs (R. Rau)

Aschoff L (1912) über die mechanischen Momente in der Pathogenese des runden Magengeschwürs und über seine Beziehung zum Krebs. Dtsch Med Wochenschr 28:494–496

Babkin BP, Armour JC, Webster DR (1943) Restauration of the functional capacity of the stomach when deprived of its main arterial blood supply. Can Med J 48:1

Bongert J (1912) Über die Entstehung des Ulcus pepticum beim Kalbe. Berl Klin Wochenschr 49:807

Djørup F (1922) Untersuchungen über die feinere topographische Verteilung der Arterien in den verschiedenen Schichten des menschlichen Magens. Z Ges Anat 64:279–347

Hoffmann V (1949) Zur Entstehung des tiefen Ulcus duodeni. Chirurg 20:49

Key JA (1950) Blood vessels of a gastric ulcer. Br Med J 2:1464–1465

Mall F (1896) The vessels and walls of the dog's stomach. John Hopkins Hosp Rep 1:1

Mayo WJ (1908) Anemic spot on the duodenum which may be mistaken for ulcer. Surg Gynecol Obstet 6:600

Menguy R (1962) Effects of histamine on gastric blood flow. Am J Dig Dis 7:383

Oi M, Ito Y, Kumagai F, Yoshida K, Tanaka Y, Yoshikawa K, Miho O, Kijima M (1969) A possible dual control mechanism in the origin of peptic ulcer. Gastroenterology 57:280–293

Pernkopf E, Lehner J (1937) Vergleichende Beschreibung des Vorderdarmes bei den einzelnen Klassen der Kranioten. In: Bolk L, Göppert E, Kallius E, Lubosch W (Hrsg) Handbuch der vergleichenden Anatomie der Wirbeltiere. Urban & Schwarzenberg, Berlin Wien

Raschke M, Lierse W, Ackeren H van (1987) Microvascular architecture of the mucosa of the gastric corpus in man. Acta Anat 130:185–190

Rau W (1983) Zur Formursache des Magengeschwürs. Langenbecks Arch Chir 360:43–57

Rau W (1986) Funktionelle Anatomie der Magenstrombahn: Lokalisierende Faktoren in der Pathogenese des Magengeschwürs. Lagenbecks Arch Chir 367:129–138

Rau W (1987) Das Magengeschwür als Energieproblem: Entwurf eines zellularen Automaten zur Simulation von Verteilungsstörungen der Magenwanddurchblutung. Langenbecks Arch Chir 370:91–110

Rau W, Eichelkraut W, Rasche A (1986) Experimentelle Bedingungen zur Reproduktion eines submucösen Steal-Phänomens am Hundemagen. Langenbecks Arch Chir 367:139–145

Schwarz K (1910) Über penetrierende Magen- und Jejunalgeschwüre. Bruns Beitr Klin Chir 67:96–128

Summervell TH (1945) Physiologic gastrectomy: operation of ligature of arteries of stomach to relief hyperacidity and to prevent' recurrent ulceration after gastroenterostomy. Br J Surg 33:146

Virchow R (1853) Historisches, Kritisches und Positives zur Lehre von den Unterleibsaffektionen. Virchows Arch [A] 5:632

Zander W (1977) Psychosomatische Forschungsergebnisse beim Ulcus duodeni: ein Beitrag zur Strainforschung. Vandenhoeck & Ruprecht, Göttingen

Zum Ambivalenzkonflikt beim Ulcus duodeni (W. Zander und H. Wahle)

Alexander F (1951) Psychosomatische Medizin, Grundlagen und Anwendungsgebiete. De Gruyter, Berlin New York

Beaumont W (1833) Experiments and observations on the gastric juice and the physiology of digestion. Allen, Plattsburgh

Bräutigam W (1962) Organwahl – Organsprache – Organspezifität. Prax Psychother 7:229

Bräutigam W, Christian P (1973) Psychosomatische Medizin. Thieme, Stuttgart

Dührssen A (1972) Psychogene Erkrankungen bei Kindern und Jugendlichen. Verlag Medizinische Psychologie Vandenhoeck & Ruprecht, Göttingen

Dührssen A (1988) Dynamische Psychotherapie. Springer, Berlin Heidelberg New York Tokyo

Feifel G (1975) Etiology of the stress ulcer. In: Holle F, Andersson S (eds) Vagotomy. Springer, Berlin Heidelberg New York

Freud S (1952) Gesammelte Werke. Fischer, Frankfurt am Main

Freyberger H (1971) Psychosomatische Asptekte bei gastroenterologischen Störungen. Med Welt 22:1863–1868

Garma A (1953) Interalized mother as harmful food in peptic ulcerpatients. Int Z Psychoanal 34:102
Glatzel H (1954/55) Zur Psychodynamik der Ulcusleiden. Z Psychosom Med 1:11
Heyer GR (1923) Psychische Einflüsse auf die Motilität von Magen und Darm. Klin Wochenschr 2 50
Margolin SG (1951) Das Verhalten des Magens während der psychoanalytischen Behandlung. Psychosom Q 20:349
Mirsky JA (1958) Physiologic, psychologic and social determinants in the etiology of the duodenal ulcer. Am J Dig Dis 3:285
Mirsky JA, Kaplan S, Broh-Kahn RH (1950) Pepsinogen excretion (uropepsin) as an index of the influence of various life situations and gastric secretion. Res Publ Assoc Nerv Ment Dis 29:628
Mitscherlich A (1953/54) Zur psychoanalytischen Auffassung psychosomatischer Krankheitsentstehung. Psyche 7:561–578
Overbeck G, Biebl W (1974) Zur Pathogenese der Ulcuskrankheit. Psyche 29:542–567
Pawlow JP (1953) Ausgewählte Werke. Akademie-Verlag, Berlin
Pflanz M (1970) Soziokulturelle Faktoren und innere Krankheiten. In: Mitscherlich A, Brocher T (Hrsg) Der Kranke in der modernen Gesellschaft. Athenäum, Köln, S 391
Pflanz M, Rosenstein E, von Uexküll T (1956) Sozio-psychological aspects of peptic ulcer. J Psychosom Res 1:68
Schoeck H (1974) Der Neid und die Gesellschaft. Herder, Freiburg
Schultz-Hencke H (1951) Lehrbuch der analytischen Psychotherapie. Thieme, Stuttgart
Schwidder W (1965) Psychosomatik und Psychotherapie bei Störungen und Erkrankungen des Verdauungstraktes. Ciba-Geigy, Basel (Acta Psychosomatica, Documenta Geigy)
Selye H (1953) Einführung in die Lehre vom Adaptationssyndrom. Thieme, Stuttgart
Silbermann JS (1927) Experimentelle Magen- und Duodenalulcus-Erzeugung durch Scheinfüttern nach Pawlow. Zentralbl Chir 54:2385
Wittkower E (1931) Neue Ergebnisse über affektive Beeinflussung der Magenfunktion. Verh Dtsch Ges Inn Med 43:68
Wolf S, Wolff HG (1942) Studies on a subject with a large gastric fistula, changes in the function of the stomach in association with varying emotional states. Trans Am Phys 57:115
Zander W (1976) Beitrag zur Verifizierung der spezifischen Konfliktverarbeitung bei psychosomatischen Krankheitsbildern. Médecine et Hygène (Genf) 34:152–154
Zander W (1977) Psychosomatische Forschungsergebnisse bei Ulcus duodeni. Vandenhoeck & Ruprecht, Göttingen
Zander W (1978) Streß und Strain. Ciba-Geigy, Basel (Kurzmonographie)
Zander W (1982) Psychosomatische Grundlagenforschung: Theoretische Überlegungen und experimentelle Untersuchungen. Z Psychosom Med Psychoanal 28 126–138
Zander W (1985) Zur spezifischen Konfliktantwort bei Patienten mit Ulcus duodeni. Beitrag zur Verifizierug der spezifischen Konfliktverarbeitung bei psychosomatischen Krankheitsbildern. Untersuchungen an Patienten mit Ulcus duodeni. In: Hahn P (Hrsg) Psychosomatische Medizin. Wissenschaftliche Buchgesellschaft, Darmstadt, S 104–118
Zauner J (1972) Psychosomatische Aspekte der Erkrankungen des Verdauungstraktes. Internist 13 443–447

Zum Ambivalenzkonflikt bei Colitis ulcerosa und M. Crohn
(W. Zander und F. Lehner)

Albus M (1977) Spezifität physiologischer Parameter in experimentellen Streß-Situationen. Diplomarbeit, Universität München
Alexander F (1965) Psychosomatic medicine. Norton, New York
Bräutigam W, Christian P (1973) Psychosomatische Medizin. Thieme, Stuttgart
Dührssen A (1972) Analytische Psychotherapie in Theorie, Praxis und Ergebnissen. Verlag Medizinische Psychologie Vandenhoeck & Ruprecht, Göttingen
Eiff AW von (1976) Seelische und körperliche Störungen durch Streß. Fischer, Stuttgart New York

Engel GL (1958) Studies of ulcerative colitis, psychological aspects and their implications for treatment. Am J Dig Dis 3:315–337

Engel GL (1979) Colitis ulcerosa. In: Uexküll T von (Hrsg) Lehrbuch der Psychosomatischen Medizin. Urban u. Schwarzenberg, München Wien Baltimore, S 649–656

Engel RR, Zander W, Kitscha M, Wiedemann G (1981) Psychologische Streßreaktionen bei zwei psychosomatischen Patientengruppen. In: Zander W (Hrsg) Experimentelle Forschungsergebnisse in der psychosomatischen Medizin. Verlag Medizinische Psychologie, Vandenhoeck & Ruprecht, Göttingen, S 120–140

Enke H, Michler S (1967) Über einige Kriterien der Mutter-Kind-Beziehung bei männlichen Patienten mit den Symptomen: Asthma bronchiale, Colitis gravis, Herzbeschwerden und Magenbeschwerden. Z Psychosom Med 13:108–115

Farrar JT, Ingelfinger FJ (1955) Gastrointestinal motility as revealed by study of abdominal sounds. Gastroenterology 29:789–800

Freud S (1940–1952) Gesammelte Werke. Imago, London

Freyberger H (1972) Colitis ulcerosa. Psychosomatik und Psychotherapie Urban & Schwarzenberg, München 1972

Freyberger H (1976) Colitis ulcerosa, Morbus Crohn und funktionelle Diarrhoe. In: Jores A (Hrsg) Praktische Psychosomatik. Huber, Bern, S 186–196

Freyberger H, Liedke R, Wellmann W (1980) Möglichkeiten und Grenzen der Psychotherapie bei Colitis ulcerosa und Morbus Crohn. Dtsch Ärztebl 46:2731–2734

Fürmaier AM (1979) Zur Psychosomatik des Morbus Crohn. Med. Dissertation, Universität Tübingen

Grace WS, Wolf S, Wolff HG (1951) The human colon. Hoeber, New York

Groen J, Falk van der (1956) Psychosomatic aspects of ulcerative colitis. Gastroenterologica 86:591–608

Hagedorn E (1972) Zur Pathogenese psychosomatischer Colon-Erkrankungen. Beziehung zwischen Pathophysiologie und Psychosomatik. Z Psychosom Psychoanal 18:131–144

Heinkelmann W, Blümel G (1978) Eine neue Methode zur kontinuierlichen Registrierung der Darmperistaltik. Med Welt 50:1979–1981

Kaarush A, Hiatt R, Daniels G (1955) Psychophysiological correlations in ulcerative colitis. Psychosom Med 17:36–56

Kipnowski A (1981) Psychosomatischer Beitrag zur Ätiopathogenese der Colitis ulcerosa. Z Psychosom Med Psychoanal 27/3:372–380

Leibig T, Wilke E, Feiereis H (1985) Zur Persönlichkeitsstruktur von Patienten mit Colitis ulcerosa und Morbus Crohn; eine testpsychologische Untersuchung während der Krankheitsremission. Z Psychosom Med Psychoanal 31:380–392

McKegney FP, Gordon RO, Levine SR (1970) A psychosomatic comparison of patients with ulcerative colitis and Crohn's disease. Psychosom Med 32:153–166

McMahon AW, Schmitt, TH, Patterson SF, Rothmann D (1973) Personality differences between inflammatory bowel diseases and their healthy siblings. Psychosom Med 35:91–102

Paskuda P, Birk M, Sommoggy S von, Henckel-Donnersmark G, Prokscha GW, Blümel G (1979) Frequenzanalyse der Darmgeräusche. Med Welt 18:687–688

Paulley JM (1971) Crohn's disease. Psychother Psychosom 19:111–117

Ploog D, Fichter M, Doerr P, Pirke KM (1981) Anorexia nervosa, Neurobiologie, Psychosomatik und Verhaltenstherapie. Internist (Berlin) 22:7–23

Reindell D, Ferner H, Gmelin K (1981) Zur psychosomatischen Differenzierung zwischen Colitis ulcersoa und Ileitis terminalis. Z Psychosom Med Psychoanal 27:358–371

Schellack D (1958/59/60) Grundsätzliches zur Psychosomatik von Darmkrankheiten, insbesondere des spastischen Colons. Z Psychosom Med 5:28–36, 102–110

Schulthaus KH (1979) Morbus Crohn. In: Uexküll T von (Hrsg) Lehrbuch der psychosomatischen Medizin. Urban & Schwarzenberg, München, S 640–648

Schultz-Hencke H (1951) Lehrbuch der analytischen Psychotherapie. Thieme, Stuttgart

Schulz L (1969) Über einen Fall von Colitis ulcerosa. Z Psychosom Med 15:181–199

Schwidder W (1965) Acta psychosomatica. Geigy, Basel (Documenta Nr. 7)

Selye H (1946) The general adaption syndrom and the diseases of adaption. J Clin Endocrinol 6

Sperling M (1971) Psychiatrische Aspekte der Colitis ulcerosa. Z Psychosom Med 5:171

Watson WC, Knox EC (1967) Phonoenterography: The recording and analysis of bowel sounds. Gut 8:88–94

Wener S, Polonsky A (1950) The reaction of the human colon to naturally occurring and experimentally induced emotional states. Gastronenterology 15:84–94
Wolf S (1966) The central nervous system regulation of the colon. Gastroenterology 51:810–824
Zander W (1976a) Beitrag zur Verifizierung der spezifischen Konfliktverarbeitung bei psychosomatischen Krankheitsbildern. Médicine et Hygiène (Genf) 34:152–154
Zander W (1976b) Zum Problem der spezifischen Syndrombildung bei psychosomatischen Krankheitsbildern. Z Psychosom Med Psyochanal 22:150
Zander W (1977) Psychosomatische Forschungsergebnisse beim Ulcus duodeni. Vandenhoeck & Ruprecht, Göttingen
Zander W (1978) Streß und Strain (Kurzmonographie). Ciba-Geigy, Basel
Zander W, Engel RR, Kitscha M, Wiedemann G (1981) Psychophysiologische Korrelationsuntersuchungen während eines halbstandardisierten Interviews bei Patienten mit Ulcus duodeni und Hypertonie. In: Zander W (Hrsg) Experimentelle Forschungsergebnisse in der psychosomatischen Medizin. Vandenhoeck & Ruprecht, Göttingen, S 120–128
Zander W, Lehner F, Birk M, Blümel G (1982) Experimentelle Untersuchungen zur Psychodynamik der Colitis ulcerosa und des Morbus Crohn. Prax Psychother Psychosom 27:161–172
Zepf S, Künsebeck HW, Sittaro N (1981) Untersuchungen zum Selbstwertgefühl von Patienten mit Colitis ulcerosa. Psyche 35/2:142–156

Pathophysiologie des Asthma bronchiale (O. Brückner)

Nolte D (1987) Asthma. Urban & Schwarzenberg, München
Porter R, Birch J (eds) (1971) The identification of asthma. Churchill Livingstone, Edinburgh (Ciba foundation study group, no 38)
Scadding JG (1977) Definition and clinical categories of asthma. In: Clark TJH, Godfrey S (eds) Asthma. Chapman & Hall, London, pp 1–10

Zum Ambivalenzkonflikt beim Asthma bronchiale (H. Kuhn)

Abelin EL (1971) The role of the father in the separation-individuation process. In: Speration-individuation. In: McDevitt JB, Clavin F (eds) Essays in honor of M S Mahler. Intern Universit Press, New York, pp 229–252
Alexander F (1971) Psychosomatische Medizin, 2. Aufl. De Gruyter, Berlin, S 96–104
Balint M (1973) Therapeutische Aspekte der Regression. Rowohlt, Reinbek
Baltrusch HJ (1955) Eine besondere Eigenart in der Persönlichkeitsstruktur eines Asthma-Kranken. MMW 97:896–898
Bastiaans J, Groen J (1955) Psychogenesis and psychotherapy of bronchial asthma. In: O'Neil D (ed) Modern trends in psychosomatic medicine. Butterworth, London, pp 242–268
Boor C de (1965) Zur Psychosomatik der Allergie, insbesondere des Asthma bronchiale. Klett, Stuttgart
Bräutigam W (1954) Über die psychosomatische Spezifität des Asthma bronchiale. Psyche 8:481–524
Bräutigam W (1962) Organwahl-Organsprache-Organspezifität. Prax Psychother 7:229–252
Christian P, Bräutigam W (1959) Atmung bei Asthma bronchiale. In: Frankl V, Gebsattel VE, Schultz JH (Hrsg) Handbuch der Neurosenlehre und Psychotherapie, Bd 2. Urban & Schwarzenberg, München, S 531–544
Coolidge JC (1956) Asthma in mother and child as a special type of intercommunication. Am J Orthopsychiatry 26:165–176
Deter H-C (1986) Psychosomatische Behandlung des Asthma bronchiale. Springer, Berlin Heidelberg New York Tokyo
Engel GL (1976) Psychisches Verhalten in Gesundheit und Krankheit. Huber, Bern
Engel GL, Schmale HA (1969) Eine psychoanalytische Theorie der somatischen Störung. Psyche 23:241–261

Ermann M (1980) Die Grundstörung bei depressiven Neurosen und psychosomatischen Störungen. Z Psychosom Med 26:316–328

Ermann M (1985) Die Fixierung in der frühen Triangulierung. Forum Psychoanal 1:93–110

Federn P (1977, ¹1913) Protokolle der Wiener Psychoanalytischen Vereinigung, Bd 4; 1912–1918. Fischer, Frankfurt am Main, S 133–137

Ferenczi S (1964, ¹1929) Das unwillkommene Kind und sein Todestrieb. In: Bausteine zur Psychoanalyse, Bd 3. Huber, Bern, S 446–452

French TM (1939) Psychogenetic factors in asthma. Am J Psychiatry 96:84ff.

Freud S (1977, ¹1908–1910) Protokolle der Wiener Psychoanalytischen Vereinigung, Bd 2. (Gesammelte Werke; Fischer, Frankfurt am Main, S 480–490)

Gildea EF (1949) Special features of personality which are common to certain psychosomatic discorders. Psychosom Med 11:273ff.

Groen J, Bastiaans J (1964) The psychosomatic approach of bronchial asthma. In: Groen J (ed) Psychosomatic research, a collection of papers. Pergamon, Oxford, pp 47–70

Groen J, Pelser H (1960) Experiences with and results of group psychotherapy in patients with bronchial asthma. J Psychosom Res 4:191–205

Horton DJ, Suda WL, Kinsman R, Souhrada J, Spector SL (1978) Bronchoconstructive suggestion in asthma: A role of airways hyperreactivity and emotions. Am Rev Respir Dis 117:1029–1038

Jores A, Kerekjarto M von (1967) Der Asthmatiker. Ätiologie und Therapie des Asthma bronchiale aus psychologischer Sicht. Huber, Bern

Katschnig H (1980) Methodische Probleme der Life-event-Forschung. Nervenarzt 6:332–346

Knapp PH, Nemetz S (1957) Pesonality variations in bronchial asthma. Psychosom Med 19:443–465

Knapp PH, Mathé AA, Vachon L (1976) Psychosomatic aspects of bronchial asthma. In: Weiss EB, Segal MS (eds) Bronchial asthma, mechanisms and therapeutics. Little Brown, Boston, pp 1055–1080

Kriechhauff G (1955/56) Der Asthmatiker und seine Innenwelt. Z Psychosom Med 2:118–126

Kutter P (1981) Sein oder Nichtsein, die Basisstörung der Psychosomatose. Prax Psychother Psychosom 26:47–60

Löfgren LB (1961) A case of bronchial asthma with unusual dynamic factors, treated by psychoanalysis and psychotherapy. Int J Psychoanal 42:414ff.

Luparello T, Lyons HA, Bleecker ER, McFadden ER (1968) Influence of suggestion an airway reactivity in asthmatic subjects. Psychosom Med 30:819–825

Marty P (1958) La relation d'object allergique. Rev Fr Psychoanal 22:5–35

Miller H, Baruch D (1948) Some pain things by allergic patients in group psychotherapy and their dynamic implication in the practice of allergy. Int Arch Allergy 5:60–71

Mitchel AJ, Forst MSL, Marx JR (1953) Emotional aspects of pediatric allergy-the role of the mother-child relationsship. Ann Allergy 11:744–751

Mohr GJ, Selesnick SH, Augenbaum B (1963) Family dynamics in early childhood asthma: Some mental health considerations. In: Schneer HJ (ed) The asthmatic child. New York, pp 103–117

Nolte D (1975) Pathogenese und Therapie der Bronchialobstruktion. Med Welt 26:639–643

Nolte D (1987) Asthma – Das Krankheitsbild, der Asthmapatient, die Therapie, 3. Aufl. Urban & Schwarzenberg, München Wien Baltimore 1–63

Overbeck A, Overbeck G (1978) Das Asthma bronchiale im Zusammenhang familiendynamischer Vorgänge. Psyche 32:929–955

Pauwels R (1987) Mitteilung auf dem Kongreß der Europäischen Gesellschaft für Pneumologie (SFP), Amsterdam

Pinkerton P (1967) Correlating physiology with psychodynamic data in the study and management of chilhood asthma. J Psychosom Res 11:11–29

Rees L (1956) Physical and emotional factors in bronchial asthma. J Psychosom Res 1:98–114

Rees L (1963) The significance of parental attitudes in chilhood asthma. J Psychosom Res 7:181–190

Rottmann M (1978) Über die Bedeutung des Vaters in der „Wiederannäherungsphase". Psyche 32:1105–1147

Schifter R (1985) Neurologie des vegetativen Nervensystems. Springer, Berlin Heidelberg New York Tokyo

Schöttler C (1981) Zur Behandlungstechnik bei psychosomatisch schwer gestörten Patienten. Psyche 35:111–141

Schultz-Hencke H (1951) Lehrbuch der analytischen Psychotherapie. Thieme, Stuttgart

Schwidder W (1956) Psychogene Störung der Atemfunktion. Z Psychosom Med 2:98–105

Schwidder W (1975) Schriften zur Psychoanalyse der Neurosen und psychosomatischen Medizin. Verlag für Medinische Psychologie, Göttingen
Siegrist J (1980) Die Bedeutung von Lebensereignissen für die Entstehung körperlicher und psychosomatischer Erkrankungen. Nervenarzt 51:313–320
Smidt U, Muysers K (1971) Eine einfache Vergleichsoszillationsmethode zur objektiven Bestimmung der Strömungswiderstände in den Atemwegen. Prog Respir Res 6:402ff.
Staehelin B (1959) Einige Gedanken zum psychosomatischen Problem des Asthma bronchiale. Schweiz Med Wochenschr 89:560–563
Studt HH (1972) Zur auslösenden Situation beim Asthma bronchiale. Z Pschother Med Psychol 22:14–27
Thiemann E (1958) Die Bedeutung der psychischen Faktoren beim Asthma bronchiale. Beitr Allg Med 12 1–77
Treuting T, Ripley H (1948) Life situations, emotion and bronchial asthma. J Nerv Ment Dis 108:380–398
Ulmer WT (1977) Das überempfindliche Bronchialsystem. Med Klin 72:1049–1062
Ulmer WT (1979) Die obstruktiven Atemwegserkrankungen. Pathophysiologie und Epidemiologie. In: Ulmer WT (Hrsg) Bronchitis, Asthma, Emphysem, 5. Aufl. Springer, Berlin Heidelberg New York (Handbuch der inneren Medizin, Bd 2, S 449–541)
Weiner H (1977) Psychobiology and human diseases. Elsevier, New York
Williams DA, Lewis-Fanning E, Rees L, Jacobson J, Thomas P (1958) Assesment of the relative importance of the allergic, infective and psychological factors in asthma. Acta Allerg 12:376–388
Zander W (1976) Beitrag zur Verifizierung der spezifischen Konfliktverarbeitung bei psychosomatischen Krankheitsbildern. Médecine et Hygiène (Genf) 34:152–154
Zander W (1977) Psychosomatische Forschungsergebnisse beim Ulcus duodeni. Vandenhoeck & Ruprecht, Göttingen Medizinische Psychologie
Zander W (1978) Streß und Strain. In: Soma und Psyche. Ciba-Geigy, Basel
Zander W (1982a) Experimentelle Untersuchungen zur Psychodynamik der Colitis ulcerosa und des Morbus Crohn. Prax Psychother Psychosom 27:161–172
Zander W (1982b) Psychosomatische Grundlagenforschung: Theoretische Überlegungen und experimentelle Untersuchungen. Z Psychosom Med 28:126–138
Zepf S (1976) Die Sozialisation der psychosomatischen Kranken. Campus, Frankfurt am Main

Untersuchungen zum motorischen Grundmuster der Neurosenstrukturen (W. Zander und C. Völker)

Bielefeld J (1986) Körpererfahrung: Grundlagen menschlichen Bewegungsverhaltens. Verlag für Psychologie Hogrefe, Göttingen Toronto Zürich
Blanck G, Blanck R (1978) Angewandte Ich-Psychologie. Klett, Stuttgart
Bleuler E (1966) Das autistisch-undisziplinierte Denken in der Medizin und seine Überwindung. Springer, Berlin Heidelberg New York
Buytendijk FJ (1972) Allgemeine Theorie der menschlichen Haltung und Bewegung. Springer, Berlin Heidelberg New York
Deutsch F (1947) Analysis of postural behaviour. Psychoanal Q 16:195–213
Dührssen A (1972) Analytische Psychotherapie in Theorie, Praxis und Ergebnissen. Vandenhoeck & Ruprecht, Göttingen
Dührssen A (1982) Die „Inanspruchnahme-Patienten" von psychoanalytisch-psychosomatischen Polikliniken. Z Psychosom Med Psychoanal 28:1–13
Fenichel O (^{1}1928, 1977) Über organlibidinöse Begleiterscheinungen der Triebabwehr. In: Grunert J (Hrsg) Körperbild und Selbstverständnis. Kindler, München, S 33–55
Ferenczi S (1919) Denken und Muskelinnervation. Z Psychoanal 5
Freud S (^{1}1923, 1940) Das Ich und das Es. (Gesammelte Werke, Bd 13, Imago, London, S 294)
Grunert J (1977) Körperbild und Selbstverständnis. Kindler, München
Kietz G (1966) Gang und Seele. Barth, München
Kretschmer E (1940) Körperbau und Charakter, 13/14. Aufl. Springer, Berlin
Lowen A (1981) Körperausdruck und Persönlichkeit. Kösel, München

Lüpke H von (1985) Auffällige Motorik – Versuch einer Erweiterung der Perspektive. Prax Kinderpsychol Kinderpsychiatr 34:210–218
Molcho S (1984) Körpersprache. Mosaik, München
Reich W (^{1}1933, 1970) Charakteranalyse. Technik und Grundlagen. Fischer, Frankfurt am Main
Schepank H (1982) Epidemiologie psychogener Erkrankungen. Z Psychosom Med Psychoanal 28:104–125
Schultz-Hencke H (1931) Schicksal und Neurose. Versuch einer Neurosenlehre vom Bewußtsein her. Fischer, Jena
Schultz-Hencke H (1947) Der gehemmte Mensch. Thieme, Stuttgart
Schultz-Hencke H (1951) Lehrbuch der analytischen Psychotherapie. Thieme, Stuttgart
Schwidder W (1959) Grundsätzliches zur Entstehung psychosomatischer Charaktersymptome. Z Psychosom Med 5:238–245
Seelmann K (1977) Adlers Individualpsychologie. In: Psychologie des XX. Jahrhunderts. Bd 3. Kindler, Zürich, S 553
Wallbott HG (1982) Bewegungsstil und Bewegungsqualität. Beltz, Weinheim Basel
Zander W (1973) Individuation und Kommunikation bei den verschiedenen Neurosenstrukturen. Z Psychosom Med 19:46–57

Rückblick und therapeutische Schlußfolgerungen (E. und W. Zander)

Balint M (1957) Der Arzt, sein Patient und die Krankheit. Klett, Stuttgart
Balint M (1970) Therapeutische Aspekte der Regression. Die Theorie der Grundstörung. Klett, Stuttgart
Bastiaans J (1976) Der Beitrag der Psychoanalyse zur Psychosomatischen Medizin. In: Psychologie des XX. Jahrhunderts, Bd 3. Kindler, Zürich, S 960–994
Beese F (Hrsg) (1978) Stationäre Pycholotherapie. Vandenhoeck & Ruprecht, Göttingen Zürich
Bräutigam W, Sellschopp-Rüppell A (1977) Group therapy. In: Wittkower ED, Warner H (eds) Psychosomatic medicine – Its clinical applications. pp 94–106
Deter HC (1986) Psychosomatische Behandlung des Asthma bronchiale. Springer, Berlin Heidelberg New York Tokyo
Dippel D, Schnabel E, Bossert S, Krieg J, Berger M (1988) Vom Lernprozeß im Umgang mit bulimischen Patienten. Prax Psychother Psychosom 33:21–34
Dührssen A (1972) Analytische Psychotherapie in Theorie, Praxis und Ergebnissen. Vandenhoeck & Ruprecht, Göttingen
Dührssen A (1988) Dynamische Psychotherapie. Springer, Berlin Heidelberg New York Tokyo
Greenson RR (1973) Technik und Praxis der Psychoanalyse. Klett, Stuttgart
Heigl F (1972) Indikation und Prognose in Psychoanalyse und Psychotherapie. Vandenhoeck & Ruprecht, Göttingen
Janssen PL (1987) Psychoanalytische Therapie in der Klinik. Klett-Cotta, Stuttgart
Kernberg O (1978) Borderline-Störungen und pathologischer Narzismus. Suhrkamp, Frankfurt am Main
Kipnowski J, Schmidt C, Miederer S, Kipnowski A (1988) Konservativ-medikamentöse und psychosomatische Aspekte in der Behandlung der Colitis ulcerosa. Med Welt 39:182–186
Kohut H (1973) Narzismus. Suhrkamp, Frankfurt am Main
Parekh H, Manz R, Schepank H (1988) Life-events, coping, social support. Z Psychosom Med 34:226–246
Quint H, Janssen PL (1987) Psychotherapie in der psychosomatischen Medizin. Springer, Berlin Heidelberg New York Tokyo
Rad M von (1981) Zur Theorie und Therapie psychosomatisch Kranker. Z Psychosom Med Psychoanal 27:1–20
Rohde-Dachser C (1979) Das Borderline-Syndrom. Huber, Bern Stuttgart Wien
Rohmeier F (1982) Langzeiterfolge psychosomatischer Therapien. Springer, Berlin Heidelberg New York
Schultz-Hencke H (1951) Lehrbuch der analytischen Psychotherapie. Thieme, Stuttgart
Sperling E, Massing A (1970) Der familiäre Hintergrund der Anorexia nervosa und die sich daraus ergebenden therapeutischen Schwierigkeiten. Z Psychosom Med Psychoanal 16:130–141
Sperling E, Massing A (1972) Besonderheiten in der Behandlung der Magersuchtfamilie. Psyche 26:357–369

Strotzka H (1975) Psychotherapie. Grundlagen, Verfahren, Indikationen. Urban & Schwarzenberg, München Wien
Thomä H, Kächele H (1986) Lehrbuch der psychoanalytischen Therapie. Springer, Berlin Heidelberg New York Tokyo
Wittich G (1968) Die Stellung der Gruppentherapie im Rahmen der mehrdimensionalen Behandlung der Colitis ulcerosa. In: Bürger-Prinz H (Hrsg) Kranksein in seiner organischen und psychischen Dimension. Roche, Grenzach (Wissenschaftlicher Dienst)
Zander E, Zander W (1985) Neo-Psychoanalyse nach H. Schultz-Hencke. In: Toman W, Egg R (1985) Psychotherapie. Kohlhammer, Stuttgart

Kritische Überlegungen zur primären Psychogenese des menschlichen Karzinoms (E. Zander)

Anders F (1981) Erb- und Umweltfaktoren im Ursachengefüge des neoplastischen Wachstums nach Studien am Xiphophorus. Klin Wochenschr 59:943–957
Anders F, Scholl E, Schartl M (1979) Xiphophorus in der Krebsforschung. In: Porcher H, Theurer K (Hrsg) Organo- und Immuntherapie: Neue Perspektiven in der Medizin. Enke, Stuttgart, S 38–100
Bahnson CB (1979) Das Krebsproblem in psychosomatischer Dimension. In: Uexküll T von (Hrsg) Lehrbuch der psychosomatischen Medizin. Urban & Schwarzenberg, München Wien Baltimore, S 685–698
Bahnson CB, Kissen DM (1966) Psychophysiological aspect of cancer. Ann NY Acad Sci 125:773–1055
Baltrusch H-JF, Austarheim K, Baltrusch E (1964) Psyche, Nervensystem. Neoplastischer Prozeß, Teil 3. Z Psychosom Med 10:157–169
Bammer K (1981) Krebs und Psychosomatik. Kohlhammer, Stuttgart
Bartram CR, Rüdiger HW (1980) Zytognetische Befunde bei Tumoren des Menschen. Klinikarzt 9:292–299
Bauer H (1981) Zellmembranveränderungen und biologisches Verhalten von Virus-transformierten Zellen. Klin Wochenschr 59:957–964
Bräutigam W (1981) Zur Psychosomatik des Krebses (Editorial). Dtsch Med Wochenschr 47:106
Dattenberg T, Zander E, Zander W (1976) Über zwei Kriterien zur Erleichterung der Differentialdiagnostik zwischen primär psychogener bzw. primär organischer Körpersymptomatik. Z Psychosom Med 22:240–249
Engel GL (1968) A life setting conductive to illness: the giving up – given up complex. Ann Intern Med 69:293–300
Fournier D von, Hoeffken W, Weber E (1979) Wachstumsgeschwindigkeit des Mamma-Karzinoms. In: Krokowski E (Hrsg) Neue Aspekte der Krebsbekämpfung. Thieme, Stuttgart, S 39–51
Freud S (1949) Gesammelte Werke, Bd 5. Imago, London, S 202ff.
Gregl A (1979) Beobachtungen des Verlaufs vom Mamma-Karzinom. In: Krokowski E (Hrsg) Neue Aspekte der Krebsbekämpfung. Thieme, Stuttgart, S 35–38
Grossarth-Maticek R: Sozialwissenschaftliche Aspekte in der Ätiologie organischer Erkrankungen. Konzeption, Methode und Ergebnisse einer prospektiven Studie. Reihe Sozialwissenschaftl. Onkologie, Heidelberg 1977; zit. nach Stierlin 1979
Grundmann E (1981) Das Wesen des malignen Wachstums. Klin Wochenschr 59:931–942
Hahn P, Mayer H, Stanek B (1985) Biometrische Befunde bei der Herzneurose. In: Hahn P (Hrsg) Psychosomatische Medizin. Wissenschaftliche Buchgesellschaft, Darmstadt, S 308–342
Hehlmann R (1980) Zur viralen Karzinogenese beim Menschen. Fortschr Med 38:1473–1476
Henle W, Henle G, Lenette ET (1979) Das Epstein-Barr-Virus. Sci Am Dt. Ausgabe 9:35–44
Herbig J (1980) Die Gen-Ingenieure. Fischer, Frankfurt am Main (Fischer Taschenbuch, Bd 3812)
Holm-Hadulla M (1982) Psychosomatische Aspekte der Karzinogenese. Z Psychosom Med Beiheft 9
Jäger RS (1981) Fakten oder Artefakte? Kritik psychosomatischer Tumorforschung (Vortrag auf Arbeitstagung über psychosoziale Einflüsse auf Entstehung und Verlauf von Krebserkrankungen, Heidelberg, März 1981)
Karcher HL (1982) Die Onkogene. Selecta 42:2536–2544

Kerekjarto M von (1982) Psychosoziale Faktoren bei der Therapie und Betreuung von Neoplasiepatienten. Med Klin 7:32–37
Köpp W (1987) Die Rolle seelischer Faktoren bei Entstehung und Verlauf von Krebserkrankungen. Prax Psychother Psychosom 32 5:250–258
Krokowski E (1979) Verändertes Konzept der Krebsbehandlung. In: Krokowski E (Hrsg) Neue Aspekte der Krebsbekämpfung. Thieme, Stuttgart, S 93–100
Lermer S (1987) Krebs und Psyche. Goldmann Taschenbücher, München
Meier-Faust T (1986) Zervixkarzinom. In: Hau TF (Hrsg) Psychosomatische Medizin. Verlag für Angewandte Wissenschaft, München, S 866–882
Müller KM (1986) Bronchialkarzinom. Therapiewoche 36:1622–1627
Oeser H, Koppe P von (1978) Krebs – Schicksal oder Verschulden. Thieme, Stuttgart
Richter HE (1981) Sich der Krise stellen. Rowohlt, Reinbek
Schlewinski E (1975) Über den Einfluß psychischer Faktoren auf das Immunsystem. Z Psychosom Med 21:390–399
Schultz-Hencke H (1938) Über Organneurosen. Dtsch Med Wochenschr 50: 1794–1799
Schultz-Hencke H (1951) Lehrbuch der analytischen Psychotherapie. Thieme, Stuttgart
Schwarz R (1986) Persönlichkeitsmerkmale bei Krebskranken – Ursache oder Folge. Z Klin Psychol Psychopathol Psychother 34:205–216
Schwarz R (1987) Melancholie und Krebs. Z Psychosom Med 33: 101–110
Siebeck R (1938) Organisch – funktionell – neurotisch. In: Diagnose und Therapie. Dtsch Med Wochenschr 49/50:1753, 1792–1794
Stickl H (1981) Einfluß der Umwelt auf das Immunsystem des Menschen. Fortschr Med 99:382–386
Stierlin H (1979) Psychologische Aspekte der Onkologie. In: Krokowski E (Hrsg) Neue Aspekte der Krebsbekämpfung. Thieme, Stuttgart, S 146–152
Warnitz H (1979) Tumorimmunologie. In: Krokowski E (Hrsg) Neue Aspekte der Krebsbekämpfung. Thieme, Stuttgart, S 137–143
Weth-Simon R (1986) Mammakarzinom. In: Hau TF (Hrsg) Psychosomatische Medizin. Verlag für Angewandte Wissenschaft, München, S 847–865
Weth-Simon R, Dreher D (1986) Malignome. In: Hau TF (Hrsg) Psychosomatische Medizin. Verlag für Angewandte Wissenschaft, Müchen, S 828–846
Wirsching M, Hoffmann F, Stierlin H, Stummwyrer D, Weber G, Wirsching B (1981) Ergebnisse einer Vorhersagestudie beim Brustkrebs. Z Psychosom Med 27:239–252
Zander W (1976) Beitrag zur Verifizierung der spezifischen Konfliktverarbeitung bei psychosomatischen Krankheitsbildern. Médecine et Hygiène (Genf) 34:152–154
Zander W (1978) Streß und Strain. Ciba-Geigy, Basel (Kurzmonographie)
Zander W (1982) Psychosomatische Grundlagenforschung. Theoretische Überlegungen und experimentelle Untersuchungen. Z Med Psychoanal 28:126–138

Sachverzeichnis

AAS (allgemeines Adaptationssyndrom) 50ff.
Abhängigkeit, funktionelle 7, 142, 150
Abwehr körperlicher Bedrohtheit 2, 69–71, 211
Adaptationssyndrom, allgemeines (AAS) 50ff.
adgredi 29, 76, 97
Adnexitis 39
Affektkorrelat 8, 9, 16, 41–43
Affektspannung 87
Aggression 29
aggressive Impulse 19, 29, 30, 35, 88, 98, 100, 129
Agieren 195
Aids 195
Alexithymie 48
Allergisierung 35, 44, 158
Ambivalenzkonflikt 18, 19, 38, 57–60, 88, 94, 98, 104, 113, 125, 126, 141, 155, 157, 166, 193
anale Symptomatik 27
– Tendenzen 150
anales Antriebserleben s. Antriebserleben
Analysenabbrüche 199
Anamnese, tiefenpsychologische 2, 44, 63ff.
„Anamnesentechnik" 64
Anfälle 47, 156
Angriffslust 29
Angstäquivalente 8, 9
Angsterleben, gemindertes 8, 9, 11, 38
–, gesteigertes 8, 9, 11, 38
–, normales 8, 9, 11, 38
Angstkorrelate 8, 11, 142
Angstneurose 75
Anlagefaktoren 6, 37, 39, 44, 54
Anorexie 26, 199, 200
Antinomien 4, 11, 18, 38
–, innerseelische 4, 18
–, zwischenmenschliche 4, 18
Antriebserleben, anales 27, 48
–, anal-aggressives 18, 141
–, anal-retentives 28, 161
–, intentionales 23ff.

–, motorisch-aggressives 18, 29f., 74
–, orales 25f., 44
–, oral-aggressives 26
–, oral-kaptatives 18, 25, 26, 34, 161
–, oral-rezeptives 25, 125
–, sexuelles 18, 32f., 48, 103, 141
–, urethrales 18, 31f., 34
Antriebsmodell 4, 14ff.
Antriebssprengstück 38, 48, 64, 203
Antrumspasmus 123, 133ff.
Ärger 30, 31, 47
Arthritis psoriatica 80, 82, 84, 86, 94ff.
Arthritiskrankheiten, seronegative 79, 86
Arthropathien 45
Asthma bronchiale 35, 43, 151ff., 155ff., 195
–, exogen-allergisch 151, 155–158
–, „intrinsic" 158
Atemnot 72
Atemtherapie 198
Atemwegsobstruktion 151–155
Atemwiderstand 151, 172ff.
auslösende Situationen 2, 38–40, 64, 67, 71, 75, 129, 132, 145, 157, 173, 203
authochthone Bedürfnisse 22ff., 36
autogenes Training 106

Balintgruppen 200
Bechterew-Erkrankung 99ff.
Bedürfnisse 14, 22
–, anale 22, 27f.
–, intentionale 22ff.
–, motorisch-aggressive 22, 29f.
–, orale 22, 25f.
–, sexuelle 22, 32f.
–, urethrale 22, 31f.
Behandlungstechnik 196
Bequemlichkeit 22, 194
Bereitstellungskrankheiten 47, 57
Beschämungsangst 156, 166
Besitzprobleme 26, 111, 125, 131
Besitzstreben 18, 26, 27, 29, 34
beta-adrenerger (β-adrenerger) Antrieb 72, 76
Bewegungsverhalten 30, 182, 187

Bioenergetik 180, 181
biologische Gesetzmäßigkeit 4, 8, 9, 11, 42
Blasenfüllung 9
Bronchialkrebs 204
Bronchodilatation 176
Bronchokonstriktion 152, 155, 176
Brustkrebs 204, 205
Bulimie 26, 200
Burkitt-Lymphom 204

Campylobacter 115
chronifizierende Ursachen 38, 39, 43, 64
Colitis ulcerosa 67, 84, 137ff., 141ff., 149, 196
coenästhetisches Empfinden 23
Coping 12, 201, 204

Darmerkrankungen, ulzerative 137
Darmgeräusche 147
Darmgeräuschanalysator 147
Darmmotilität 146ff.
Dennoch-Wirksamkeit 22
Depersonalisation 25
Depression 48, 49, 194
depressive Struktur 26, 27, 34, 35, 47, 181, 183, 188, 189
Derealisation 25
Destruktion 29
diagnostischer Teil der Anamnese 63ff.
Dialysepatient 201
Differentialdiagnose 65, 67, 71, 198
Direktbeobachtungen 132, 142
Durchblutungsstörungen 122, 123
dynamische Psychotherapie 98, 106, 136, 194, 195
Dysästhesie 34
Dysfunktionen 43, 57
Dysmenorrhö 33

Einzelanalyse 194, 196
Ekzem 35
Emotional-Erregungsartiges 16, 47
Emphysem 195
Enttäuschungswut 166, 168, 171
entzündliche Darmerkrankungen 137
Enuresis 31
Epstein-Barr-Virus 204
Erbfaktoren 204–206
Ergänzungsreihe 44, 77, 156
Erlebnislücke 22, 162, 195
Erosstreben 18, 33
Erregungsartiges 16, 47
Erstinterview 65
erweiterte Anamnese 63ff.

erworbene Faktoren 44
Essentielle Hypertonie 77
Eßstörungen 26, 200
exakte Phantasie 10
exogen-allergisches Asthma 151, 155–158
Expansive, das 14, 16, 19, 76, 98, 169
Expansives Bedürfnis 30, 91, 92, 102, 104

Familientherapie 200
Fehldiagnose 66, 71, 196
Filmuntersuchung 184ff.
Finalisierung 168
Fokaltherapie 98, 106, 136
Formalpathogenese des Magengeschwürs 115ff.
Französische Schule 48
frühkindliche Entwicklungsphasen 37f.
funktionelle Entspannung 198
– Symptome 41f., 47
Furcht- bzw. Schuldgefühle 15, 18, 38

Gang 179, 181, 185ff.
Ganzheitsmedizin 201
Gastarbeiter 127
Gastroskopie 127
Gegenübertragung 64
Gehemmtheit 20–22
Geltungsstreben 18, 34, 126, 131
genetischer Code 204
genitale Phase 72
geozentrisches Weltbild 10
Geschlechtsverteilung 81, 89, 94, 100, 127, 158, 184, 190
Geschwister 19, 130
Gesprächstherapie 106
Gestik 64, 185ff.
Given up-giving up-Komplex 171, 209
Gleichzeitigkeitskorrelation 7ff., 19, 198
Grübelzwang 194
Gruppen, homogene 196
Gruppenprozeß zu zweit 64, 194
Gruppentherapie 194, 196
Gutachtertätigkeit 1

„Hahn im Korb" 105
Haltungen 21, 22
Händedruck 73
Handlungsanteil 16, 19, 47
Handlungsimpuls 76, 77
Härte 20, 22, 25, 34, 37
Haß 30
Hautsensationen 25, 196
heliozentrisches Weltbild 10

Sachverzeichnis

Hemmende, das 20, 22
Hemmung 20, 22
Hemmungsmechanismen 18, 22
Hemmungsmodell 19ff.
Herzinfarkt 54
Herzklopfen 9, 48, 72
Herzminutenvolumen 26, 72
Herzneurose 72, 78
–, A- und B-Typ 72
Herzsensationen 9, 48
Hilflosigkeit 171
Hingabe 31
HLA B 27 82f.
Hyperhydrosis 76
hyperkinetisches Herzsyndrom (HHS) 72ff.
Hypermotorik 36, 101, 104
Hyperoralität 27, 37, 136
Hyperpepsinogenämie 17, 27, 44, 136
Hypersensibilität 25, 36, 44
Hypersexualität 36, 104
Hypertonie 30, 54, 77
Hypnose 198
Hypnoseexperimente 33
Hypochonder 75
Hypophyse 51, 52, 55, 87, 176
Hypothalamus 51–53, 55, 87, 176
hysterische Struktur 32–34, 46, 182, 183, 189
– Symptomatik 33, 47

Ileitis terminalis 137, 141, 149
illusionäre Verkennungen 46
Immunologie 83, 114, 137ff., 204, 207, 212
Impotenz 196
Individuationstendenzen 35
intentionale Gehemmtheit 7, 24, 35
– Phase 34
intentionales Antriebserleben s. Antriebserleben
Interaktionsmuster 20
interdisziplinäre Verständigung 2
interozeptive Reize 16
Interview 63ff.
–, halbstandardisiert 111, 132, 135, 148, 178
„intrinsic asthma" 158

Kanzerogene 207
kaptativ 25, 26
Karzinom 203ff.
Katamnesen 67, 69, 77, 197, 199, 201
„Killerzellen" 206
Kindheitserinnerung 64

klassisches setting 195
Kommunikation, nonverbale 180ff.
Kommunikationstendenzen 35, 98
Konjunktivitis 91
Konversionssymptome 32, 33, 47
Kopfschmerz 30, 43
Körperhaltung 185, 186, 188
Körperkorrelat 8ff.
körperliche Eigengesetzlichkeit 44, 60, 136
– Symptomatik 1, 7, 41ff., 67
Körperpsychose 211, 213
Körpertherapie 198
Korrelationsuntersuchungen 111ff., 193
kortikale Zentren 16, 52, 53, 55, 87, 176
Krebs bei Pflanzen 207
Krebs bei Tieren 207
Krebsgenese 204ff.
„Kronprinzessin", „Kronprinz" 91, 105
Kurztherapie 98, 106, 194
kybernetische Regelkreismechanismen 17, 51

Lähmungen 33
lebensgeschichtliche Faktoren 42f., 54
Leiblichkeit 4
Leib-Seele-Problem 7ff.
Leistungsanforderung 29
Leistungsversagen 72, 73
Liebesstreben 18, 33, 34
„life events" 156
limbisches System 51, 52, 55, 87, 176
Lücke 22, 162, 195
Lungenkrebs 205
Lupus erythematodes 82, 201

Machtstreben 18, 29, 31
Magengeschwür 54, 111
Magenkrebs 205
Magensymptomatik 48
magische Phase 32
Mechanisierungen 38, 200
medikozentrische Verflachung 1, 2
Menstruationsstörungen 33
Metastasen 205
Migräne 40, 67
Mikrochirurgie VIII, 63, 193
Mikropsychologie VIII, 63
Mischstrukturen 35f., 144, 161, 183
Mitralklappenprolaps 73
Molekularbiologie 204, 207
Morbus Crohn 137, 141, 149
Motorik 25, 27, 30, 64, 180ff.
motorisch-aggressive Phase 34

motorisch-aggressives Antriebserleben s.
  Antriebserleben
motorische „Sprache" 47
motorisches Grundmuster 182ff., 188
Muskeltonus 87ff., 106

Nägelmale 88
Narbenbulbus 198
Neid-Ärger 131f.
Neokortex 53, 55, 176
Neugier 23
Neuropsychoimmunologie 114
Neurosenentstehung 36–39
Neurosenstrukturen 22ff., 34f., 39, 40, 182ff.
neurotische Funktionsstörungen 42, 43, 47
– Körpersymptome 42–47
Non-compliance 197
Notschrei 170

ödipale Situation 32, 34, 39
Onkogene 204, 209
oral-aggressives Antriebserleben s.
  Antriebserleben
oral-kaptatives Antriebserleben s.
  Antriebserleben
orale Symptomatik 26, 44
orales Antriebserleben s. Antriebserleben
organisches Entgegenkommen 44
Organminderwertigkeit 36
Organsprache 47, 48
Oszillationsmethode 172

palindromer Rheumatismus 81, 88ff.
pallidothalamisches System 55
Partialtriebe 20
Penisneid 31
Pollakisurie 31
Polyarthritis 31, 35
Polyurie 31
Portiokarzinom 210
posturales pattern 180
pragmatische Verfahren 198
präklinische Zeit 203
präödipal 33
primär neurotische Krankheit 39, 65
primär organische Krankheit 12, 13, 65, 67
primär psychogene Krankheit 14, 65, 67
Primärursachen 37, 39, 64, 169, 193, 203
Probetherapie 65
prognostischer Teil der Anamnese 194
Prostatitis 33
Psoriasis vulgaris 82, 95

Psycho-Geriatrie 201
Psycho-Onkologie 201
psychosoziale Stressoren 54

Radioaktivität 207
„räudiger Hund" 97, 105
Realitätsprüfung 32
Reiter-Krankheit 80, 83, 86, 91ff.
Rentenneurose 38
Repairmechanismen 206
Retentivität 29, 141, 143, 161
Retinitis pigmentosa 2
Rheumafaktor 79ff.
rheumatische Erkrankungen 47, 79ff., 86ff., 99ff.
Riesenansprüche 22, 194
Riesenerwartungen 22, 194
Röntgenuntersuchungen 111ff., 132
Rosenthaleffekt 113

Sauberkeitserziehung 27, 141
Scheinfütterung 130f.
schizoide Struktur 24, 35, 161f., 182, 183, 188
Schreibkrampf 45
Schuldzuweisungen 213
Schweißausbrüche 30, 72, 73
Schwellensituation 76, 194
Schwererinnerlichkeiten 21
Schwindel 24, 25, 196
Sehstörungen 2, 36
Sekundärfolgen der Gehemmtheit 20, 194
Selbsterfahrungsgruppe 200
sexuelles Antriebserleben s.
  Antriebserleben
Simultangeschehen 7
somatisches System 13
somatopsychische Phänomene 12, 13, 65
Sonographie 136
soziologische Gruppe zu zweit 64, 194
sozioökonomisches Umfeld 17, 20, 163
Spasmus des Antrums 115, 133–136
Spezifität der auslösenden Situation 39ff., 130
– der Struktur 39ff., 130
– der Symptome 39ff.
Spondylarthritis, seronegative 80, 88ff.
Spondylitis ankylosans 80, 81, 84, 99ff.
Spontanheilung 43
Sprengstück 38, 42, 203
stabilisierende Ursachen 37, 38, 66
Stealphänomen 120, 135
Stenokardien 48
steuernde „Instanz" 14

Stottern 30
Strain 3, 32, 43, 56f., 60, 157, 212
Strainelemente 60, 111, 135, 157, 175, 193
Strainkrankheit 43, 60, 193, 203
Streß 41, 43, 50ff.
–, psychogener 54
Streßkrankheiten 41–43, 56
Stressoren 41, 50, 156
–, äußere 50f.
–, innere 54f., 156
Streßulzera 54
Strukturdiagnose 37, 38, 40, 179, 183f.
subkortikale Zentren 51
Suizid, latenter 211, 213
symbiotische Beziehung 143
Sympathikus 51, 53, 55, 57ff., 176

Tachykardie 30, 48, 67, 76
Tertiärfolgen der Gehemmtheit 20, 194
Thalamus 51, 87
Therapie-„technik" 195, 196
Tic 30
tiefenpsychologische Anamnese 2, 48, 60, 63ff., 132, 143, 171, 183, 194, 210
Trennungsproblematik 26, 28, 76
Triangulierung 19, 167
Trotzphase 29
Tumorgenese 66
Tumorverdoppelungszeit 206, 210

Überkompensation 22
überprotektive Haltung 164
Übertragung 64, 199
–, negative 199
Ulcus duodeni 43, 111, 124ff.
Ulcus ventriculi 54, 111
Unbewußtes, dynamisches 20
urethrale Phase 34
urethrales Antriebserleben s. Antriebserleben
Urethritis 91, 94

Ursachengefüge einer Strainkrankheit 44, 51, 131, 156
Urvertrauen 24, 34

Vagus (Parasympathikus) 57, 153ff., 176
Variantenreichtum der Prägungen 20, 34f., 64, 178, 193–195
Verantwortungsgefühl 94
„Verbündeter" 167
Verdrängung 20
– organischer Bedrohtheit 2, 69–71, 211
Verhaltenstherapie 200
Verlustangst 28
Vernichtungsangst 166
Versagungssituation 38, 70
Versuchungssituation 38
Verwöhnung 20, 22, 25, 34, 37
Vorstellungsanteil des Antriebs 14, 19, 25, 46, 47

Wahrnehmungsanteil des Antriebs 14, 19, 23, 25, 46, 47
Wahrnehmungsverzerrung 167
Willkürtendenzen 29, 144, 146

Xiphophorus 208

Zähneknirschen 88
Zärtlichkeitsbedürfnis 33, 34
Zärtlichkeitsstreben 18, 33, 95ff.
Zeitfaktor bei der VVS 67, 71, 203
Zervixkarzinom 210
Zittern 8, 9, 47
Zoon politicon 4
„Zugvogel" 92, 93, 105
Zwangsbefürchtungen 75
Zwangsgedanken 46, 49
Zwangsgrübeleien 48
zwangsneurotische Struktur 30, 34, 37, 47, 142, 182, 183, 188
Zwangssymptomatik 29
Zweckbewegungen 184
zwischenmenschliche Antinomien 4